高等医药院校教材

卫生理化检验与微生物学检验

（供预防医学专业用）

主　编　运珞珈　朱业湘

U0303288

华中科技大学出版社

中国·武汉

图书在版编目(CIP)数据

卫生理化检验与微生物学检验/运珞珈,朱业湘主编. —武汉:华中科技大学出版社,2008 年 7 月(2024.4 重印)

ISBN 978-7-5609-4614-6

Ⅰ. 卫… Ⅱ. ①运… ②朱… Ⅲ. ①卫生检验-医学院校-教材 ②微生物学-医学检验-医学院校-教材 Ⅳ. R115 R446.5

中国版本图书馆 CIP 数据核字(2008)第 086520 号

卫生理化检验与微生物学检验   运珞珈   朱业湘   主编

责任编辑:荣　静   封面设计:刘　卉
责任校对:代晓莺　张　梁   责任监印:徐　露

出版发行:华中科技大学出版社(中国·武汉)   电话:(027)81321913
　　　　　武汉市东湖新技术开发区华工科技园   邮编:430223

录　　排:华中科技大学惠友文印中心
印　　刷:广东虎彩云印刷有限公司

开本:710 mm×1000 mm　1/16   印张:21.25   字数:420 000
版次:2008 年 7 月第 1 版   印次:2024 年 4 月第 7 次印刷   定价:39.80 元
ISBN 978-7-5609-4614-6/R·88

(本书若有印装质量问题,请向出版社发行部调换)

编　委　会

主　　编（按姓氏笔画排序）

运珞珈（华中科技大学）

朱业湘（华中科技大学）

副 主 编（按姓氏笔画排序）

王秀茹（北京大学医学部公共卫生学院）

刘　军（深圳市疾病预防控制中心）

刘衡川（四川大学华西公共卫生学院）

何晓青（江西省疾病预防控制中心）

余　倩（四川大学华西公共卫生学院）

黄　策（军事医学科学院微生物流行病学研究所）

编　　委（按姓氏笔画排序）

王金桃（山西医科大学）

石　云（华中科技大学）

李晓霞（牡丹江医学院）

陆家海（中山大学医学院）

黄　正（华中科技大学）

戴兴碧（重庆医科大学）

参编人员（按姓氏笔画排序）

于凤刚（中国预防医学科学院流行病微生物所基因室）

冯铁建（深圳市疾病预防控制中心）

宋亚军（军事医学科学院微生物流行病学研究所）

张朝武（四川大学华西公共卫生学院）

何建凡（深圳市疾病预防控制中心）

何雅青（深圳市疾病预防控制中心）

杨瑞馥（军事医学科学院微生物流行病学研究所）

高树德（军事医学科学院微生物流行病学研究所）

袁曾麟（中国药品生物制品检定所）

曹　杰（北京大学医学部基础医学院）

前　言

近年来,公共卫生突发事件已严重威胁我国人群健康与社会安定,国家对预防医学,尤其是对卫生检验检疫更加重视。根据我国当前卫生部门疾病预防控制中心的业务需要,预防医学本科毕业生除了要具备预防医学有关知识以外,还要掌握相关的卫生检验检疫方面的知识与技能。为了适应当前社会的需要,华中科技大学同济医学院公共卫生学院从 2003 年起,在预防医学专业本科教学中开设了"卫生理化检验与微生物学检验"这一课程。本书即为该课程专用教材。

目前,我国大多数医学院校普遍设置卫生检验专业,其教材按检验对象分为水质理化、空气理化、食品理化、细菌、病毒等不同门类,每一门类篇幅均较大,学时较多。由于预防医学专业本科卫生检验教学学时较少,教学的重点与其他学科不同,多门类的教材不适合作为预防医学公共课程的综合教材。预防医学专业开设卫生检验课程需要一本《卫生理化检验与微生物学检验》基础教材,以适应我国新的卫生体制对该专业学生的知识和技能要求。

本书将卫生理化检验与微生物学检验合并为一本书。将两类具有不同特点的检验技术在一本书中展示给学生。本书保持了卫生检验学的整体性,便于教师安排适当的理论和实验课时;同时也适合学生学习、掌握基本的检验理论知识和实验技术,为将来的工作打下良好的基础。

本书分为十四章,第一章至第九章为卫生理化检验部分,包括卫生理化检验的绪论、样品采集、样品预处理、分析工作的质量保证、分析方法和分析仪器概述、空气理化检验、水质理化检验、食品卫生理化检验、生物材料卫生理化检验,由朱业湘编写。第十章至第十四章为微生物学检验部分,包括预防医学微生物检验绪论、细菌生物学检验基本技术、菌毒种的保存方法、免疫血清学检验技术、分子生物学技术,由运珞珈编写。编写本书的指导思想是注重基础性与实用性,同时考虑到社会的发展,也介绍了部分先进的检测技术,主要是让学生掌握各种检验技术的基本原理及方法,并了解新的检验技术的发展方向。

为了尽早使用上这本教材,理化检验部分在参考其他教科书的基础上进行了系统的编排,微生物学检验部分绝大部分来源于北京大学医学院王秀茹教授主编《预防医学微生物学及检验技术》的第四部分,只在某些章节上略作修改。本书适合作为医学院校预防医学专业的教科书。由于编写时间仓促,在书中难免出现错误,敬请读者提出宝贵意见。

编　者

2007 年 10 月

目　　录

第一章 绪 论

第一节 卫生理化检验的定义、对象和任务

预防医学是研究各种环境因素对人群健康的影响,并制定相应预防对策和措施,以预防疾病、促进健康、提高生命质量的学科。卫生检验学则是预防医学领域中研究环境因素(包括人体外环境和内环境)的一门重要分支学科。

卫生检验学由理化检验和微生物学检验两部分组成,理化检验是其中的重要组成部分。

1. 定义

卫生理化检验是以物理、化学,特别是分析化学的理论和技术为基础,研究预防医学领域中与化学物质检测有关的理论和技术的一门学科。

卫生理化检验的特点是:应用性强,它是分析科学在预防医学领域的应用,是一门交叉学科。它以现代分析化学为基础,不断吸取其他学科,如化学、物理学、电子学、数学和生物学等学科的最新成就;在医学领域,它与临床医学检验、基础医学检测检验关系密切。

2. 研究对象

预防医学领域中有关化学物质检测的理论、方法和技术为卫生理化检验学的研究对象。

这些化学物质种类包括:存在于人体生命活动环境(空气、水、土壤)中的有毒、有害的无机物、有机物;有害物质在生物体内代谢、转化的产物;与中毒、致癌等疾病发生相关的人体内生物活性物质。

卫生理化检验学研究的方法和技术,主要是分析测试和样品处理中的方法和技术。它们涉及的内容广泛,包括从常量到微量分析;从宏观组分到微观结构分析;从静态到快速反应的追踪分析;从破坏试样到无损分析;从离体到在体分析等。现代分析化学中的各种光谱分析法、电化学分析法、色谱法,以及各种分离技术,在预防医学的检测领域中发挥着重要作用。

大多数环境样品、生物样品及食品中的被测污染物与基体的状态不完全一致,这样的样品必须经过预处理才能进行分析测定。样品预处理可以消除共存组分对测定的干扰、浓缩被测组分、提高测定的精密度和准确度,有时关系到卫生检验工作的成败。因此,样品预处理方法与技术的研究一直是分析检验工作者极其关注的问题。对各种样品预处理的新方法、新技术的探索、研究与完善已成为现代卫生化学的重要

课题和发展方向之一。

3. 卫生理化检验的任务

（1）污染物监测。在公众疾病预防与控制、劳动卫生环境保护等部门，这是重要的经常性工作，涉及广大群众的日常生活、工作的方方面面。即定期检测涉及公共卫生安全的空气、饮水、食品和其他生活介质中危害人体健康的有害污染物，找到其来源并予以消除，保护人民群众的身体健康。

（2）污染现状和趋势监测。在对空气、水、食品的日常检测中，了解执行卫生标准情况、污染现状和发展趋势，对研究环境污染与人体健康的关系是不可缺少的。在检验过程中，还应特别注意发现新污染物，这对于防止污染物对人体造成不良影响极为重要，在应对突发性污染、中毒事件时更是如此。

（3）污染源和污染程度监测。这是检验部门经常进行的工作。查找污染源并判定污染程度，对污染的控制和治理都十分重要。污染来源不同，造成危害的性质也不同，所采取的治理措施也不同，因而找出污染源并确定其危害性质是卫生理化检验工作中极其重要的任务之一。

第二节　卫生理化检验的工作分类

卫生理化检验的物质对象分布在人类生命活动的介质和人体材料介质中，这些介质有共同的基体特征。因此，卫生理化检验工作分为以下几方面。

1. 空气理化检验

空气理化检验包括城市空气质量检验、室内空气质量检验和车间（作业场所）空气质量检验。在城市空气和室内空气质量检验中，主要检测二氧化硫、氮氧化物、一氧化碳、臭氧、氟化物、总有机碳、粉尘等物质；在车间（作业场所）空气质量检验中，则根据卫生标准和生产过程中可能释放的污染物确定具体的检测对象。国家对生产作业环境规定了各种无机物、有机物及生产性粉尘等 120 种物质的最高容许浓度，规定了四乙基铅、汞、敌敌畏、松节油等 168 种物质的检验方法。

2. 水质理化检验

城乡生活饮用水卫生检验是最基础，也是最重要的水质理化检验工作。为全面满足人们健康和生活其他方面的卫生需求，生活饮用水卫生标准对 35 项理化指标（包括水的感官性状、化学和细菌学指标等）作了规定。根据具体情况，卫生监督部门对生活饮用水有全项检验，包括一般卫生项目（水温、pH 值、浑浊度、电导率、可溶性固体、溶解氧、化学耗氧量、生化需氧量、亚硝酸盐、硝酸盐、氧化物、总硬度、磷酸盐）检测；以及有害物质（酚、氰化物、汞、砷、六价铬）检测。

农业、渔业、畜牧业用水的卫生检验是为了从水源上保证各种产品（如粮食、蔬菜、水果、鱼肉等）的卫生安全。从控制污染源和提高经济效益、社会效益的角度来看，应给予足够的重视。

3．食品卫生理化检验

食品卫生理化检验的主要内容为食品中有害物质的检验和食品中营养成分的分析。由于食品的种类繁多、来源广泛、形态各异,特别是食品中有害物质的种类及其存在方式千变万化、非常复杂,为其检验工作带来一定难度。因而,样品处理的方法和技术在食品卫生理化检验中显得尤为重要。

通过对食品中营养成分的分析,既可以掌握食品中营养素的质和量,指导人们合理进食,防止营养缺乏病;还可以指导开发食品新资源、新产品。分析食品中的有害物质,可对食品的生产、加工、运输、贮藏、销售过程进行控制,防止污染环节。通过对食品的监督检验,可防止在生产和销售中出现粗制滥造和掺杂掺假;当发生食物中毒时,为查明中毒物质,拟订抢救病人的措施提供依据,并可提供旁证,对肇事者判明法律责任。因此,食品检验是有效地进行食品卫生管理的必要手段,也为国家制定卫生标准、管理措施、技术政策提供科学依据。

4．生物材料卫生理化检验

研究人体或动物体内存在的有毒、有害物质及其代谢、转化产物的种类和数量,是研究各种疾病发生机理的关键之一,也是研究环境对人类健康影响的桥梁。这也包括与慢性中毒、癌症等疾病发生相关的人体内生物活性物质的检测。显然,生物材料的介质形态和其中的有害物质的存在方式更为复杂,检验难度更大,这体现在样品处理技术和分析测试技术两个方面。因此,生物材料理化检验的方法和技术研究一直很活跃。

第三节　卫生理化检验与预防医学各学科的关系

一、流行病学

在进行人群的环境流行病学调查,确定环境污染与人群健康效应的关系时,要利用大量的环境监测资料;在确定剂量-效应关系、环境污染-人体负荷关系等环节中,也都离不开大量准确的环境监测数据。

二、卫生毒理学

研究污染物在人体内的代谢,要涉及污染物在环境中的价态和形态,因为其价态或形态不同,对人体的毒性就不一样。例如,无机汞和甲基汞的毒性差别甚大,这就是说污染物在环境中的转归与毒物在人体内的代谢有密切关系,二者的检测技术都是卫生理化检验的研究对象。

三、营养与食品卫生学

食品中营养成分、功效成分、添加剂、残留农药、重金属毒物、有机毒物、真菌毒素等的分析检测,都离不开卫生理化检验技术。同时,它们也为理化检验技术的发展提出了新的课题、开拓了新的空间。

四、妇幼卫生学

血、尿、毛发、组织等生物材料检测,微量元素分析都离不开卫生理化检验技术。例如,儿童营养缺乏导致的佝偻病、慢性铅中毒或微量元素缺乏导致的智力发育不良和多动症等的诊断和流行病学调查,需要方便准确的分析测试方法和技术。

五、环境医学

环境医学研究各种环境污染物对人体健康的影响,尤其是对人体肿瘤发病、遗传影响等慢性疾病和长期危害的影响。卫生理化检验要在环境和医学这两个领域架起学科交叉的桥梁,就必须应对各种新的挑战,这包括痕量环境污染物的富集和分析技术、环境污染物在人体中引起慢性作用的代表性物质(即生物标志物)的定性和定量分析技术等,其中许多内容目前仍在探索中。

第四节 卫生理化检验的发展概况和发展趋势

一、发展简史

卫生理化检验亦称卫生化学,它的发展和预防医学作为一门独立学科的发展密不可分。新中国成立以后,积极实行预防为主的医疗卫生方针,逐步建立起各级各类卫生防疫机构和相应的食品、空气、水质等卫生理化检验部门,并需要专门的技术人才。许多医学院校相继设立了公共卫生专业(后改称预防医学专业),使这方面的研究和教学也得到了很大的促进。下面是该学科的简要历史。

1874 年,日本成立卫生试验所。

1893 年,东京大学医学院设立卫生仲裁化学讲座。

1953 年,中国设立公共卫生专业(预防医学专业)。

1956 年,林公际、胡乃钊(福建医学院)著《卫生化学》教科书。

1970 年,各医学院开设卫生检验相关课程,逐步形成学科。

1980 年,成都医学院设立卫生检验专业,编写专业教材。

1998 年,各医学院设立卫生检验专业。

二、发展趋势

卫生理化检验学属于卫生学与现代分析化学的交叉学科,所以其发展必将依赖于现代分析化学的进展和卫生学的实际需求。

分析化学的进展如下所示。

（1）采用光、电、磁、热、声等"物理试剂"和"生物效应试剂"，取代或减少化学试剂，逐步实现环保、高效、快速、自动化的检验、检测。

（2）分析对象从测定物质的组成含量向测定物质的形态（氧化态、还原态、配合态、晶态），物质的空间结构、微区含量及其瞬时活性的方向发展。

卫生学的需求如下所示。

（1）维护人类身体健康，预防疾病发生，是卫生学研究的基本内容。

（2）要求检测方法精确、灵敏、快速。

卫生检验学的发展趋势如下。

（1）提高检测方法的灵敏度。检出限要求 10^{-15} g 水平，卫生检验中逐步采用的方法：①光谱、质谱分析中应用激光技术；②等离子体技术，如电感耦合等离子体（ICP）；③中子活化技术；④多元配合物及增效试剂、表面活化剂。

（2）提高检测方法的选择性。卫生检验的样品多为各组分共存的复杂体系，而且样品中待测组分的含量又常是痕量水平，这要求检测方法有较强的选择性或先须进行必要的分离富集。卫生检验中将采用的方法有：①气、液色谱中选用高选择性的固定相、分离柱、检测器；②采用射流技术（如流动注射）实现在非平衡条件下对液-液体系、固-液体系、气-液体系的分离；③使用各种选择性试剂和吸附剂（如离子色谱中的抑制剂）；④各种新型分离、分析仪器联用（如超临界流体萃取技术和超临界流体色谱联用、毛细管电泳分离分析技术、色谱-质谱联用、色谱-光谱联用等）；⑤酶法分析（电化学、光纤生物传感器）。

（3）化学计量学的应用。运用数学、统计学方法，设计或选择最佳分析方法，借助对化学数据的解析，获得最大限度的化学信息。化学计量学已经成为化学学科的一个分支，它与卫生化学（卫生检验学）有着密切的关系，当硬件、软件条件较好和基本数据足够大时，通过计算查询就可以获得需要的相关检测数据。化学计量学的研究涉及抽样策略、抽样理论、优化分析条件、测量技术的选择、数据处理技术、模式识别、时序分析、相关分析和信息理论等。

（4）微型化及微环境的表征与测定。包括：①微区分析，即对活体组织、毛细血管和细胞内外等微环境中的物质进行测量，所用手段有微电极、电子探针 X 射线微量分析、电子显微技术、激光微探针质谱等；②界面行为和传质，即研究物质尤其是细胞表面的界面行为和物质传递性质，所用的方法有界面化学、电极表面化学和激光化学等。

（5）形态分析及表征。物质形态和价态、异构体-毒性关系，是卫生检验重点关心的问题，如 $Cr(VI)$ 与 $Cr(III)$、$As(V)$ 与 $As(III)$、NH_3 与 NH_4^+、有机汞与无机汞、α 萘胺与 β-萘胺、苯并(a)芘与苯并(e)芘等，其毒性有显著差异。用热分析法、X 射线荧光光谱法、电化学分析法等手段可对其进行分离检测。

（6）生物活性物质的表征与测定。在分子和细胞水平研究荷电粒子在生物体系中的分布、传输、转移和转化的化学本质和规律。这个领域的研究工作最为活跃，也最具挑战性。被测物质有氨基酸、核酸、激素、酶、神经递质等,涉及的分析技术有生物电分析化学、化学发光和生物发光、生物传感器和微电极、色谱、电泳等分离技术,以及光谱、质谱等联用技术。

(7)测试仪器的自动化和智能化。测试仪器的自动化可扩大分析方法的应用范围、提高分析结果的准确度。测试仪器的智能化则可利用计算机模拟人的智能处理复杂的问题,模仿专家进行推理、决策。目前在分析化学领域中,它们主要用作条件优选和图谱解析,解决分析方法的开发和实验条件的设计、修改。

第五节　卫生理化检验的学习方法

一、掌握卫生理化检验的全过程

卫生理化检验学的实践性很强,采样设计、布点和样品采集、样品预处理、仪器分析与结果的统计处理的各环节都会对最终结果产生影响,各环节之间也会互相影响,很多情况下需要统筹兼顾,把握检验工作的全过程。

二、掌握卫生理化检验与分析科学的关系

卫生理化检验学是将分析科学的理论、方法和研究成果应用于预防医学的交叉学科。应把握预防医学的要求这一主旨,积极思考、灵活运用、有所创造和突破。

三、掌握本学科的内在规律和关注前沿科技的发展

首先,卫生理化检验的各个环节是互相关联、互相影响的,其中的关键环节是样品处理和分析测定步骤。其次,物质形态和生物活性物质是分析测定的难点,却又是预防医学各学科迫切需要解决的重点。这些重点、难点和关键环节之间必然有一定的联系和规律,发现并解决它们,有赖于理论和技术上的突破。分子生物学方法、生物传感器技术、化学传感器技术和微电子学技术等前沿科技的发展,可能对卫生理化检验重点、难点问题的解决起到关键的促进作用,应予以足够关注。

第二章 样品采集

样本采集(sampling)方法与技术直接影响检验结果的可靠性,即如果样本采集不合理,后续的分析方法和仪器即使很先进,也仍然得不到可靠的结果。目前状况是,分析方法和分析仪器比较先进,相对而言,对采样方法和采样技术(包括采样仪器)的研究重视不够,今后应给予更多关注。

第一节 样品的代表性

采样时,要求所采集的样本有代表性(representative),才能以其测量的结果进行统计分析。采样的基本原则是随机抽样,即样本应代表所来自的总体,将定义的总体划分为若干独立的采样单位,再按随机的原则从所有这些抽样单位中抽取一部分实测,此抽取的一些单位就组成了该总体的一个随机样本。

由于卫生检验工作中样本的种类多,取样条件变化大,用一般的随机抽样方法有时存在困难,应按不同的实际情况采用不同的组成随机样本的方法。

一、单纯随机抽样法

当所要监测的样本其总体各部分之间分布比较均匀时,可采用单纯随机抽样(random sampling)的方法。将总体划分为若干采样单位,把全部抽样单位编上号,然后用抽签的方法或应用随机数字表在编号范围内抽取一些数,编号代表的抽样单位就组成一个随机样本。

例如,在某地区范围内抽样时,可以将该地区划分为面积相等的抽样单位,对每块截取的面积编号(查阅随机数字表)。如果该地区是长方形的,可将该地区看作是一个平面直角坐标系中的一个象限(如第一象限)。如此,将该地区的长度等分为100段,宽度等分为30段,则可用随机数字表中读出的从00到99的数字表示长度段上的编号,再将读出的从00到29的数字表示宽度段上的编号(一个相当于x轴,另一个相当于y轴),这两个数合在一起就决定了所抽得的格子的位置。

当样本的总体由几个不同特征(如有的地段其污染物的浓度很高,而另一些地段污染物的浓度又很低)的部分所构成,且采集的样本数又较小时,用这种方法组成的样本对总体的代表性有时可能很差。

二、分层抽样法

分层抽样法(layer-sampling)也称为分组抽样法(group-sampling)。

当所采集的样本其总体各部分的组成分布不均匀时,应将总体按其基本特征分成几个类型组(分层)。然后,再对各组按单纯随机抽样或机械抽样的方法抽样,在各组(层)中抽取适当数目的样本组成一个样本,这种抽样的方法称为分层抽样。由于事先已按不同的特征总体分成几个层,使同一层内抽样单位间的变异度减小,最终结果的变异度比单纯随机抽样大为减小。此外,分层抽样还可比较各层间的调查结果。分层抽样是值得推广的一种抽样方法,根据这一要求在监测污染源时,以企业为中心,按离中心不同的距离和方位将整个监测区域划分为若干层,然后在各层中随机采集样本。

根据在各层内抽取的抽样单位数目不同,分层抽样法又分为两种不同的情况。

1. 按比例分层抽样

按比例分层抽样时,各层中抽取的单位数在样本中所占的比例与该层内单位总数在总体中所占的比例保持相同。

设总体共分为 K 个层,各层内抽样单位总数分别为 $N_1,N_2,N_3,\cdots,N_k$,总体的抽样单位总数(N)为

$$N = \sum_{i=1}^{k} N_i$$

如果总共抽取 n 个单位组成样本,则各层内应抽取的样本单位 n_i 为

$$n_i = n \times \frac{N_i}{N}$$

2. 最优配置分层抽样

采用最优配置分层抽样时,各层内要抽取的样本单位数 n_i 与 $N_i\sigma_i$ 成正比,σ_i 为第 i 层($i=1,2,\cdots,k$)中的标准差。此值可由以往积累的资料或预先摸底调查的结果估计。在样本量相同时这样抽取样本,最终得到的结果其变异度为最小。

第二节　样品的真实性

如果所采集的样品能反映被测物质在时间和空间上的分布,则称为具有真实性(validity)。样品的真实性由一系列具有代表性的样品所构成。

一、采样位点

采样位点就是采样的空间因素,如污染源、污染带、污染区域等。

确定采样位点的原则:①在污染带(下风向、下游)应设若干采样点,以获得污染物扩散变化的规律;②污染区域的采样点个数由污染物分布的均匀度来决定,污染分布均匀(已混合完全)的区域一般设一个采样点,随着污染物分布不均匀度的增加,采样点个数也相应增加。

二、采样时间和频率

采样时间和频率是采样的时间因素,对它的要求是必须及时跟上污染物的时间变化。

如果监测项目在时间上的变化是随机的,则采样时间就无关紧要,合适的采样频率即采样次数满足均数置信区的要求即可。

如果监测项目存在周期性的变化,如在一日、一周、一月或一年内有周期性的变化规律,采样的时间和频率就应该与其错开。

第三节　采　样　设　计

当设计采样计划时,首先应该根据采样目的规定容许的不确定度,初步了解采样系统的变异性,然后选择合适的方法采样。

一、采样目的

1. 测出异常浓度或测出峰值

测出异常浓度或测出峰值需要很高的采样频率和采样量,然后对其分别进行分析。显然,采样频率高、采样量大,其结果的精度高、代表性好。

2. 求平均浓度

求平均浓度时,因为只关心平均值,最经济合理的方法是将采得的样本按一定要求合并后进行分析。

3. 获得污染物分布情况

在以获得污染物分布情况为目的的采样中,一般要求较大的采样量。合理的设计是根据污染物分布的均匀程度来决定采样量,即均匀分布的部分减少采样量,不均匀分布的部分增加采样量。这种设计即为分层采样。

4. 趋向监测

要获得监测指标长期变化的趋向,需要一定时期监测数据的积累(可以是每日、每周、每月一次),按统计计算来确定。趋向监测一般按计划参与其他监测工作中,应在不同阶段进行总结和调整。

二、不确定度

确定一个监测项目必须规定所要结果的容许不确定性。如果容许的不确定性小,则要求样本容量大,即如要求标准差 s 小,则要求样本量 n 大。一般情况下所需样本容量与结果精密度的平方成正比,即如要求结果的不确定度减小一半,样品量需增加 4 倍。所以应在要求的精密度与经济代价之间作出权衡,把容许的不确定性包括在采样计划中。

三、采样系统的变异性

所谓变异性是指非常规状态的程度,如不平均分布、非正态分布等的程度。实际的监测对象或多或少都存在一定的变异性,对其了解得越多,采样设计就会越行之有效,而全面了解监测对象存在状态或变化规律是在监测项目完成之后,解决这一矛盾的办法是,在监测项目开展的初期进行尽可能详细的调查和研究分析,需要时可进行初步的采样分析,在此基础上进行采样设计。

四、采样设计

采样设计就是为了保证监测项目中样品的代表性和真实性,根据经济、高效的原则确定采样点、采样频度、样本量,以及可利用的采样方法、样品的保存、运输等的计划过程。

以下用求平均浓度时的采样模型,来说明采样方法和样本量的设计。

模拟在研究随机变量对系统的作用时是一项很重要的技术。首先,用事先预定的系统与随机变量产生一系列的人工数据,其次,用不同的采样计划和方法处理这些数据,观察比较得来的结果与人工数据的符合情况。

某工厂排放废水中六价铬(Cr^{6+})的浓度,在一周中的平均值是 10.0 mg/L,一周中的任何一天,此指标浓度变化接近常态分布,一日内标准差为 1.00,一周内标准差为 1.73。现监测目的是要通过 5 次采样分析,求得一周的平均浓度(见图 2-1)。

用 100 周的人工数据进行比较分析。

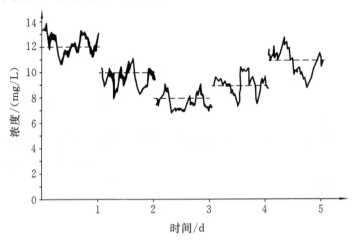

图 2-1 废水中铬含量在一周内的变化

1. 随机采样

随机采样的样本平均数为 $\left(\sum C_i / n \right)$,从随机采样可以得到总体平均数的无偏性估计,就个别样本而言可能高于或低于真正的总体平均值,但是在长期的观测中这些误差会相互抵消。模型中 100 周随机样本的平均值在 10.0 mg/L 上下波动,没有偏性的倾向。

一个容量为 n 的随机样本的标准误是 $\delta/\sqrt{n}$(δ 是标准差),本例中 $\delta/\sqrt{n}=1.73/\sqrt{5}=0.77$,而从模拟样本测得的平均值为 0.82,这与理论的期望值很一致。

如果要求平均值以 95% 的可信度落在 $\pm d$($d=\mid u_R - u_0\mid$)内,满足这一要求的条件是

$$d \leqslant u_{0.025}\delta/\sqrt{n}$$

即

$$n \geqslant (u_{0.025}\delta/d)^2$$

如要求平均值以 95% 的可信度落在 ± 0.9 内,则 $n \geqslant (1.96 \times 1.73/0.9)^2$,要求样本容量应超过 15。在本例中是设定 δ 值已知,实际工作中的 δ 值可由以往类似采样工作中估算得出。

2. 时间权值随机采样

如果污染物浓度是随时间变化的,可以考虑一次采样得到的浓度 c_i,乘以采样的时间间隔 W_i,总体的平均浓度将是

$$c = \sum c_i W_i / \sum W_i$$

用这种时间权值随机采样的方法处理上述模型,虽然结果不是偏性的,但其标准差为 1.40,几乎为随机采样所得结果标准差的 2 倍。此结果说明当系统变量与时间有关时,时间权值随机采样方法将会带来较大的误差。只有当系统变量与时间无关时,此方法才是适合和高效的。

3. 系统采样

系统采样是最常用的非随机采样方法,当监测对象存在某种系统因素时,将此系统参数平均分配进行采样设计。其优点是在给定的样本容量前提下,用系统采样法得到的结果比随机采样更可靠。一周五天内,每天采样一次,取平均值时,高浓度日与低浓度日相互抵消,日间变异无关紧要,剩下的唯一变异来自一日内的波动。例如,在本模型中,用系统采样法处理模拟随机数据所得结果是无偏性的,其标准差为 0.48。

当系统的变异从随机变异或无法说明的变异中分离并在设计中加以利用时,其结果在保证一定精度的前提下样本容量可以减小。当期望的平均值以 95% 的可信度落在 ± 0.9 内时,所需要的样本量是 $(1.96 \times 1.0/0.9)^2 = 5$,而不是先前估计的 15(随机采样法计算值)。

如果在被监测的过程中不存在系统特征,则系统采样实际上等效于随机采样(见图 2-2)。

应当注意的是,当被监测的系统本身存在自己的频率特征时,则采样频率不能与之同步。例如,上述以 7 d 为周期的例子中,7 d 采一次样的平均值将毫无用处,因为采样频率和废水变异的频率刚好同步,结果要么会偏高、要么会偏低。如果每 8 d 采

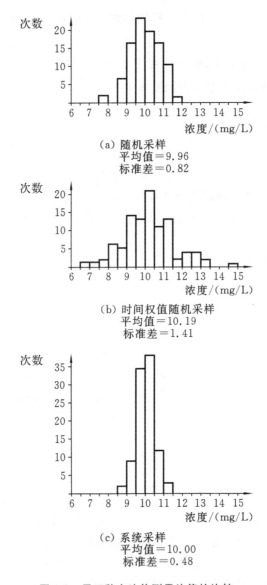

图 2-2 用三种方法估测平均值的比较

一次样或者任何采样间隔都可以,只要不是 7 的整倍数。同样道理,如果还存在一天内的周期性变异,则在一天中的同一时刻采样也不正确。

第四节 采样器和采样方式

采样器的主要作用是延伸人的工作距离、降低劳动强度,最重要的还是提高采样的准确度或采样精度,这主要通过对采样量和采样时间的控制来实现。

在卫生检验领域中对采样量和采样时间有精密控制要求的主要是空气检验和水质检验,它们都是流体,因而为其设计了各种各样的自动、半自动采样器。除了单个样品采集外,还有各种混合样本方式,主要有以下两种方式。

1. 时间间隔混合样本

这种混合样本比较简单,即在规定的时间间隔内(t_c)收集等体积的样本(V_c),将它们混合成为总样本($V_c t_c$)。这种采样方法忽略了流量的变异,只有在水体流量相对稳定时才能给出平均值。

2. 流量比例混合样本

这种样本制备方法是使采样的样本量与流量成一定的比例,可分为两种情况。

（1）采样的时间间隔保持不变,但每次采集的样本份额(V_v)随流量($t_c V_v$)按一定比例变化。

（2）每次采集的样本份额(V_c)是恒定不变的,但采样的时间间隔(t_v)不断改变,即 t_v 与流量($t_v V_c$)成比例。

对于流量不断变化的水体,流量比例混合样本能较好地反映水质的平均特征。

第五节　采样布点实例

在对一个区域进行监测时必须考虑到布点问题,以便能获得关于污染物在该区域时空分布的信息。布点是一项十分复杂的工作,需要借助数学方法、计算技术,有时还要用到测绘技术等,是一项专门的、技术性很强的工作。

这里以对某地镉污染进行调查时的土壤采样布点作为实例加以简介。

一、调查目的

对某冶炼厂(大型铜矿冶炼厂)排放重金属镉(Cd)进行调查,为评价环境污染以及研究污染对居民健康的影响提供完整、准确的基础资料。

二、调查范围的确定

按常规方法收集被调查地区的污染源、地形、地貌、气象等有关资料。

调查结果如下,该地区主要是由于冶炼厂熔炉在高温熔炼时,矿料中的 Cd、Pb、As 的化合物挥发进入熔炉气体,在排气过程中,遇冷即凝结成颗粒物质,以小颗粒形式随烟气排出,最后形成“降尘”和“悬浮微粒”落入地面,造成土壤污染。该污染源属于气型点源污染,污染源的北面及东北面是低山丘陵地形,气象资料表明,该地区常年主导风向为东南风。结合以往研究资料确定本次调查范围为西侧约 17 km,南侧约 8 km,东侧为 5 km,总面积约 227 km^2。

三、布点采样方法

1. 布点原则

根据气型点源污染布点要求,选择以污染源为中心,放射状的布点。从西侧沿山作一条基线,每 15°作一条射线,共 15 条。以烟囱为圆心,每 1 km 画一条弧线(在 2 km 以内按 30°作一条射线,每 500 m 画一条弧线)。将 227 km² 面积分为 170 个采样小区,小区面积在 0.2～4 km² 之间(不包括最小距离 500 m 以内的面积)。

2. 转点采样

每个小区按梅花形布点,将五点的样混合成为一个样,转点方法是首先在 1∶1 万的地形图上按拟定好的布点原则布点,先确定采样小区的中心点,再以梅花形确定其他四个点。然后通过测绘技术,将每一个点转到 1∶1.2 万的航空相片上。现场采样时,通过航片辨读。如果在实地采样点碰到房屋、建筑、水系等,应按一定要求避开,在附近合适的地方采样,这时可以通过航片辨认房屋、建筑、水系,判断实际采样点与原设计点的距离,从而确定准确的采样方位。

第三章　样品预处理

第一节　样品预处理的意义

样品预处理(sample pretreatment)是指通过溶解、分解、分离富集、浓缩纯化等手段,将样品转变成适于操作的状态。

一、卫生理化检验样品的特点

在卫生理化检验中,样品的来源很广泛,有空气、土壤、水、生物材料等,样品的状态呈多样化,包括气态、液态、固态、胶体等各种状态,组成复杂的无机物、有机物。卫生理化检验样品存在的方式和化学结构与其他物质有所不同,其被测成分含量低,干扰因素多,基体效应复杂,因而会出现一般分析化学中尚未出现的问题。

二、样品预处理的目的

样品预处理应达到以下目的:①浓缩被测组分,以提高测定的精密度和准确度;②消除共存组分对测定的干扰;③通过生成衍生物等转化处理,提高被测组分的响应值;④样品更易保存和运输;⑤去除有害成分,保护仪器、延长其使用寿命。

三、样品预处理的地位

1. 需要时间长

一般卫生理化检验分析过程中耗时情况如下:样品采集 6.0%;样品处理 61.0%;分析测试 6.0%;数据处理与报告结果 27.0%。用于样品处理的时间是分析测试时间的 10 倍以上。

2. 对检验结果的影响大

样品处理对检验结果的影响比分析测试的影响大,在许多情况下检验项目的精密度、准确度甚至检测限,都由样品处理的方法和处理过程决定。

四、样品预处理的评价依据

目前,样品预处理方法多达数十种,但没有一种方法适合所有的样品或被测组分。即使对于同一被测物,如果样品所处状态不同,也需采用不同的预处理方式。因此,要根据实际情况,统筹兼顾,从众多的方法中选出切实可行的预处理方法。

合理选择样品预处理的方法,一般按照以下原则评价:①有效去除干扰测定的组分;②被测组分的回收率高;③操作简便、省时;④避免使用贵重试剂和仪器、成本较低;⑤避免对人体的健康和生态环境产生不良影响。

第二节　经典预处理技术

一、样品的消化技术

消化(digestion)是指样品的分解过程,在分析化学中一般指分解和氧化。消化产物是易于溶解的单质或氧化物,因此,消化处理主要用于元素分析。

经典的样品消化技术分为干灰化法(dry ashing)和湿消化法(wet digestion)两大类。

(一) 干灰化法

干灰化法是常用的无机化处理方法,用于破坏食品、土壤、生物材料和水样中的有机物。

干灰化法的特点是方法简便、加入试剂种类少、有利于降低空白值。

1. 高温分解法

(1) 常压高温分解法。将经粉碎或匀浆的样品 1~10 g 置于铂、镍、银或瓷坩埚中,先在 100~150 ℃下干燥并炭化,再置于高温电炉中于 450~500 ℃灼烧至样品灰分呈白色或浅灰色,经溶解、定容供分析测定。

样品的干灰化一般不需添加试剂,为了促进样品分解或抑制样品挥发损失,可在样品中加入助灰化剂。常用的助灰化剂有硝酸、硫酸、磷酸二氢钠、氧化镁、硝酸镁、氯化钠等。在常压干灰化过程中助灰化剂可发挥多种作用:①加速样品中有机物的氧化,硝酸、硝酸镁、硝酸铝、过氧化氢均有此作用;②与易挥发组分生成难挥发物质,例如,硝酸镁可与砷生成难挥发的焦砷酸镁($Mg_2As_2O_7$);③氧化钙、氧化镁可使样品分散疏松、不易结块,并使待测金属与坩埚壁隔绝,减少吸留损失;④中和灰分中的碱性组分,减少吸留损失。使用时,一定要注意助灰化剂的纯度,避免将杂质引入样品中。

(2) 高压干灰化法。通常在氧弹中进行,氧弹结构如图 3-1 所示,外壳为不锈钢,能耐高压。对某些特殊组分(如氟)的测定,要求用铂衬里,以免腐蚀设备、沾染试样。

氧弹高压干灰化操作如下:①将固体样品研成粉末、压片,置于瓷、铂或石英试样环中,挂于弹盖下的挂钩上;②如样品氧化反应缓慢,可加入助燃剂(如硝酸铵),如样品氧化反应剧烈,则加入石英粉等惰性稀释剂;③加盖并旋上套环,充入氧气至所需压力(2.5~4.0 MPa),通电使铂丝点燃试样片,燃烧产物由事先装入氧弹中的吸收液吸收。

（3）氧瓶燃烧法。对于含有易于挥发组分（如汞、硒、砷和氟、氯、溴、碘等非金属元素）样品的处理，氧瓶燃烧法可有效地消化样品并避免挥发损失，氧燃烧瓶的结构如图 3-2 所示。样品 0.1～0.5 g 用无灰滤纸包好，夹在氧瓶磨口塞的铂丝上，在氧瓶中充入氧气和吸收液，点燃滤纸，迅速塞紧瓶塞，让其燃烧灰化，振荡瓶子使燃烧产物溶解于吸收液中。

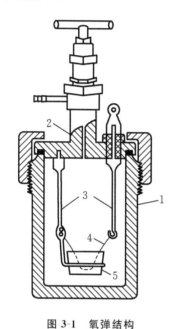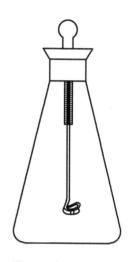

图 3-1　氧弹结构

1—钢弹；2—带阀门和电线的弹盖；3—电极；

4—引燃金属丝；5—试样杯

图 3-2　氧燃烧瓶结构

2. 低温灰化法

如图 3-3 所示,低温灰化法是利用低温等离子发生装置,在较低温度下使样品氧化分解。在高频电场（约 13 MHz）振荡下,氧分子可形成氧等离子体,氧等离子体具有极强的氧化能力,可使大部分生物样品、食物样品在较低温度（100 ℃）下迅速灰化。其优点是灰化温度低、有机物能快速分解、灰化趋于彻底,减少了待测组分的挥发和吸留损失。由于炭粒残存量少,可降低炭的吸附损失、提高回收率。该法无需外加试剂,空白值低,操作方便,节约时间,是较理想的样品灰化方法。

（二）湿消化法

湿法消化是利用适当的酸、碱与氧化剂、催化剂一起与样品煮沸,将其中的有机物分解为 CO_2 和 H_2O 而被除去,以各种方式存在的金属组分被氧化为高价态的离子。湿法消化常用的氧化性酸为硫酸、硝酸、高氯酸；常用的氧化剂有过氧化氢、高锰酸钾；常用的催化剂有硫酸铜、硫酸汞、五氧化二钒、氧化硒等。

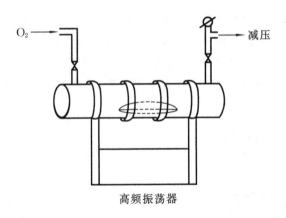

图 3-3　低温灰化器示意图

1. 硝酸-硫酸消化法

硝酸-硫酸混合消化液可用于多种生物样品和混浊污水的处理,但不宜用于消化含有碱土金属的样品。常用硫酸、硝酸的体积比为 2：5。操作时,先将硝酸与样品混合,加热蒸发至较小体积,再补加硝酸、硫酸,加热至白烟冒尽,继续消化直至溶液无色透明,冷却后用水稀释。若有残渣,应进行过滤或加热溶解。

2. 硝酸-高氯酸消化法

硝酸-高氯酸混合酸适用于消化含有难以氧化的有机物的样品,因高氯酸的沸点较高,两种氧化剂足以破坏所有难以氧化的有机物。必须注意高氯酸与羟基化合物可生成不稳定的高氯酸酯而产生爆炸。为避免危险,应先加入硝酸,将羟基化合物氧化并冷却后,再加混合酸进行消化。

3. 硫酸-硝酸-高氯酸法

除了含有挥发性元素以外的所有含金属毒物的生物样品均可用硫酸-硝酸-高氯酸法消化,用这种混合酸消化时,因硝酸沸点较低,样品中大量有机物先与硝酸反应。随着硝酸的挥发,样品中大部分有机物被除去,剩下难以氧化的有机物能被高氯酸破坏。由于硫酸沸点很高,可留在反应器瓶内不被蒸干而有效防止高氯酸的爆炸。

此外,还有钼酸钠-硫酸-高氯酸消化法、锇酸-硫酸-高氯酸消化法,可快速消化生物样品;氢氧化钠-半胱氨酸消化法,可快速消化毛发样品等。可根据不同的样品和消化目的来选择其他行之有效的消化方法。

二、样品的分离与富集技术

分离与富集在卫生理化检验中是十分重要的环节。分离是将样品中的待测组分与其他共存组分分开,富集则是用适当的方法使待测组分聚集、浓缩,提高其在分析样品中的相对含量。卫生理化检验涉及的环境样品、生物样品及食物样品等基体十分复杂,共存干扰组分较多,在分析测定前一般都要进行分离和富集。

（一）沉淀法和共沉淀法

利用沉淀反应进行分离的方法称为沉淀分离法，例如，测定水样中的 SO_4^{2-} 时，在酸性溶液中加入 $BaCl_2$ 溶液，使之生成 $BaSO_4$ 沉淀而与水中的可溶性杂质分离。将沉淀物过滤、洗涤、烘干、灼烧、恒重，可以算得 SO_4^{2-} 的含量。

利用共沉淀现象来分离和富集待测组分的方法为共沉淀分离法。例如，测定水中的痕量 Pb^{2+}，不能用一般方法直接使 Pb^{2+} 沉淀，同时也不能作浓缩处理，因为在浓缩的同时，共存干扰组分的浓度也在增大。此时加入 Na_2CO_3 与水中大量的 Ca^{2+} 生成 $CaCO^3$ 沉淀，由于共沉淀作用，使痕量 Pb^{2+} 被全部沉淀，再用酸将所得的沉淀溶解，溶解液中的 Pb^{2+} 浓度大大提高，可以用于分析测定。

1. 沉淀分离法

（1）形成氢氧化物沉淀。不同金属离子生成氢氧化物所需的 pH 值不同，因此用缓冲溶液控制反应介质的 pH 值，可使待测离子被沉淀分离。例如，氨-氯化铵缓冲溶液的 pH 值为 8～9，可将 Al^{3+}、Fe^{3+} 等高价离子与大多数一、二价金属离子分离。

（2）形成硫化物沉淀。大多数金属离子都可生成硫化物沉淀，但它们的溶解度相差悬殊，通过调节介质的 pH 值来控制 S^{2-} 浓度，就可以使之形成硫化物离子而与其他离子分离。例如，硫代乙酰胺水解生成的 H_2S 可与 Sb^{3+}、Cu^{2+}、Cd^{2+} 等离子生成硫化物沉淀，进行均相沉淀分离。

（3）形成有机物沉淀。通过使某些特殊的有机物与金属离子生成沉淀物而对待测组分进行分离、富集，这种方法十分有效。例如，在硫酸（1∶9）介质中，用铜铁试剂（N-亚硝基苯胲铵）可以定量沉淀 Fe^{3+}、Ti^{4+}、V^{5+} 而与干扰严重的 Al^{3+}、Cr^{3+}、Co^{2+}、Ni^{2+} 等共存组分分离。又如，铜试剂（二乙氨基二硫代甲酸钠）可与许多金属离子生成螯合物沉淀，控制反应条件能有效沉淀 Cu^{2+} 或其他多种重金属离子，与 Al^{3+} 及碱土金属离子分离。

2. 共沉淀法

无机共沉淀剂有 $Al(OH)_3$、$Fe(OH)_3$、AgI 等胶状体，它们有比表面积大、吸附能力强的特点，可使一些痕量的共存组分共沉淀而被分离和富集。此外，还有混晶共沉淀体系，如 $BaSO_4$-$RaSO_4$、$BaSO_4$-$PbSO_4$、$MgNH_4PO_4$-$MgNH_4AsO_4$ 等，可用来分离富集痕量铅和镭。其他应用实例如表 3-1 所示。

有机共沉淀剂能与待测组分形成离子缔合物和难溶螯合物而使痕量元素共沉淀。甲基紫、孔雀绿等有机化合物在酸性溶液中以带正电荷阳离子的形式存在，遇到以酸根阴离子或以配阴离子形式存在的金属离子时能生成难溶的离子缔合物。例如，在酸性溶液中，Zn^{2+} 与过量的 SCN^- 生成的 $Zn(SCN)_4^{2-}$ 配阴离子与甲基紫阳离子和 SCN^- 生成的离子缔合物产生共沉淀，Hg^{2+}、Bi^{3+}、Sb^{3+}、Ca^{2+} 等离子均可以用此方法被共沉淀。

表 3-1　无机共沉淀剂对痕量元素的共沉淀作用

共沉淀剂	沉 淀 剂	共沉淀痕量元素	待测样品
Fe	氨水	Pb	水、牛奶等
Fe	铜铁试剂	Ti、V、Zr	矿泉水
Fe、Al	8-羟基喹啉	Co、Cu、Ca、Ni、Yi	生物材料
Th	氨水	Mo	海水
Al	PO_4^{3-}	Cr、Fe、Mn、Ru、Zn	天然水

3. 电解沉积

当基体组分为非电活性物质,而痕量被测组分能被电解沉积富集在电极上,随后加一反向电压使被测组分溶出或者直接进行仪器分析。待测物质通常以金属单质状态沉积在电解装置的阴极上,有时也可以以金属互化物(如汞齐)的形式沉积在电极上。

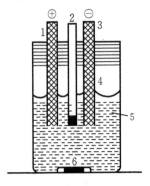

图 3-4　三电极电解富
集装置示意图

1—对电极;2—参比电极;3—工作电极;
4—塑料套;5—试液;6—搅拌棒

电解沉积通常用的是三电极装置(见图 3-4)。工作电极可以是悬汞滴、镀汞石墨棒、贵金属或石墨丝;参比电极多为饱和甘汞电极或氯化银电极。电解富集方法有控制电位沉积、恒电流沉积、外加恒电压沉积、内电解、置换沉淀等。

电解沉积富集的金属可用两大类方法进行测定。一类方法测定单质形态,如 X 射线荧光光谱法、溶出伏安法和电位溶出法;另一类方法是测定原子化的形态,如原子吸收光谱法、原子发射光谱法和原子荧光光谱法。

(二) 溶剂萃取法

利用物质在两种互不混溶的溶剂中的分配情况不同而进行分离的方法为溶剂萃取法(solvent extraction),又称为液-液萃取法。一般情况下,两种溶剂为水和有机溶剂。

溶剂萃取基本原理如下所述。

1. 直接萃取法

直接萃取法在实际工作中应用最为广泛。例如,水中的碘可用 CCl_4 于分液漏斗中振摇萃取;食品中的脂肪用乙醚或石油醚于索氏提取器进行萃取;食品中的农药用正己烷等有机溶剂进行萃取,共存的脂肪、色素与蜡质被一起萃取,再用乙腈或其他亲水性有机溶剂进行反萃取,农药进入乙腈而与其他组分分离。

2. 螯合物萃取法

许多重金属离子与二硫腙形成螯合物后可被三氯甲烷、四氯化碳等有机溶剂萃取；Ni^{2+} 能在 pH 值为 9 的介质中与丁二肟生成螯合物，用三氯甲烷萃取，酸化后丁二肟镍又分解为 Ni^{2+} 离子而进入水相；铜铁试剂、8-羟基喹啉等有机螯合剂可与金属离子生成疏水性螯合物，被有机溶剂提取。

3. 离子缔合物萃取法

在水溶液中，一些含氧酸根如 WO_4^{2-}、VO_3^-、ReO_4^- 与碱性染料甲基紫阳离子生成疏水性的离子缔合物，可被苯或甲苯萃取。有机配体与金属离子形成配位阳离子，可与阴离子形成疏水性的离子缔合物而被分离。

（三）挥发法和蒸馏法

挥发法和蒸馏法是将被分离组分转变成气体而与其他共存组分分离的一类方法，主要用于分离非金属组分、有机物和少数金属组分。

1. 挥发法

在一定条件下待测组分生成挥发性组分，从试样中逸出而得到分离，所生成的挥发性组分被载气带出，也可以由适当的溶液吸收或直接加热蒸出。

挥发法一般结合样品的分解进行，多数情况下是将有关组分转化成挥发性的氢化物、卤化物或螯合物。例如，在强酸性介质中用锌或硼氢化钠作还原剂，可以使砷、锑、铋、锗、铅硒、碲、铟、铊等生成氢化物逸出。再如，先将含 Hg^{2+} 或有机汞的样品用硫酸-高锰酸钾进行冷消化，然后用酸性氯化亚锡将各种价态的汞还原为低沸点的元素汞，以空气或氮气将其吹出后进行冷原子吸收法测定或冷原子荧光法测定。

顶空分析法（head space analysis）在本质上就是挥发分离分析。

2. 蒸馏法

蒸馏法分离在本质上与挥发法一样，有常压蒸馏、减压蒸馏和水蒸气蒸馏法。其优点是降低和避免沾污，在水样处理中常常应用，如在对水中氨氮、氰化物、氟化物、挥发酚的测量和分析中，可有效地将其与干扰成分分离。

（四）其他样品预处理方法

其他常用样品预处理方法如表 3-2 所示。

表 3-2　其他常用样品预处理方法

方　法	原　理	适 用 范 围
离心	分子量或密度不同	不同相态或分子量相差较大的物质
过滤	颗粒或分子大小差别	液-固分离
透析	渗透压不同	溶液渗透压不同的物质
分步吸附	吸附能力强弱	气体、液体及可溶的物质
冷冻干燥	蒸气压不同	在常压下易失去活性的各种物质
索氏提取	不同溶剂中溶解度差别	从固态或黏稠态物质中提取目的物
真空升华	蒸气压不同	从固态中分离挥发性物质

方　法	原　理	适 用 范 围
超声振荡	不同溶剂中溶解度差别	从固态中分离可溶性物质
衍生反应	使被测成分改变性质而提高灵敏度 或选择性	能与衍生化试剂起反应的物质

经典样品预处理方法的缺点:劳动强度大、处理周期长,样品易损失、重现性差(误差大),试剂消耗大、环境污染较大。

第三节　先进预处理技术

一、微波溶样技术

20 世纪 80 年代后期,开始应用微波消化法(microwave digestion method)并得到了快速的发展。其特点为:①快速,一般只要 3~4 min 可将样品彻底分解;②密闭,可避免损失和污染;③节能。

1. 微波溶样原理

微波能穿透绝缘材料,但遇到良导体则产生反射作用,介于上述两者之间的介电物质则吸收微波。微波能穿透聚四氟乙烯等容器直接作用于消化溶剂和样品。样品消化所用微波炉频率均为 2 450 MHz,高频电磁场一方面使水、酸、过氧化氢等溶剂以及样品中的极性分子快速转向和定向排列,产生剧烈的震动、摩擦和撞击作用,使试样与试剂的接触界面不断快速更新,加速了样品的分解;另一方面,样液中的各种离子在高频电磁场作用下产生快速变换方向的迁移运动,使离子与周围各种分子加剧碰撞而使体系升温,也有利于样品被撕裂、震碎和分解。这就是微波溶样高效快速的本质原因。

2. 微波溶样装置

(1) 微波炉。专用消化微波炉 MDS-81D、MDS-2 000(美国 CEM 公司),可程序控制(控制功率、时间等);家用微波炉稍加改装便可使用,缺点是抗腐蚀性能较差,但价格便宜。

(2) 消化容器。消化容器的材料必须为微波能穿透的材料,如玻璃、陶瓷、塑料等,以石英玻璃和聚四氟乙烯材质最好。敞开式容器的温度只能达到溶液的沸点,酸易腐蚀仪器设备,还可发生交叉污染、待测物的飞溅及挥发损失,因而逐渐被密闭容器所取代。在密闭容器中消化样品,待测物和溶剂不易挥发损失,试剂用量少,空白值低,可显著降低检出限。在消化样品时能增压升温,并有自动卸压装置。

(3) 防腐蚀安全装置。有耐酸涂料内衬、泄压通气口、安全罩等。

3. 微波溶样技术的应用

微波溶样技术能有效地处理食品和生物样品。在聚四氟乙烯杯中分解牛肝、菠菜、西红柿、树叶、松针、牡蛎组织,可快速而有效地用 ICP-AES 测定其中的若干种元素。将微波加热与传统加热方法相结合,在聚四氟乙烯容器中先用 HNO_3 在电热板上预消化牡蛎、牛肝、稻米、小麦、人尿等试样,然后再加 HNO_3 于每一份试样中,加盖密封,分两步用不同功率分解试样,均可取得良好的消化效果。小体积微波溶样技术也颇具特色,例如,在石墨炉原子吸收光谱仪自动进样器的试样杯中用微波分解海虾,测定其中的 Fe、Cu、Cd,操作简便、快速,结果准确可靠。

微波溶样技术虽大大提高了酸溶解试样的能力,但仍受到一些限制,如有些样品不得不用熔融法才能分解完全,一些进入溶液的组分有时因生成沉淀而使测定结果偏低。此外,聚四氟乙烯材料在酸分解过程中经受高温高压,会影响其使用寿命。这些不足均有待改进。

二、固相萃取法

1. 基本原理

固相萃取法(solid phase extraction,SPE)是基于液相色谱分离原理的一种快速有效的样品预处理技术,是将样品溶液通过预先填充了固定相填料的柱子,待测成分通过吸附、分配等形式被截留,然后用适当的溶剂洗脱,便达到分离、净化和富集的目的。根据分离机制不同,SPE 可分为吸附色谱法、分配色谱法、离子交换色谱法、分子排阻色谱法及巯基棉分离法等。

2. 萃取装置和操作

固相萃取装置的核心部分是 C8、C18、腈基、氨基或其他特殊吸附填料,装上填料后成为用以浓缩被测组分的萃取柱。柱材料为聚丙烯塑料、玻璃或不锈钢,柱两端有多孔滤片,填料直径约 40 μm,总质量为 0.1～1 g,这种短柱通常为一次性使用。为了加快样品流速,可将真空系统接在固相萃取装置上。

固相萃取操作:先用适量溶剂将萃取柱中的固定相湿润,再加入一定体积的样品溶液使其完全通过固定相,溶液中被萃取组分保留在固定相中,然后加入适当的洗脱液从固定相中除去共存组分,最后用洗脱液将保留在固定相中的被测组分洗脱下来,收集分析。

液相色谱所用的填料均可用于固相萃取,但固相萃取所需的填料颗粒直径粗一些,为 30～60 μm,常用的填料有硅胶、硅镁吸附剂、氧化铝、硅藻土、聚酰胺、树脂等。

3. 固相萃取法的应用

固相萃取法用于水样的预处理效果最好。它可使处理 1 L 水样所需的时间从数小时缩短至 10 min,消耗有机溶剂从数百毫升减少到几十毫升。

水中痕量农药的分离富集用 XAD-2、XAD-7 聚苯乙烯树脂作吸附剂,取 1～100 L 水样通过树脂,其中农药被吸附,用 25～30 mL 极性溶剂洗脱。如果共存杂质较多,可再过弗罗里土柱,然后以适当的溶剂洗脱,通常先洗脱农药,使脂肪、色素和蜡质等仍留在吸附柱上,从而使待测农药被分离与净化。

　　玉米中的黄曲霉毒素可用 Aflatest-10 亲和柱分离富集。将样品提取液通过亲和柱,则黄曲霉毒素被结合在装有抗体的亲和柱上,用水洗去杂质后,以甲醇定量溶出黄曲霉毒素,便可在荧光计上直接测定黄曲霉毒素的含量,所得结果与荧光分光光度法测得的结果一致,但省时、省力、操作简便。

　　尿中的汞、环境样品中的有机氯、有机磷、多氯联苯等污染物,可用固相萃取代替液-液萃取。

三、超临界流体萃取

　　超临界流体萃取(supercritical fluid extraction,SFE)是近年来发展快、应用广的一种样品处理技术,在卫生理化检验领域中是非常实用、有效的方法。

　　1. 基本原理

　　超临界流体是介于气、液之间的一类既非气态又非液态的物质,这种物态只能在温度和压力超过临界点时才能存在。同种物质的超临界物态和普通物态的物理性质差异较大,以 CO_2 为例(见表 3-3)。

表 3-3　不同物态时 CO_2 的物理性质

物　态	密度/(g/L)	黏度/(Pa·s)	扩散系数/(cm²/s)
气态	1×10^{-3}	$(0.9 \sim 3.5) \times 10^{-4}$	$(1 \sim 100) \times 10^{-2}$
临界态(Tc, Pc)	4.7×10^{-1}	3×10^{-4}	70×10^{-5}
超临界态(Tc, 6Pc)	10.0×10^{-1}	1×10^{-3}	20×10^{-5}
液态	10.0×10^{-1}	$(3 \sim 24) \times 10^{-3}$	$(0.5 \sim 2) \times 10^{-5}$

　　超临界流体密度较大,与液体相近,故用作溶剂时分子相互作用力很强,并与多数液态溶剂一样,很容易溶解其他物质;超临界流体的黏度较小,与气态接近,所以传质速度很快;此外,超临界流体的表面张力小,很容易渗透固体颗粒并保持较快的流速。

　　超临界流体萃取与普通液-液萃取或液-固萃取相似,也是在两相之间进行的一种萃取方法。不同之处在于,后者萃取剂为液体,前者萃取剂为超临界流体。超临界流体特殊的物理性质决定其作为萃取剂具有高效、快速、相对经济等优点。

　　2. 超临界流体萃取装置和操作

　　SFE 萃取装置由超临界流体发生源、萃取管及其附件、减压分离装置等三部分组成。减压后液体挥发逸出,被萃取物由吸收管多孔填料吸附,用适当的淋洗液洗脱收集。

　　SFE 萃取的操作有动态萃取、静态萃取和循环萃取三种方式。

　　3. 超临界流体萃取的应用

　　超临界流体萃取特别适合于处理烃类、非极性脂类化合物,如各种香料、中药成分、咖啡因等,如表 3-4 所示。

表 3-4 SFE 在样品处理中的应用

被萃取组分	样品	超临界流体	萃取时间/min
多氯联苯	土壤、飞灰、生物	CO_2、N_2O、$CO_2/MeOH$	1～60
多环芳烃	降尘、飘尘		
农药	土壤、底质、生物	CO_2、$CO_2/MeOH$、MeOH	30～120
二噁英	底质、飞灰	CO_2、$CO_2/MeOH$、N_2O	20～120
有机胺	土壤	CO_2、N_2O	20～120
酯类	水、土壤	CO_2、$CO_2/MeOH$、CO_2/C_2H_6	20～120

超临界流体萃取与分析仪器联用，如 SFE-GC、SFE-HPLC、SFE-GC-MS，检测城市灰尘中的多环芳烃、多氯联苯、残留的微量农药，十分有效。

第四章 分析工作的质量保证

检测数据在卫生政策和法规的制订及执行过程中起着极为重要的作用。检测工作贯穿于整个卫生监测过程之中,检测数据的质量也必然受到各种因素的影响和制约。检测质量的保证应该是科学管理水平和检测技能的综合体现。检测数据的失真,可使评价结果失误,造成科学管理过程中的失控,最终将导致整个监测工作的失败。因此,保证检测数据的质量是检测机构业务建设的重要内容和措施。

检测数据的质量包括以下几方面。①代表性:如果样品不具代表性,检验的结果愈明确,造成的危害将愈大。②可靠性:数据的可靠性取决于分析技术,它由数据的精密程度和准确程度组成。③可比性:是指在不同时间和不同实验室的检测结果间的符合程度,它是通过采用统一的国家或国际测量标准来实现。

分析数据的代表性、可靠性和可比性体现了检测机构和检测实验室的全面质量管理水平和检测技能水平。

第一节 质量保证和质量控制

质量保证(quality assurance,QA)是指为使人们确信某一产品、过程或服务质量能满足规定的质量要求所必需的有计划、有系统的全部活动。

为使人们确信产品、过程或服务具有能满足规定质量要求的能力,就需要提供具备这一能力的确实证据。因此,质量保证有一个重要特征,即相关性,由一方向另一方提供质量保证。由于两方具体对象不同,质量保证可分为内部质量保证和外部质量保证。为使管理者信任而开展的活动,称为内部质量保证;为使其满足社会需要而开展的活动,称为外部质量保证。

在卫生理化检验领域中,质量保证是指为保证检测数据的精密性、准确性、有代表性和完备性而采取的活动的总和。质量保证既是技术措施又是行政手段,它应贯穿于检验工作的全过程。它主要由下述三个环节组成。

(1) 预防:包括正确设置测量系统所开展的各种活动。

(2) 评价:包括经常评定与校正人、机(监测仪器)系统的工作。

(3) 校正:包括为改进与稳定监测系统的能力与性能而作的各种变动。

在预防环节中,组织、管理机构和研究部门的质量保证活动包括:①建立质量保证的规范与标准;②提供质量保证所需用的材料、指导与技术支持;③提出评价监测系统的性能与监测数据的质量所需用的工作程序。

评价环节的目的是对现场实验室提供的数据质量进行外部核正,这包括实地考察与对所用方法、仪器及操作者作出评价。

通过评价发现测量系统中人员和仪器存在的问题,予以校正。这包括对仪器和分析试剂的校准、对分析人员的培训、改进实验室管理制度等。

第二节　实验室质量保证的内容

分析质量保证的目的是获得高度可信的分析结果,它包括从样品的采集、保存、运输、分析测试直至报告书的编制和审核、归档等全部过程,分析实验室质量保证的主要内容包括以下几方面。

(1)健全的组织机构,明确的岗位职责,对检测工作计划的制订,条件保证、运行实施。

(2)对样品的质量保证。

(3)标准分析方法的执行,详细的方法注解或实施细则的编制、使用非标准分析方法的验证、鉴定与审批。对分析方法的误差预测与控制,以保证分析结果的质量。

(4)检测人员的培训和考核。由于卫生检验的样品的复杂性和多样性,检测的指标涉及多种技术,检验人员的技术熟练程度和知识面都会影响分析结果的准确性。为此,对检测人员的检测知识、技能、特种仪器设备的操作能力进行定期的培训、考核,并执行持证上岗的制度。

(5)检测仪器设备的计量检定与维护。对分析仪器以及与检测数据直接有关的设备,必须建立定期的检定和经常的维护制度,并有详细的运行记录,确保仪器、设备在分析过程中以正常状态运行。

(6)基准物质与标准溶液的管理。基准物质和标准溶液是保证分析结果能通过连续的比较链溯源到国家计量标准的依据,基准物质的使用与管理应视同于分析天平的砝码。标准溶液的配制应严格按照国家标准(GB601—2002,GB602—2002)进行标化和复核,并有编号和记录。

(7)分析过程中的质量控制。实验室分析质量控制的主要内容是通过对分析的精密度的预测与控制,误差的估计与校正,方法检测限以及结果总不确定度的确定,以此保证分析结果的可靠性和可比性。

(8)检测报告书的质量控制与管理。检测报告书是检测机构的产品,报告书的质量由其外观形式和数据结论两方面组成,它是检测机构全面科学管理和技能水平的反映。因此,对原始记录的规范,合理的数据修约与统计,法定计量单位的正确使用,严格的报告书编制、审核,签发、归档以及对报告的申诉,质疑的规定,都是检测机构质量体系有效运行的体现。

第三节　分析工作质量控制

一、分析工作的质量控制

质量控制(quality control，QC)是指为保持某一产品、过程或服务质量满足规定的质量要求所采取的作业技术和活动。分析工作的质量控制(AQC)是分析数据的可靠性、可比性和完整性，其核心是对分析方法可靠性和分析工作精密度、准确度的控制。

（一）分析方法可靠性的控制

方法可靠性的控制主要包括空白实验和检测下限的确定。

1. 空白实验

空白实验是指除用蒸馏水代替样品外，其他所加试剂和操作步骤均与样品测定完全相同的操作过程。空白实验的响应值称为空白实验值，简称空白值。

一般分析结果等于样品测定值扣除空白值。在卫生样品分析中，由于污染物测定值很小，常与空白值处于同一数量级，所以空白值的大小及其变异性将严重影响分析结果的精密度以及分析方法的最低检出限。

影响空白值大小及变异性的因素有：①试剂中的杂质；②实验用水中的杂质；③有色试剂的底色；④玻璃器皿的沾污；⑤测定仪器的噪声或分析方法的精密度；⑥实验环境的污染；⑦操作人员的水平等。对这些因素进行严格控制，并进行严密的监测，就可将空白值保持在分析方法规定的水平。测定或监测空白值的方法：每天测定二个平行样，连测五天，将此十次测定结果求出均值和标准偏差。

2. 检测下限的确定

检测下限(detecting limit)是指对某一特定的分析方法，在给定的可靠程度内能从样品中检出待测物质的最小浓度或最小量。所谓"检出"是指定性检测，即断定样品中确定存在有浓度高于空白的待测物质。

计算公式如下。

设重复测定次数为 $m(<20)$，平行测定次数为 n，空白平行测定的标准差为 s_{wb}，则检测下限的计算公式为

$$L = 2\sqrt{t_f s_{wb}}$$

式中：t_f 是显著性水平为 5%（单侧）、自由度为 f 的 t 值，自由度 $f = m(n-1)$。

结果判断：

①如 L 值等于或略小于分析标准所规定的检测下限值，则采用方法的规定值；

②如 L 值显著偏低并被多次测定证实其稳定性很好，也可改用此实测值，但必须在报告中加以说明；

③如 L 值大于标准分析方法的规定值,则表明空白值不合格,应找出原因并加以改正,直至 L 小于或等于规定值。

(二) 精密度、准确度的控制

精密度(precision)是指对同一均匀试样的多次平行测量值之间的彼此符合程度,是测量结果中随机误差大小的程度。精密度通常是对一组样本的测量值经统计计算,用极差、平均偏差和相对平均偏差、标准偏差和相对标准偏差表示。

准确度(accuracy)是指测定值与真值之间一致的程度。测定值与真值越接近,误差就越小,测定结果就越准确。分析方法或测量系统的准确度是反映该方法或测量系统存在的系统误差和随机误差的综合指标。一般常用对标准物质的测定、与标准方法对照和加标回收率的测定结果来评价分析方法或分析结果的准确度。

分析结果的精密度和准确度与样品的均匀性、被测量值的大小、所用仪器及试剂、实验者、实验室环境条件等因素有关。在常规分析工作中,应用质量控制图的方法对分析质量进行经常的检查与评价,控制分析结果的精密度和准确度,以保证分析结果的误差控制在允许的范围内。

二、质量控制图

分析工作者在常规监测中,必须对分析质量进行经常的检查与评价,以保证分析结果的误差控制在允许的范围内。应用质量控制图是控制分析质量的有效方法之一。

偶然误差的概率是一个正态分布曲线,其标准偏差为 σ,| $\pm 2\sigma$ | 和 | $\pm 3\sigma$ | 区间对应的置信水平分别是 95.5% 和 99.7%,这是质量控制图的理论基础。

质量控制图的基本理论由 Shewhart 建立,并于 30 年代初发表了专著。控制图的基本假设是认为每个分析方法过程都存在着随机误差和系统误差。收集某一指标的标准样多次分析数据,以实验结果为纵坐标,实验次序为横坐标,均值为中心线。以均值的标准差定出警告限(WL)和控制限(CL),其基本形式如图 4-1 所示。分析结果如果落在警告限或控制限之内,说明分析工作在控制之中,否则就是失去控制。使用控制图时,偶尔有一个测定结果越出警告限(如在 20 次内仅有 1 次),仍可认为测定误差是正常的。频繁地越出警告限,说明分析系统的随机误差变大,有时分析结果虽未越出警告限,但结果连续分布在均值的一侧,由于正常情况误差应随机分布在均值的两侧,这说明分析中存着系统因素的影响。

控制图的绘制和使用,需要一个相应的标准溶液或标准样品,它的浓度和稳定性都应经过证实。

1. 精密度控制图

精密度是指在相同条件下多次测定结果的分散性。若精密度十分差,说明所测结果不可靠。保证测定数据的精密度才能使测定的结果控制在允许的范围内。精密

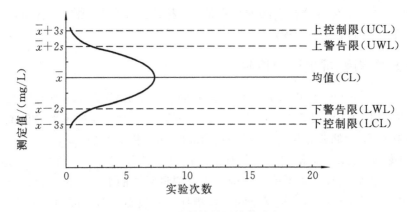

图 4-1　质量控制图基本形式

度控制图有平均值控制图、均数-极差控制图、多样控制图等。以水分析平均值控制图为例。

（1）对质量控制水样的要求如下：①组成应与分析样品相似，通常是模仿样品的基本组成，以纯化学试剂加入纯水中配制而成；②有良好的均匀性和稳定性，质量控制水样一般要调整 pH 值，加保存剂，灭菌，封存，稳定时间一般要求半年以上；③质量控制水样中待测成分的浓度应尽量与分析样品相近，当分析样品的浓度波动不大时，可配制一个中等浓度的控制样品，如果分析样品中浓度变化范围很宽，则可配制高浓度和低浓度两种或两种以上的控制样品。

（2）使用质量控制水样的要求如下：①分析方法应与分析样品的相同；②与分析样品同步（同时）分析；③绘制控制图，至少需积累控制水样 20 次重复实验数据，但不应同时一次完成，应在短期内间断进行（如每天分析 1～2 次）。

平均值控制图是一种最简单的控制图，它根据质量控制水样 20 次以上单次测定值算出均值 $\bar{x}$ 和标准差 s，然后作图。在测量样品时，同时测定一个质量控制水样，将此单次测定值画在控制图上，以判断分析过程的稳定性，如图 4-2 所示。

$$\bar{x} = \frac{\sum x_i}{n}$$

$$s = \sqrt{\frac{(x_i - \bar{x})^2}{n-1}} \quad (n \geqslant 20)$$

2. 准确度控制图

准确度表示分析结果与真值的接近程度，它反映分析方法存在系统误差和随机误差两项综合指标。分析结果的准确度和精密度是有区别的，准确度高首先要求精密度好，但精密度好不一定准确度高。

在分析样品中加入被测的标准物质（或标准溶液），测定其加标回收率 P，这是实验室常用而又方便的确定准确度的方法。

加标回收率按下式计算

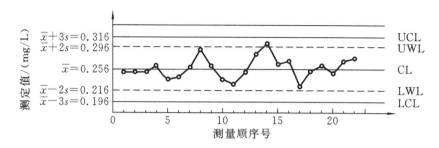

图 4-2　水样精密度控制图

$$回收率(P) = \frac{加标试样测定值 - 试样测定值}{加标量} \times 100\%$$

由于加标回收率在相同的分析方法和相同的分析操作中,直接受加标量大小的影响,因此对加标量有如下规定:①一般情况下,加标量应尽量与样品中待测物质的含量相等或相近;②在任何情况下,加标量不得大于样品中待测物质含量的三倍,加标后的测定值不得超出方法的检出上限;③准确度控制图是直接以分析样品中的加标回收率测定值绘制而成,为此在完成至少 20 份样品和加标样品的测定后,先计算出各次加标回收率,再计算出全体的平均加标回收率 $\overline{P}$ 和加标回收率的标准差 s_P。

$$\overline{P} = \frac{\sum P_i}{n}$$

$$s_P = \sqrt{\frac{\sum (P_i - \overline{P})^2}{n-1}} \quad (n \geqslant 20)$$

然后计算控制图中的控制限、警告限等统计量,在坐标纸上绘制控制图,使用方法与一般控制图相同,如图 4-3 所示。

三、标准物质

在卫生检验中的分析方法大部分为化学分析方法,通常的检验由取样(称量或吸量)、样品处理和测定(包括校准曲线的绘制和样品测定)组成。其中的称量、定容涉及定值的准确性;样品浓缩、消化、分离、萃取、掩蔽等操作,涉及反应是否完全和被测物形态有否改变。除了重量法、容量法和库仑法外,大部分仪器分析都采用相对比较法测量,在建立校准曲线时可能会引进误差,同时还必须注意由于标准溶液与样品溶液基体不同引起的分析误差,即基体效应。这些因素的改变都可能引起化学测试中被测物质量值溯源链的破坏。

用具有良好溯源性的已知量值的标准物质,可起到传递标准的作用。把基体类同的合成样品与测试样品同时操作,当标准物质分析结果与其说明书规定的允许误差相一致时,可以认为分析结果可信,从而建立分析结果的溯源性。

1. 标准物质的定义

根据 1992 年《国际标准化组织指南 30》(ISO/GUIDE 30 1992),标准物质

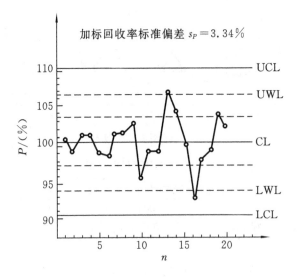

图 4-3　准确度控制图

(reference material, RM)是指具有一种或多种足够均匀并已经确定其特性的物料或物质,用于校准仪器、评价测量方法或确定物料的量值。

2. 标准物质的特性

卫生理化检验的标准物质具有以下几个特性。

(1) 标准物质是直接用卫生样品或模拟卫生样品制得的一种混合物。理想的标准水样是直接从各种环境水体(如饮用水、清洁河水、湖水、海水、生活废水、城市污水等)中采收,对其中的各种组分进行定量,确定保存条件,制成标准水样。但环境水样的组成十分复杂,其中各种组分又很不稳定,而且要用现有的测定技术对环境水体中的所有组分进行准确定量尚有一定困难。现在一般用人工合成方法,模拟与被分析环境水体相似的组成和浓度,由纯试剂和纯水制备而成。

(2) 具有良好的均匀性。这是标准物质传递准确度的必要条件,制备的标准物质要做均匀度实验,即从一批标准物质中随机抽样进行测定,然后将分析结果进行方差分析,以确定样品之间是否存在显著性差异。

(3) 具有良好的稳定性。标准物质稳定期一般要求在半年以上。为了保证标准物质的稳定性,需要根据标准物质的具体特性,选择合适的保存条件(如溶液的 pH 值、保存剂、灭菌、避光、温度、容器等)。制备的环境标准物质要进行稳定性实验,每隔一定时间(如一周、半月、或一个月等)进行一次,并用控制图进行控制,以确定稳定的最后期限。

水样的稳定性常常是不够理想的,特别是稀溶液,因此标准水样常须配制成 10^{-3} g/L浓度的储备液,临用前再按规定方法稀释。

(4) 有准确可靠的量值。在实际工作中,一般用两种以上不同原理的、准确可靠的方法定值,或多个实验室分别使用准确可靠的方法定值。标准物质的特性量值又叫保证值,它十分接近于标准物质的"真值",通常表示为 $A \pm U$。其中 A 为保证值(或称确定值),U 为不确定度。如美国的标准水样 RSu1643,其中微量汞的保证值为 (1.1 ± 0.06) g/mL。

3. 标准物质的等级

一级标准物质即认证标准物质(certified reference material,CRM),是具有证书的标准物质,其一种或多种特性量值有能溯源于准确体现所表示的特性量值的单位的程序保证,而且每一个标准值都附有给定置信水平的不确定度。

二级标准物质(secondary reference material,RMs)又称为工作标准物质(working reference material)。

我国的标准物质分为两级。一级标准物质是指与基准物质的量值比较定值或用两种以上不同原理的标准方法或其他准确可靠方法定值,具有均匀性、稳定性的特点,定值结果有高的准确度水平,经过国家计量权威机构审核定级,认可发证,它等同于国际上的 CRM。这种物质用于定值准度高的测试,评价标准分析方法,作为仲裁依据和对二级标准的定值,是量值传递的依据。二级标准物质是指与一级标准物质相比对定值,或用其他可靠方法定值的标准物质,其量值的均匀性、稳定性和准确度水平应能满足日常分析检测工作的要求。

4. 标准物质的应用

(1)新的分析方法和新仪器的评价和检验。如评价新的分析测定方法的准确度和精密度,检验或校正标定分析测量的仪器。

(2)作为已知样分发,用于实验室内质量控制。标准物质可作为质量控制样品绘制质量控制图,评价控制常规监测分析数据的精密度和准确度。

(3)作为未知样分发,进行实验室间质量控制。将标准物质作为未知的样品分发给被考核的实验室分析人员,如果几次测量结果的平均值与标准物质的保证值之间的差异在 $\pm 0.05\%$ 内,概率水平无显著性差异,可以认为该实验室分析数据可靠,不存在系统误差。

第五章　分析方法和分析仪器概述

第一节　光 谱 分 析

光谱分析(spectrum analysis)是研究电磁辐射和物质相互作用,即化学组分内部量子化的特定能级间的跃迁与组分含量的关系的一类分析方法,测量由其产生的发射、吸收或散射在一个或多个波长处的电磁辐射强度的方法称为光谱法(spectrometry)。

光谱分析主要包括原子光谱分析和分子光谱分析两部分。

(1) 原子光谱分析法是利用原子所发射的辐射或辐射与原子的相互作用而对元素进行测定的光谱化学分析法。

(2) 分子光谱分析法是利用物质分子的内部能级(电子能级、振动能级和转动能级)与电磁波作用产生的吸收、发射来对该物质进行测定的光谱化学分析法。

一、原子光谱分析法

原子光谱分析法是由原子外层或内层电子能级的变化产生的,它的表现形式为线光谱。属于这类分析方法的有原子发射光谱法(AES),原子吸收光谱法(AAS),原子荧光光谱法(AFS),以及 X 射线荧光光谱法(XFS)等。

(一) 发射光谱法

物质通过电致激发、热致激发或光致激发等激发过程获得能量,变为激发态原子或分子 M^*,当从激发态过渡到低能态或基态时产生发射光谱。

$$M^* \longrightarrow M + h\nu$$

通过测量物质的发射光谱的波长和强度进行定性和定量分析的方法叫做发射光谱分析法。根据发射光谱所在的光谱区和激发方法不同,发射光谱法分为以下几种。

1. 原子发射光谱分析法

用火焰、电弧、等离子炬等作为激发源,使气态原子或离子的外层电子受激发发射特征光学光谱,利用这种光谱进行分析的方法叫做原子发射光谱分析法。波长范围在 $190 \sim 900$ nm。

2. 原子荧光分析法

气态自由原子吸收特定波长的辐射后,原子的外层电子从基态或低能态跃迁到较高能态,经约 10^{-8} s,又跃迁至基态或低能态,同时发射出与原激发波长相同(共振荧光)或不同的辐射(非共振荧光、直跃线荧光、阶跃线荧光、阶跃激发荧光、敏化荧光等),称为原子荧光。波长在紫外光区和可见光区,在与激发光源成一定角度(通常为90°)的方向测量荧光的强度,可以进行定量分析。

3. X射线荧光分析法

原子受高能辐射激发,其内层电子能级跃迁,即发射出特征X射线,称为X射线荧光。用X射线管发生的一次X射线来激发X射线荧光是最常用的方法。测量X射线的能量(或波长)可以进行定性分析,测量其强度可以进行定量分析。

4. γ射线光谱法

天然或人工放射性物质的原子核在衰变的过程中发射α粒子和β粒子后,使自身的核激发,然后核通过发射γ射线回到基态。测量这种特征γ射线的能量(或波长),可以进行定性分析;测量γ射线的强度(检测器每分钟的记数),可以进行定量分析。

(二)吸收光谱法

当物质所吸收的电磁辐射能与该物质的原子核、原子或分子的两个能级间跃迁所需的能量满足 $\Delta E = h\nu$ 的关系时,将产生吸收光谱。

$$M + h\nu \longrightarrow M^*$$

原子吸收光谱法是利用待测元素气态原子对共振线的吸收进行定量测定。

二、分子光谱分析法

1. 紫外-可见分光光度法

紫外-可见分光光度法是利用溶液中的分子或基团在紫外光区和可见光区产生分子外层电子能级跃迁所形成的吸收光谱,对物质进行定性和定量测定的光谱分析法。

2. 红外光谱法

红外光谱法是指利用分子在红外区的振动-转动吸收光谱来测定物质的成分和结构的光谱分析法。

3. Raman散射

频率为 ν_0 的单色光照射透明物质,物质分子会发生散射现象,如果这种散射是由光子与物质分子发生能量交换引起,即不仅光子的运动方向发生变化,它的能量也发生变化,则称为Raman散射。这种散射光的频率(ν_m)与入射光的频率不同,称为Raman位移。Raman位移的大小与分子的振动和转动的能级有关,利用Raman位移研究物质结构的方法称为Raman光谱法。

4. 分子荧光分析法

某些物质被紫外光照射后,物质分子吸收辐射而成为激发态分子,然后在回到基态的过程中发射出比入射波长更长的荧光,测量荧光的强度进行分析的方法称为分子荧光分析法,其波长在光学光谱区。

5. 核磁共振波谱法

核磁共振波谱法是指利用核磁共振光谱进行结构测定,定性和定量的光谱分析法。在强磁场作用下,核自旋磁矩与外磁场相互作用,分裂为能量不同的核磁能级,核磁能级之间的跃迁吸收或发射射频区的电磁波。利用吸收光谱可进行有机化合物结构鉴定,以及进行分子的动态效应、氢键的形成、互变异构反应等的化学研究。

第二节　电化学分析

电化学分析是通过测量组成的电化学电池中待测物溶液所产生的一些电特性而进行的分析。按测量参数分为电位法、电重量法、库仑法、伏安法、电导法等。

电分析方法特点如下所述。

(1)分析检测限低。

(2)元素形态分析:如 Ce(Ⅲ)及 Ce(Ⅳ)分析。

(3)产生电信号,可直接测定,仪器简单、便宜。

(4)多数情况可以得到化合物的活度而不只是浓度,如在生理学研究中,Ca^{2+} 或 K^+ 的活度大小比其浓度大小更有意义。

(5)可得到许多有用的信息:如界面电荷转移的化学计量学和速率;传质速率;吸附或化学吸附特性;化学反应的速率常数和平衡常数测定等。

一、电位分析法

1. 基本原理

电位分析法是通过测量电极电位(实际测量的是电池的电动势)、根据 Nernst 方程来确定电极活性物质活度(或浓度)的一类分析方法。

电极电位和电极活性物质的活度(或浓度)之间存在着一个简单的关系,可用 Nernst 方程式来表示。

在常温下,Nernst 方程为

$$E = E^{\ominus} \pm \frac{RT}{n_i F} \times \ln a_i$$

上述方程式称为电极反应的 Nernst 方程。

单个电极的电位无法测量,故需将它与参比电极组成化学电池,在零电流条件下,测定电池的电动势。电池的电动势为两支电极的电位差与液接电位的和。

$$E_{电池} = E_{指示} - E_{参比} + E_{液接}$$

因为参比电极的电极电位在测量条件下是保持不变的,不受试液组成变化的影响,并且在参比电极与被测溶液之间存在的液接电位,可用盐桥将其减小到可忽略的程度使其保持恒定,所以 $E^{\ominus}$、$E_{参比}$ 和 $E_{液接}$ 可合并为一个常数,用 E' 表示。可见,电池电动势的值反映了溶液中待测离子活度的大小,只要测得电池的电动势,便可求得待测物质的活度或浓度。

$$E = E^{\ominus} \pm \frac{2.303RT}{n_i F} \times \lg[a_i + K_{ij}^{Pot}(a_i^{n_i/n_j})]$$

式中：a_i 和 a_j 分别为待测离子和干扰离子的活度；n_i 和 n_j 为它们的电荷；K_{ij}^{Pot} 称为离子 j 对离子 i 的电位选择性系数，或简称选择性系数（selectivity coefficients）。K_{ij}^{Pot} 越小，表示电极对待测离子的选择性越高。

2. 指示电极（离子选择电极）

指示电极主要包括以下几种。

（1）晶体膜电极：①均相膜电极如氟离子选择电极；②非均相膜（混晶）电极，如 Ag_2S 与 AgX（X 为 Cl、Br、I）混合压片，制成对氯、碘、氰、硫、银、铜、铅离子响应的电极，检测范围在 $10^{-8} \sim 10^{-4}$ mol/L，有较高的灵敏度和选择性。

（2）非晶体膜电极：①玻璃电极，如 H^+、Li^+、Na^+、K^+、Rb^+、Cs^+、Ag^+、NH_4^+ 电极等；②PVC 膜电极，将电活性物质分散在聚氯乙烯（PVC）中制成，有 NO_3^-、CrO_4^-、ClO_4^-、SCN^-、CrO_4^{2-}、BF_4^-、IO_4^- 等，检测限达 $10^{-7} \sim 10^{-5}$ mol/L。

（3）气敏电极（gas sensing electrode）：由透气膜、内充溶液、指示电极、参比电极四部分组成，主要有 CO_2、SO_2、NO_2、H_2S、HF、HCN、HAc、二乙胺和卤素电极等。

（4）生物选择性膜电极（bioselective membrane electrode）：是指将生物体内某些具有选择性识别功能的物质（酶、抗原、抗体等）固定在膜中，用来测定生物体内某些特定成分的一类电极，可分为酶电极、微生物电极和免疫电极。

3. 分析方法

1）直接电位法

（1）标准曲线法。在离子选择性电极的线性范围内，用标准溶液的 E 值对 $\lg a_i$ 或 $\lg c_i$ 作图，由试液的 E 值测求相应离子的活度或浓度。该法适用于大批样品的分析。

（2）仪器直读法。测定溶液 pH 值时，调节酸度计的温度补偿至溶液的温度值后，将电极浸入一浓度接近于未知液的 pH 标准溶液中，调节"定位"电位器使仪器显示的 pH 值与标准溶液一致。再换上待测溶液，可从酸度计上直接读出试液的 pH 值。

（3）标准加入法和二次标准加入法。当待测溶液成分比较复杂，离子强度比较大，与标准溶液有较大差别时采用此法。

（4）格氏（Gran）作图法。对低浓度离子的测定，采用格氏作图法计算有较高的准确度。

2）电位滴定法

电位滴定法是一种用电位法确定终点的滴定分析法，是根据电极电位的突跃来确定计量点的到达。用于滴定生物碱等药物、表面活性剂以及一些难用一般方法测定的无机离子等。

二、极谱分析

伏安分析法（voltammetry）是以测定电解过程中所得到的电流-电压曲线为基础

的电化学分析方法。其中，用滴汞电极为工作电极的伏安分析法称为极谱分析法（polarography）。

（一）基本原理

若在一含有可还原物质，如在含 Cd^{2+} 的溶液中浸入两个大的铂片电极，在充分搅拌下进行电解（见图 5-1），当外加电压从零开始增加，起初没有明显的电流通过，直到使铂电极两端达到足够大的电压（亦即达到 Cd^{2+} 的分解电压）后，就有电极反应发生，通过溶液的电流随之增加。

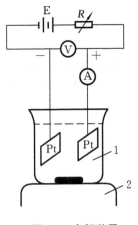

图 5-1　电解装置

1—溶液；2—电磁搅拌器

在阴极上发生还原反应

$$Cd^{2+} + 2e^- \longrightarrow Cd$$

阳极上则发生氧化反应

$$2OH^- - 2e^- \longrightarrow H_2O + \frac{1}{2}O_2$$

此时，电流与电压间的关系，在理论上应该是一条直线，此直线的斜率可用欧姆定律求出

$$U_{外} - U_d = iR$$

式中：$U_{外}$ 为外加电压；U_d 为金属离子的分解电压；R 为电解线路的总电阻；i 为通过的电流。

但是，仅当电解时电流密度不大，而且溶液得到充分搅拌使电极表面的金属离子与溶液本体的浓度相差很小时，上述关系才能成立；若电流密度较大，电极表面周围的金属离子（在本例中是 Cd^{2+}）浓度由于电解反应而迅速降低，加上搅拌又不充分，溶液本体中的金属离子来不及扩散到电极表面来进行补充，使电极表面的金属离子浓度比溶液本体的浓度为小。根据 Nernst 方程式

$$E = E^{(-)} + \frac{RT}{nF} \ln c_M$$

由于金属离子浓度 c_M 的降低，电极电位将偏离其原来的平衡电位而发生所谓极化现象。由上式可见对于阴极，其电位将向负的方向移动。这种由于电解时电极表面浓度的差异而引起的极化现象称为浓差极化。由于浓差极化的发生，必须增加外加电压才能在溶液中通过同样的电流，浓差极化越严重，其偏离也越严重。

如果电解池中的阴极以微铂电极代替原来具有较大面积的铂片电极，并且在电解时不搅拌溶液，则由于电极的表面很小，电流密度就较大，溶液又是静止的（不搅拌），电解时电极很快发生浓差极化，在微电极表面的金属离子（Cd^{2+}）浓度随着外加电压的增加而迅速降低，直至实际上变为零。此时电流不再随外加电压的增加而增加，而受 Cd^{2+} 从溶液本体扩散到达电极表面的速度所控制，并达到一个极限值，称之为极限电流（limiting current）。Cd^{2+} 的扩散速度与溶液本体 Cd^{2+} 浓度有关，因此根

据极限电流可以测定溶液中金属离子的浓度,这就是极谱分析的依据。

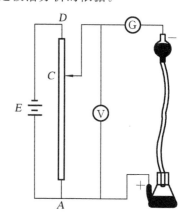

在实际应用中,很少使用静止微铂电极。因为它的表面不能经常保持新鲜的状态,每次电解后可能有析出的金属残留其上或吸附了生成的气体,改变了电极表面的性质,因而每次分析不能保证好的重现性。而且每次分析要事先进行电极处理,比较麻烦,且往往得不到满意的结果。另一方面在测量固体电极每一电位所对应的扩散电流时,其电流值不是恒定的,而是随着测量时间的增加而下降,这是由于在电极表面反应物质生成的扩散层厚度随电解时间而增加,浓差梯度减小导致扩散速度减小所致。所以每记录一个电流数值,应在同一的测量时间下进行比较才有意义。

图 5-2　极谱分析的简单装置

此外,当改变电位以进行新的测量时需要搅动溶液以破坏原来电极表面的扩散层,否则前一电位所产生的扩散层会影响后一电位的扩散电流数值,这样在实际工作中就很难应用简单的仪器连续记录极谱图。在极谱分析中使用滴汞电极可以解决上述困难。滴汞电极的上端为一储汞瓶,瓶中的汞通过橡皮管进入玻璃毛细管(内径约为0.05 mm),然后由毛细管滴入电解池的溶液中。汞滴不断下滴,电极表面始终是新鲜的,汞滴下滴时基本上带走了汞滴表面的扩散层。极谱分析的简单装置如图 5-2所示,图中 AD 为一滑线电阻,加在电解池两极上的电压可借移动接触点 C 来调节,AC 间的电压由伏特计 V 读出,G 为检流计,可测量在电解过程中通过的电流。

进行分析时,将试液如 $CdCl_2$ 溶液,其浓度约为 5×10^{-4} mol/L(极谱分析所测定的离子浓度一般都很小),加入电解池中。在试液中加入大量 KCl,使其浓度为0.1 mol/L,此 KCl 称为支持电解质。通入氮气或氢气以除去溶解于溶液中的氧(溶液中溶解的少量氧可在滴汞电极上还原而发生干扰,因此在很多情况下需要将氧除去),然后调节储汞瓶的高度,使汞滴以每 10 s 2~3 滴的速度滴下,移动接触点 C,使两电极上的外加电压自零逐渐增加。在未达到 Cd^{2+} 的分解电压前,溶液中只有微小的电流通过(称为残余电流)。当外加电压增加到 Cd^{2+} 的分解电压时(在 $-0.6 \sim -0.5$ V 之间),Cd^{2+} 开始电解,此时在滴汞电极上 Cd^{2+} 还原为镉汞齐

$$Cd^{2+} + 2e^- + Hg \longrightarrow Cd(Hg)$$

电解池的阳极为具有大面积的汞池电极或甘汞电极,此时汞氧化为 Hg_2^{2+} 并与溶液中的 Cl^- 离子生成 Hg_2Cl_2

$$2Hg - 2e^- + 2Cl^- \longrightarrow Hg_2Cl_2$$

此时外加电压稍稍增加,电流就迅速增加,但当外加电压增加到一定数值时,由于发生浓差极化而使电流达到极限值,即极限电流,极限电流由残余电流与扩散电流组成。如前所述,极限电流是靠由溶液本体扩散到电极表面的金属离子所传递的,因

此,称它为扩散电流,这时所得的曲线称为电流-外加电压曲线(i-U 曲线)。因为在极谱分析中,主要观察极化电极(发生浓差极化的电极)在改变电位时相应的电流变化情况,因此电流-滴汞电极电位曲线(i-E_{de}曲线)更为重要。若以饱和甘汞电极为阳极(其电位为 E_{SCE}),滴汞电极为阴极(其电位为 E_{de}),则它们与外加电压 U 的关系为

$$U = E_{SCE} - E_{de} = iR$$

在极谱电解过程中,电流一般很小(μA 数量级),电解线路的总电阻值也不会太大,iR 值可以忽略,则

$$U = E_{SCE} - E_{de}$$

又由于使用了具有大面积的汞池电极或甘汞电极作阳极,电解过程阳极产生的浓差极化很小,因此阳极的电极电位实际上保持不变,这样

$$U = -E_{de}$$

可见一般情况下,滴汞电极的电位完全受外加电压所控制,因此,i-E_{de}曲线与 i-U曲线接近重合。此 i-E_{de}曲线称为极谱波,为了更好地消除 iR 降的影响,目前许多极谱仪已采用三电极体系。因为在滴汞电极中汞滴是周期性落下的,故扩散电流呈周期性的重复变化。图 5-3 表示的是滴汞电极的电流-时间曲线,实际上,由于采用周期比较长的检流计记录这种电流,此时检流计的光点的实际振荡是很小的,因此所得极谱曲线(称为极谱波)呈锯齿状(见图 5-3)。波的高度(扩散电流 i_d)与溶液中 Cd^{2+} 的浓度有关,因而可作为定量分析的基础。电流等于扩散电流一半时的滴汞电极的电位则称为半波电位 $E_{1/2}$(half-wave potential),不同物质在一定条件下具有不同的 $E_{1/2}$,可作极谱定性分析的依据。

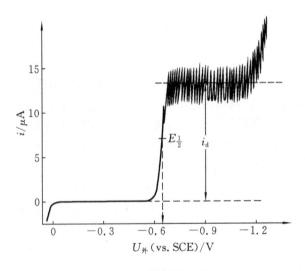

图 5-3　Cd²⁺ 的极谱波

（二）极谱仪

1. 单扫描极谱

单扫描极谱为快扫描极谱，是在一滴汞生长的后期，将一锯齿形脉冲电压加在滴汞电极与甘汞电极之间电解待测物质，在一滴汞上获得一个完整的极谱波，电压扫描速度很快，一般为 0.2 V/s。由于电压扫描速度特别快，用一般的检流计无法记录下极谱波，过去因采用示波器观察极谱曲线而称为示波极谱，现在常采用计算机来处理极谱曲线。

单扫描极谱的特点是分析速度快（数秒钟）、灵敏度高，最低检测浓度可达 10^{-7} mol/L。这是因为扫描电压变化的速度很快，当达到被测物质的分解电压时，被测物质迅速还原产生很大的电流，但还原后滴汞表面被测物质的浓度剧降，主体溶液中的待测物质又来不及扩散至电极表面，而极化电压变化速度又如此之快，故继续增加电压时电流反而减小至扩散电流。

2. 脉冲极谱法

脉冲极谱是在滴汞生长后期至即将滴下的很短的时间间隔中，在两电极间施加一个矩形的脉冲电压，记录得到的脉冲电解电流与电位的关系曲线。

脉冲极谱法可根据加脉冲电压和测量电流的方式分为常规脉冲极谱法和微分脉冲极谱法。脉冲极谱法的最低检测浓度可达 $10^{-7} \sim 10^{-6}$ mol/L。

（三）极谱定量方法

极谱图中极限扩散电流及峰电流的大小可用极谱波高 h 表示。测量极谱波高的常用方法过去是用米尺量，现在已由计算机自动测量。

常用极谱定量方法有直接比较法、标准曲线法和标准加入法。

1. 直接比较法

在同一实验条件（底液组成、温度、毛细管和汞柱高度等保持一致）下，分别测得浓度为 c_s 的标准溶液和浓度为 c_x 的未知液的极谱波高 h_s 和 h_x，并进行比较的方法称为直接比较法。

2. 标准曲线法

在分析大量同类样品时，可先用不同浓度的标准溶液在同一条件下分别测得极谱波高，绘制极谱波高-标准溶液浓度曲线，然后在同一条件下测定未知液的极谱波高，在标准曲线上查出未知液的浓度，这一方法称为标准曲线法。

3. 标准加入法

先测定体积为 V_x 的未知液的极谱波高 h_x，然后加入浓度为 c_s 体积为 V_s 的标准溶液，在同一实验条件下再测定极谱波高 h_{x+s}，由波高的增加量计算未知液的浓度，这一方法称为标准加入法。

标准加入法的准确度较高，但必须注意控制标液的用量。标液用量太多，会影响底液的性质;标液用量太少,波高增加不大,测定结果的准确度较差。在分析个别样品时大都采用标准加入法。

第三节　色谱法分析

一、色谱法概述

色谱法(chromatography)又称层析法,1903 年,由俄国植物学家茨维特分离植物色素时采用,他在研究植物叶的色素成分时,将植物叶子的萃取物倒入填有碳酸钙的直立玻璃管内,然后加入石油醚使其自由流下,结果色素中各组分互相分离形成各种不同颜色的谱带,这种方法因此得名为色谱法。以后此法逐渐应用于无色物质的分离,"色谱"二字虽已失去原来的含义,但仍被人们沿用至今。

在色谱法中,将填入玻璃管或不锈钢管内静止不动的一相(固体或液体)称为固定相;自上而下运动的一相(一般是气体或液体)称为流动相;装有固定相的管子(玻璃管或不锈钢管)称为色谱柱。当流动相中样品混合物经过固定相时,就会与固定相发生作用,由于各组分在性质和结构上的差异,与固定相相互作用的类型、强弱也有差异,因此在同一推动力的作用下,不同组分在固定相滞留时间长短不同,从而按先后不同的次序从固定相中流出。色谱法根据其分离原理可分为吸附色谱、分配色谱、离子交换色谱与排阻色谱等,还可根据两相状态或分离方法分为纸色谱法、薄层色谱法、柱色谱法、气相色谱法、高效液相色谱法等。色谱法是目前应用最广泛、最灵敏的分析方法之一,它的检测限可达到 10^{-15} g/L。

二、气相色谱法

以气体为流动相的色谱称为气相色谱(gas chromatography, GC)。1952 年,Martin 和 James 创立了气相色谱法。1954 年,Ray 采用了热导池检测器,并对仪器作了重大改进,发明了商品气相色谱仪。1956 年,Van Deemter 等提出了气相色谱的速率理论,为气相色谱法奠定了理论基础。1957 年,Golay 发明了毛细管色谱柱,提高了分离效率和分辨率。其后 Mewilliam 等发明了氢火焰离子化检测器,Lovelack 等研制出了氩离子化检测器和电子捕获检测器,进一步提高了检测的特异性和灵敏度。

(一)气相色谱法的基本理论

1. 分配平衡

物质在固定相与流动相之间发生的溶解、吸附、脱附的过程,称为分配过程。液相色谱过程是在相对运动着的流动相和固定相中的多级分配平衡过程,其分配情况可用分配系数、分配比来描述。

2. 塔板理论

塔板理论由 Martin 和 Synge 提出,是将色谱过程比拟为分馏过程,从而可用分馏过程的理论和方法来处理色谱过程。塔板理论把色谱柱假设为由分馏塔的许多塔板组成,每个塔板相当于一次简单蒸馏。当欲分离的组分进入色谱柱后,就在两相中进行分配,并不断地达到分配平衡。假设组分在柱中每一小段里,迅速达成一次分配平衡,这一小段柱称为一个理论塔板,其长度称为理论塔板高度,简称板高,用 H 表示;在所有塔板上分配系数是常数,即组分在两相中的分配等温线为一直线。对于某一组分,当塔板数 $n > 50$ 时就可以得到对称的峰形曲线,趋近于正态分布曲线,可作正态分布处理。在多组分试样情况下,由于各组分分配系数的差异,其保留值将不同,经过多次分配平衡后,产生差速迁移,各组分洗出色谱柱所需的塔板数也各不相同。由于色谱柱的塔板数相当大,一般可达 $10^3 \sim 10^6$,所以只要分配系数有微小差异,便可获得良好的分离效果。

3. 速率理论

Van Deemter 根据动力学理论研究了使色谱峰扩张而影响板高的因素,导出了速率理论方程式(范氏方程),其简化式为

$$H = A + B/u + Cu$$

式中:H 为板高;u 为载气流速;A、B、C 是常数,代表影响 H 的 3 个动力学因素,A 为涡流扩散项,B 为分子扩散系数,C 为传质阻力系数。在 u 一定时,只有 A、B 和 C 较小时,H 才能较小,柱效才能高。反之则色谱峰扩张,柱效降低。

范氏方程揭示了色谱柱的填充均匀程度、担体粒度、载气种类和流速、固定液液膜厚度及柱温等对柱效、峰扩展的影响。这许多影响柱效的因素是互相制约的,如载气流速加大时,分子扩散项减小,但传质阻力项增大;柱温升高利于传质,但加剧了分子扩散。在实际工作中应权衡利弊,综合考虑,以范氏方程为指导选择色谱分离条件。

(二)分离条件的选择

根据色谱理论,混合物中各组分的分离效果同时取决于色谱热力学因素(分配系数的差异)和动力学因素(柱效的高低)。前者主要取决于固定相,后者则取决于分离操作条件,这些条件包括以下内容:

(1)载气和流速的选择;

(2)柱温的选择;

(3)固定液配比的选择;

(4)载体粒度和分散度的选择;

(5)柱长和柱内径的选择;

(6)进样速度和进样量;

(7)汽化温度。

人们对此进行了大量的研究,积累了丰富的理论和实践经验,并建立了完善的专

家系统,针对分析对象,参考专家系统,初步确定分离操作条件,在此基础上一般还要稍作调整,才能获得满意的气相色谱分离操作条件。

(三) 气相色谱固定相

在影响气相色谱分离的各种因素中,固定相的选择是首要的,在很大程度上决定了色谱柱的特异性,是混合物中各组分能否完全分离的关键问题。气相色谱固定相大致分为固体固定相和液体固定相两类。

1. 固体固定相

固体固定相一般用于气固色谱法,一般都是具有吸附活性的固体吸附剂,主要有非极性的活性炭和石墨化颗粒,弱极性的活性氧化铝,强极性的硅胶等。

2. 液体固定相

液体固定相是将固定液均匀地涂布在载体上而构成,通过分子间作用力(包括静电力、诱导力、色散力和氢键力等)决定组分在固定液中的溶解度,从而决定了组分在气液两相中的分配系数和保留时间。

气相色谱固定液通常按其极性分类,主要有如下几类。①烃类:脂肪烃、芳香烃及其聚合物,如阿皮松、聚苯乙烯等。②聚硅氧烷类:甲基、乙基、苯基甲基、氰基甲基聚硅氧烷等。③聚二醇及聚烷基氧化物:聚乙二醇。④酯及聚酯类:邻苯二甲酸二壬酯。

(四) 气相色谱常用检测器

1. 火焰离子化检测器

火焰离子化检测器(flame ionization detector,FID)又称氢焰检测器,是目前应用最广泛的检测器,对大多数有机物有响应,灵敏度高,检测量可达 10^{-9} g/mL。响应速度快,稳定性好,线性范围广。

2. 电子捕获检测器

电子捕获检测器(electron capture detector,ECD)是一种选择性强、灵敏度高的检测器,它只对含有强电负性元素的物质即亲电子性化合物产生响应,电负性越强,响应信号越大。它适用于分析含有卤素、硫、磷、氮、氧等元素的物质,灵敏度很高,检测量可达 10^{-14} g/mL,其缺点是线性范围较窄。

3. 火焰光度检测器

火焰光度检测器(flame photometric detector,FPD)是对含硫、磷的有机物有高度选择性和高灵敏度的检测器,又称硫磷检测器,主要对大气、水和食品中的含硫、磷有机污染物进行分析,其检测量可达 10^{-12} g/mL。

4. 氮磷检测器

氮磷检测器(nitrogen phosphorus detector,NPD)是专用于对含氮和磷的有机物进行分析的检测器。

三、高效液相色谱法

（一）概述

液体为流动相的色谱，称为液相色谱（liquid chromatography，LC）。20 世纪 60 年代末期，Giddings 等人将在气相色谱实践中发展起来的色谱理论用于液相色谱领域，为经典液相色谱的现代化奠定了理论基础。1967 年，Horvath 等人研制了第一台高效液相色谱仪。随后，新型高效的固定相、高压输送泵、梯度洗脱技术和各种高灵敏度的检测器相继发明，高效液相色谱法得到迅速发展。此种方法在其发展过程中也被称作高速液相色谱法（high speed liquid chromatography，HSLC）、高压液相色谱法（high pressure liquid chromatography，HPLC）或高分辨液相色谱法（high resolution liquid chromatography，HRLC）等。

高效液相色谱法主要具有以下特点。

（1）高效。由于使用了细颗粒高效率的固定相和均匀填充技术，高效液相色谱法分离效率极高，能实现极为有效的分离。

（2）高速。由于使用高压泵输送流动相，采用梯度洗脱装置，用检测器在柱后直接检测洗脱组分等原因，高效液相色谱法完成分离分析只需几分钟到几十分钟，比经典液相色谱法快得多。

（3）高灵敏度。紫外、荧光、电化学、质谱等高灵敏度检测器的使用，使高效液相色谱法的最小检测量可达 $10^{-10} \sim 10^{-9}$ g。

（4）高度自动化计算机的应用，特别是以色谱专家系统为核心的色谱智能化和仿真优化技术的应用，使高效液相色谱法不仅能自动处理数据、绘图和打印分析结果，而且还可以自动控制色谱条件，使色谱系统自始至终处在最佳工作状态，成为全自动化的仪器。

高效液相色谱法与气相色谱法相比，具有应用范围广的优点，它可用于高沸点、相对分子量大、热稳定性差的有机化合物以及各种离子的分离分析。它不仅可利用被分离组分极性的差别、分子尺寸的差别、离子交换能力的差别以及生物分子间亲和力的差别进行分离，还可用多种溶剂作流动相，通过改变流动相的组成来改善分离效果，因此，分离能力比气相色谱法更大。此外，它的馏分容易收集，十分有利于制备。

高效液相色谱法的主要分支类型如表 5-1 所示。

高效液相色谱法的基本理论和推导方法与气相色谱法相似，有分配平衡理论、塔板理论和速率理论。

表 5-1 高效液相色谱法的主要分支类型

分支类型	英文名称	固定相
吸附色谱	absorption chromatography	微粒硅胶
键合相色谱	bonded phase chromatography	化学键合相

续表

分支类型	英文名称	固定相
离子交换色谱	ion-exchange chromatography	离子交换剂
凝胶渗透色谱	gel permeation chromatography	硅凝胶
亲和色谱	affinity chromatography	生物亲和琼脂
手性色谱	chiral chromatography	手性配体
金属配合物色谱	metal-complex chromatography	有机配位体

(二) 高效液相色谱仪的基本结构

高效液相色谱仪由高压输液系统、进样系统、分离系统(色谱柱)、检测记录系统组成。其结构框图如图 5-4 所示。流动相经过滤脱气后通过高压泵以恒定的速度流过色谱柱,当用进样器将样品注入色谱柱顶端后,样品中的各组分在流经柱子时被逐渐地分离,依次从柱后流出,通过检测器产生信号输出至记录仪,得到色谱图。流出组分可用馏分收集器收集。

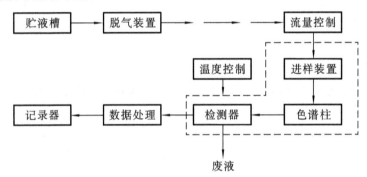

图 5-4　高效液相色谱仪结构框图

(三) 色谱柱

高效液相色谱柱应具备耐高压、耐腐蚀、抗氧化、密封不漏液和柱内死体积小等特点,还应满足柱效高、柱容量大、分析速度快、柱寿命长的要求。

色谱柱的柱效与柱的内径、长度、填料粒度等因素密切相关,而柱长又由填料颗粒大小确定。按内径不同可将色谱柱分为常规柱、快速柱和微量柱三类,如表 5-2 所示。

选择色谱柱的参考原则如下所示:

(1) 分子量大于 2 000 的样品,选用凝胶色谱柱;

(2) 分子量小于 2 000,且分子量相差>10％的样品,选用凝胶色谱柱;

(3) 分子量小于 2 000 的水溶性电解质,酸性物质用阴离子交换色谱柱,碱性物质用阳离子交换色谱柱;

(4) 分子量小于 2 000 的水溶性非电解质,选用反相色谱柱,糖类还可用离子交换色谱柱;

表 5-2　各种色谱柱的特征参数

柱类型		管内径/ mm	柱长/ cm	填料粒径/ μm	流速/ （mL/min）	检测池体积/ μL
常规柱	分析型	2～5	10～50	5～10	0.5～2	<10
	制备型	40～120	50～125	10～50	1～500	大
快速柱		2～5	3～5	3	2～5	<3
微量柱	细管径柱	0.5～1	50～500	5～20	0.01～0.05	<1
	填充毛细管柱	0.05～0.2	1 000～6 000	10～100	0.001～0.01	<0.1
	开管柱	0.01～0.06	300～3 000	—	0.000 1～0.01	<0.1

（5）分子量小于 2 000 的非水溶性物质，弱极性物可用反相色谱柱，极性物用正相色谱柱；

（6）具有生物活性的物质，选用亲和色谱柱。

（四）检测器

检测器的作用是将色谱柱流出物中样品组成和含量的变化转化为可供检测的信号，完成定性、定量分析的任务。理想的检测器应满足以下要求：①灵敏度高；②线性范围宽；③响应快；④稳定性好，噪音低，漂移小；⑤对流动相组成、流速及温度的变化不敏感，可用于梯度洗脱；⑥不引起很大的柱外谱带扩张效应，以保持高的分离效能。

1. 紫外吸收检测器

紫外吸收检测器（ultraviolet detector, UV）灵敏度较高，线性范围宽，对流速和温度的变化不敏感，适用于梯度洗脱，对强吸收物质检测限可达 1 ng，检测后不破坏样品，可用于制备，并能与任何检测器串联使用，在各类检测器中，其使用率占 70% 左右。紫外检测器有单波长和可调波长两类，可调波长紫外检测器可按照被测试样的紫外吸收特征任意选择工作波长，提高了仪器的选择性和信噪比，适用于梯度洗脱，但灵敏度不如固定波长紫外检测器。

2. 光电二极管阵列检测器

光电二极管阵列检测器（process diode array detector, PDA）也称快速扫描紫外可见光检测器，它采用光电二极管阵列作为检测元件，可得到三维色谱光谱图。其中，最近发展起来的电荷耦合阵列检测器（charge-coupled device array detector）简称 CCD 检测器，具有光谱响应范围宽、灵敏度高及线性范围宽等优异性能，具有其他类型检测器无法比拟的优点。

3. 荧光检测器

荧光检测器（fluorescence detector, FD）是一种高灵敏度、有选择性的检测器，可检测能产生荧光的化合物。某些不发荧光的物质可通过化学衍生技术生成荧光衍生物，再进行荧光检测。其最小检测浓度可达 0.1 ng/mL，适用于痕量分析，可用于梯度洗脱。一般情况下荧光检测器的灵敏度比紫外检测器高 1～3 个数量级，但其线性范围不如紫外检测器的宽。

4. 示差折光检测器

示差折光检测器(differential refractive index detector, RI)是一种浓度型通用检测器。某些不能用选择性检测器检测的组分,如高分子化合物、糖类、脂肪烷烃等,没有紫外吸收、不产生荧光、又没有电活性,可用示差折光检测器对其进行检测。示差折光检测器的灵敏度比紫外检测器低得多,检测器对温度和压力的变化非常敏感,不能用于梯度洗脱。

5. 电化学检测器

电化学检测器(electrochemical detector, ED)主要有安培、极谱、库仑、电位、电导等检测器,属选择性检测器,可检测具有电活性的化合物。电化学检测器的优点是:①灵敏度高,达 ng 级,有时可达 pg 级;②选择性好,可测定大量非电活性物质中极痕量的电活性物质;③线性范围宽,一般为 4～5 个数量级;④设备简单,成本较低;⑤易于自动操作。

6. 化学发光检测器

化学发光检测器(chemiluminescence detector, CD)是一种快速灵敏的新型检测器,当分离组分从色谱柱中洗脱出来后,立即与适当的化学发光试剂混合,引起化学反应,导致发光物质产生辐射,其光强度与该物质的浓度成正比。这种检测器的最小检测量可达 pg 级,敏度比荧光检测器高 20 倍。

(五)高效液相色谱分析技术的应用

高效液相色谱法由于不受被分离物质的挥发性、热稳定性及相对分子质量的限制,且具有分离效能高,分析速度快,检测灵敏度高和应用范围广的特点,故在无机化学,生物化学、食品分析、医药研究、临床检验、环境分析等各个领域都有广泛的应用。由于 HPLC 不仅是一种分析检测技术,更是一种分离纯化制备的手段,因此其应用必将越来越广。

在生物化学领域的应用主要为两方面:①低分子量物质,如氨基酸、有机酸、有机胺、类固醇、卟啉、嘌呤、糖类、维生素等的分离和检测;②高分子量物质,如多肽、核糖核酸、蛋白质酶等的纯化、分离和测定。在食品和环境分析中主要用于分析各种营养成分和多环芳烃、农药、酚类、真菌毒素、异氰酸酯类等各种微量有机污染物。

(六)色谱分析技术

色谱分析技术具有如下特点:

(1)用标准物质的保留时间进行定性分析;

(2)用峰高或峰面积进行定量分析;

(3)与质谱、红外光谱等仪器联用对未知化合物进行解析、定性或定量分析。

第六章 空气理化检验

第一节 概　述

空气一般是指地球大气和人类生活、工作环境所接触的那一部分大气。大气的正常组成是在标准状况下,按体积百分比计,氮气占 78.09%,氧气占 20.94%,这两种气体占空气总体积的 99.03%,称为主要成分;其余的主要是氩气和二氧化碳,称为空气的次要成分;此外,在大气中还有微量的氖、氦、氨、臭氧、一氧化碳、二氧化氮、二氧化硫等,称为空气的痕量成分。空气的平均相对分子质量为 28.966。

空气是维持生命所必需的物质条件,是人类赖以生存的重要外界环境之一。机体不断与外界环境进行着气体交换,机体由空气中吸取生命所需的氧气,并将代谢过程中产生的二氧化碳排出体外。因此,空气的正常组成是保证人体的正常生理机能和健康的必要条件。

一、空气污染

各种自然现象的变化,都会引起空气正常组成的变化,如火山爆发、雷电和森林火灾产生大量的烟尘、二氧化硫、二氧化氮和二氧化碳等都会污染空气。但自然的空气污染往往是局部、暂时的,而人类活动,特别是煤炭燃料、矿物燃料的使用造成的空气污染已经给人类带来了新的危害。现代工业各部门,向空气中排放的污染物数量多、种类复杂,引起空气质量的严重下降,这不仅危害人类的健康,而且对整个地球的生态系统都会造成极其重大而深远的影响。

空气污染(air pollution)是指人类的工业活动、燃烧矿物燃料以及不合理的排放处理,使空气中增加了新的组分并达到一定的浓度和持续一定的时间,或是使空气中原有组分骤然增加,改变了大气的物理化学正常组成,破坏了生态平衡,造成对人体健康和动植物生长的不利影响和危害。常见的空气污染物主要为煤烟尘、二氧化硫、一氧化碳、二氧化氮、碳氢化合物(包括多环芳烃)、多氯联苯、农药等。

人为污染源大体上可分为工业企业排放、取暖设备和家庭炉灶排放、交通运输排放三个方面。其中,前两类污染源由于空间相对固定,故称为固定污染源,后者称为流动污染源。火力发电厂、钢铁厂、水泥厂、化工厂、有色金属冶炼厂等工矿企业在生产过程中需使用大量的煤为燃料,每燃烧 1 t 煤产生的煤烟尘为 11 kg,二氧化硫为 9.1 kg。燃烧 1 亿吨煤产生的污染物可想而知,可见燃煤对大气环境的污染之严重。

由汽车、飞机、火车、船舶等主要以汽油、柴油等为燃料的交通工具,排入大气的废气或尾气中有一氧化碳、铅、碳氢化合物等。

近年来,室内空气污染已愈来愈引起人们的重视,室内污染源主要有室内燃料燃烧、厨房油烟、吸烟、室内装修材料和建筑材料以及各种日用化学品。除了产生烟尘、二氧化碳、一氧化碳外,还会释放出多种挥发性有机物,如多环芳烃、甲醛、尼古丁以及放射性氡及其子体,危害人体健康。

从固定污染源和流动污染源排放到大气中的污染物种类多达数千种,其中 100 多种对环境和人体健康威胁较大。危害较严重的空气污染物有颗粒物、二氧化碳、氮氧化物、一氧化碳、碳氢化合物、硫化氢、氟化物及光化学氧化剂等。这些污染物又可按其形成的过程不同,分成一次污染物和二次污染物。

一次污染物,是指由人为或自然污染源直接排放到大气中,其物理化学性质均未发生变化的污染物,主要有二氧化硫、一氧化碳、二氧化碳、氮氧化物、碳氢化合物等气体、蒸气和颗粒物。例如,火山爆发喷出的烟尘;煤炭或石油在高温燃烧时,碳氢化合物发生裂解、热合生成的多环芳烃;煤和石油中所含的 S、As、Pb、Fe 等金属和非金属燃烧时生成的氧化物等。

二次污染物,又称为继发性污染物,是指进入大气的各种一次污染物,在物理、化学因素或生物作用下相互作用或与大气的正常组分反应所形成的物理和化学性质与一次污染物不同的新污染物。这类物质多为气溶胶,颗粒很小,一般在 0.01～1.0 μm 范围内,其毒性一般较一次污染物高。例如,一次污染物 SO_2 在大气中可能通过与氧原子反应、光化学氧化反应、接触催化反应或游离基反应生成硫酸盐气溶酸;汽车排出的氧化氮、碳氢化合物等在日光照射下发生光化学反应,生成由臭氧、过氧乙酰硝酸酯和醛类组成的光化学烟雾。

二、空气理化检验工作分类

人类时刻都在接触空气,所以,空气质量是我们生活质量的第一要素。目前,人们已经认识到这个问题的严重性,开始努力改变空气污染状况,并制定了严格的空气卫生标准,并有各个职能部门进行监测和监督。

1. 大气污染监测

国家颁布了环境空气质量标准(Ambient air quality standard)GB 3095—1996。将环境空气质量标准分为三级。一类区执行一级标准,二类区执行二级标准,三类区执行三级标准(见表 6-1)。

监测某种或某些大气污染物的来源,研究它们排放后的迁移、转化、沉降后的组成和浓度变化规律,是大气监测的任务。

大气污染监测主要由环境监测部门负责。

表 6-1 环境空气质量标准中各项污染物的浓度限值

污染物名称	取值时间	浓度限值			
		一级标准	二级标准	三级标准	浓度单位
二氧化硫(SO₂)	年平均	0.02	0.06	0.10	
	日平均	0.05	0.15	0.25	
	1 小时平均	0.15	0.50	0.70	
总悬浮颗粒物(TSP)	年平均	0.08	0.20	0.30	
	日平均	0.12	0.30	0.50	
可吸入颗粒物(PM10)	年平均	0.04	0.10	0.15	
	日平均	0.05	0.15	0.25	
氮氧化物(NOx)	年平均	0.05	0.05	0.10	mg/m³ (标准状态)
	日平均	0.10	0.10	0.15	
	1 小时平均	0.15	0.15	0.30	
二氧化氮(NO₂)	年平均	0.04	0.04	0.08	
	日平均	0.08	0.08	0.12	
	1 小时平均	0.12	0.12	0.24	
一氧化碳(CO)	日平均	4.00	4.00	6.00	
	1 小时平均	10.00	10.00	20.00	
臭氧(O₃)	1 小时平均	0.12	0.16	0.20	
铅(Pb)	季平均		1.50		
	年平均		1.00		
苯并[a]芘(B[a]P)	日平均		0.01		μg/m³ (标准状态)
氟化物(F)	日平均		7		
	1 小时平均		20		
	月平均	1.8		3.0	μg/(dm²·d)
	植物生长季平均	1.2		2.0	

2. 室内空气和公共场所空气质量监测

人们每天的绝大部分(80%～90%)时间是在室内,包括居室、办公室或公共场所中度过的,因此室内空气质量对人体健康的影响很大。室内空气污染主要来自于烹饪、取暖、吸烟、建筑材料、专用生活品中的挥发性有机物以及办公室内复印机、打印机等产生的污染物。所以,室内空气和公共场所空气质量监测也是空气理化检验的任务之一。

　　医学统计研究表明,城镇居民 60% 的疾病发生与室内空气污染有关。有两类室内空气污染引起了特别关注,一是家庭室内装修导致的污染,主要有各种挥发性有机物,如氨、甲醛、有机溶剂苯、甲苯和石材放射污染;二是办公室、公共场所和地下室环境中的空气污染。除以上污染物外,还有各种电磁污染。卫生规范中,室内空气质量标准如表 6-2 所示。

表 6-2　室内空气中污染物浓度限值

污染物名称	单位	浓度	备注[a]
二氧化硫(SO_2)	mg/m^3	0.15	
二氧化氮 NO_2	mg/m^3	0.10	
一氧化碳 CO	mg/m^3	5.0	
二氧化碳 CO_2	%	0.10	
氨 NH_3	mg/m^3	0.2	
臭氧 O_3	mg/m^3	0.1	小时平均
甲醛 HCHO	mg/m^3	0.12[b]	小时平均
苯 C_6H_6	$\mu g/m^3$	90	小时平均
苯并[a]芘 B[a]P	$\mu g/100m^3$	0.1	
可吸入颗粒 PM10	mg/m^3	0.15	
总挥发性有机物 TVOC	mg/m^3	0.60	
细菌总数	cfu/m^3	2 500	

　　a:除特殊指出外,均为日平均浓度。

　　b:居室内甲醛的浓度限值为 $0.08\ mg/m^3$。

　　生活环境和室内环境空气质量的检验,应由卫生监督和卫生检验检疫部门负责。

　　3. 生产作业环境空气质量检验

　　冶金、化工、轻工等工矿企业,由于其所用的原料、工艺过程以及产品不同,排放废气的成分各不相同。特别是在生产车间的空气中,往往存在浓度较高的有毒有害物质,直接影响作业工人的身体健康。因此,需要监测车间空气中有害物质的种类和含量,如制鞋厂车间空气中的苯、甲苯和二甲苯等苯系物的浓度,矿石开采场、石棉厂、水泥厂等作业场所空气中粉尘的浓度和游离二氧化硅的浓度,为预防急慢性中毒事件,保护工人健康,改善劳动环境空气质量和劳动卫生标准的制定提供依据。

　　我国《工业企业设计卫生标准》(TJ36—1979)中,规定了一氧化碳、甲胺、苯、甲苯、醋酸丁酯、磷化氢,以及生产性粉尘等 120 种物质的最高容许浓度。最高容许浓度是指作业场所空气中的有害物质在长期、分次、有代表性的采样测定中均不应超过的数值,以保证工人在经常的生产劳动中不致发生急性和慢性职业性危害。

　　生产作业环境空气质量检验是由各级劳动保护部门和卫生监督、检验检疫部门共同负责。

第二节　空气样品的采集

采集大气样品是测定大气中污染物的第一步,它直接关系到测定结果的可靠性,经验证明,如果采样方法不正确,即使分析方法再精确,操作者再细心,也不会得出准确的测定结果。

一、采样点的设置

采集空气样品的地点称为采样点(sampling site)。采样点选择正确,样品的测定结果才有代表性。根据空气检验的目的不同,对采样点选择也不同,如城镇空气污染状况调查、劳动环境中空气污染状况的调查和室内空气监测等。现以室内空气检验为例。

1. 采样点的数量

采样点的数量应根据室内面积大小和现场情况而确定,以期能正确反映室内空气污染的水平。原则上,小于 50 m² 的房间应设 1～3 个点;50～100 m² 设 3～5 个点;100 m² 以上至少设 5 个点。采样点应在对角线上或梅花式均匀分布。

2. 采样点的高度

采样点的高度原则上与人的呼吸带高度相一致,相对高度在 0.8～1.5 m 之间。采样点应避开通风口,离墙壁距离应大于 0.5 m。

二、采样方法

在实际工作中,根据被测物质在空气中存在的状态和浓度,以及所用的分析方法的灵敏度使用不同的采样方法。

1. 直接取样法

当空气中被测组分浓度很大,分析方法很灵敏时常常使用直接取样法。如用气相色谱法氢火焰离子化检测器分析空气中的苯,即可直接注入 1～2 mL 空气样,就可测到卫生标准所规定的最高容许浓度。直接取样法还可以用注射器取样和塑料袋取样。

2. 浓缩取样法

空气中污染物的浓度一般是很低的,国家卫生标准规定的最高容许浓度也比较严格。虽然目前的测试技术有很大的进展,出现了许多高灵敏度的测定仪器。但对许多污染物来说,直接取样还远远不能满足分析的要求,需要采用一定的方法,将大量的空气样品中的污染物进行浓缩,使之满足分析方法灵敏度的要求。浓缩取样法的取样时间一般都较长,所得的分析结果是在浓缩采样时间内的平均浓度,从卫生学的角度来看,它更能反映人体接触污染物的真实情况,所以浓缩采样法在空气理化检验中有重要意义。

浓缩大气中样品的方法有溶液吸收法、填充柱采样法、低温冷凝法和滤膜采样法等。在实际应用时,可以根据检测目的和要求、污染物的理化性质、在大气中的存在状态,以及所用分析方法进行选择。

1) 溶液吸收法

用一个气体吸收管,内装吸收液,当空气通过吸收液时,被测组分的分子被吸收在溶液中(吸收剂与被测物质的反应有中和、络合、化合、氧化还原等)。取样结束后倒出吸收液,分析吸收液中被测物的含量,根据采样体积和含量计算空气中污染物的浓度。这种方法是空气污染物分析中最常用的样品浓缩方法,它主要用于采集气态和蒸气态的污染物。

2) 填充柱吸收法

用一个内径为 3~5 mm 的玻璃管,内装颗粒状的固体填充剂,填充剂可以是吸附剂、或在颗粒状的担体上涂以某种化学试剂,当空气样品以一定的流速被抽过填充柱时,空气中被测组分因吸收、溶解或化学反应等作用,而被阻留在填充剂上。

3) 低温冷凝法

空气中某些沸点比较低的气态物质,在常温下用液体、固体吸附剂很难完全被阻留,可用制冷剂将其冷凝下来,浓缩效果较好。常用的制冷剂有冰-盐水(−10 ℃)、干冰-乙醇(−72 ℃)、液氮(−183 ℃)以及半导体制冷剂等。采样管做成 U 形或蛇形,插入冷阱中。经低温采样,被测组分冷凝在采样管中,然后接到气相色谱仪进样口,撤离冷阱,在常温下或加热气化,通以载气,吹入色谱柱中分离或测定。

4) 滤料收集法

空气中的颗粒状物质一般用过滤性材料进行分离并收集。将纸滤筒或滤膜放在采样夹上,通过滤料抽入空气,大气中的颗粒物质就被阻留在滤料上。分析滤料上被浓缩的污染物含量(通常用称重法),再除以采样体积,即可计算出空气中污染物的浓度。它主要用于采集大气中气溶胶(如飘尘、烟、雾等)。

三、采样仪器

用于空气检验采样的仪器主要由收集器、流量计和采样动力三个部分组成。采样器的种类很多,有标准式和简易式之分,前者较精确,后者便于携带、使用方便。

1. 收集器

(1) 液体吸收管。有气泡式吸收管和 U 形多孔玻板吸收管,主要用于采集气态和蒸气态物质的空气样品(见图 6-1)。

(2) 填充柱吸收管。管内可装颗粒状或纤维状的固体填充剂。内径为 3~5 mm 的玻璃小柱管,以 0.1~0.5 L/min 流速采样;管型稍大的以 2.5 L/min 流速采样。适用于采集蒸气与气溶胶共存空气样品(见图 6-2)。

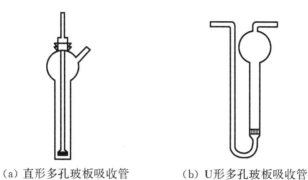

（a）直形多孔玻板吸收管　　　　（b）U形多孔玻板吸收管

图 6-1　多孔玻板吸收管

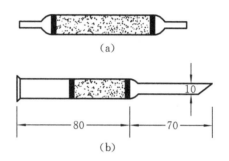

图 6-2　填充柱采样管

（3）冷凝浓缩管。主要用于采集碳氢化合物和有机溶剂等。U 形（蛇形）管内部填充 20～50 网目的硅藻土,浸入冷阱,接通采样装置进行采样。采样后保持低温,尽快转移到实验室进行分析。还可以进一步进行浓缩处理,以提高检验分析的灵敏度（见图 6-3）。

（4）滤膜采样夹。可装上直径 40 mm 的滤纸或滤膜,有效通气直径为 30 mm。以 5～30 L/min 流速采样,所采集的空气样品只适于作单项组分分析。此外,还有多种大流量、低流量、组分分级等配套用的采样夹（见图 6-4）。

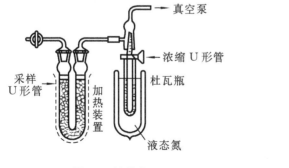

图 6-3　浓缩处理

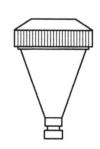

图 6-4　滤膜采样夹

2. 流量计

流量计用来测定采样时空气样(单位时间内)的实际流量,乘以采样时间就是空气采样体积。现场采样要求工作可靠、便于携带。

1) 孔口流量计

孔口流量计(见图 6-5)有隔板式和毛细管式两种。当气体通过隔板或毛细管时,因阻力而在其两端产生压力差。气体的流量越大,阻力越大,产生的压力差也越大。孔口两端的压力差由 U 形管的液柱差显示,并可直接读出气体的流量。

孔口流量计的流量计算公式如下所示。

$$F = k \sqrt{\frac{h Y_k}{Y}}$$

式中:F 为流量;h 为 U 形管的液柱差;Y 为空气的密度;Y_k 为 U 形管中液体的密度;k 为常数。

由上式可以看出,孔口流量计的流量和液柱差的平方根成正比,和空气密度的平方根成反比。所以影响空气密度的因素,都会影响测得空气的流量。影响空气密度的因素有大气压力、绝对温度等。

孔口流量计中的液体,可以用汞、硫酸、水、酒精等。在同一流量时,比重小的液体液柱差最大,通常所用的液体是水。为了读数方便,可向液体中加入几滴红墨水。

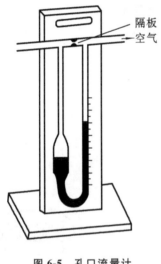
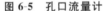

图 6-5　孔口流量计

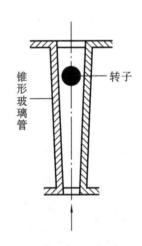

图 6-6　转子流量计

2) 转子流量计

转子流量计由一个上粗下细的锥形玻璃管和一个转子所组成(见图 6-6)。转子为球形或圆柱形,可以用铜、铝等金属或塑料制成。当气体由玻璃管的下端进入时,由于转子下端的环型孔隙截面积大于转子上端的环型孔隙截面积,所以转子下端气体的流速小于上端的流速,下端的压力大于上端的压力,使转子上升,直到上下两端压力差与转子的重量相等时,转子就停止不动。气体流量越大,转子升得越高。其流量计算公式如下所示。

$$F = k\sqrt{\frac{\Delta P}{Y}}$$

气体流量与转子上下两端压力差(ΔP)的平方根成正比,与空气密度(Y)的平方根成反比。其影响因素与校正方法均与孔口流量计相同。

在使用转子流量计时,若空气中湿度太大,需在转子流量计进气口前连接一个干燥管,否则转子吸收水分后增重,影响测量结果。

3) 流量计的校准

在使用流量计时,为了获得准确的采样体积,除了要正确地使用流量计外,流量计本身的刻度值必须准确可靠,即在使用前应予以校准。

(1) 皂膜流量计法。皂膜流量计(见图 6-7)是使缓慢的气流将一个肥皂膜吹过一根有刻度的玻璃管,用秒表测量肥皂膜经过一定体积时所需的时间。该方法简便可靠,在很宽的流量范围内误差皆小于 1%。

(2) 标准流量计法。标准流量计的精密度(测量误差)应在 0.5% 以下。因此,该法最为简便迅速。只需将被测和标准两个流量计串联起来,通以不同流量的气体读数即可。若多次测量,应取其平均值来制定或修正被测流量计的标尺。

3. 采样器动力

采样器的动力都是负压型的抽气泵,为的是让空气样品不与动力系统相互作用,以免改变样品成分。

(1) 膜片式抽气泵:用塑料制造,结构简单,价廉,抽气量小、脉动大,一般用于便携式采样器。

(2) 旋片式抽气泵:用金属制造,有金属旋片、石墨旋片和塑料旋片之分,抽气量大、脉动小,流量变化小,工作可靠,用作精密分析时的采样动力。

(3) 真空泵:可用作精密分析时大流量采样的动力。

(4) 水泵:实验室内用。

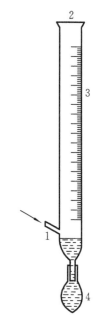

图 6-7　皂膜流量计

1—进气口;2—出气口;
3—带刻度的玻璃管;4—橡皮球

四、空气采样的质量保证措施

1. 气密性检查

动力采样器在采样前应对采样系统的气密性进行检查,不得漏气。

2. 流量校准

采样系统流量要保持恒定,采样前和采样后要用一级皂膜流量计校准(5个点)采样系统进气流量,误差不超过 5%。

3. 空白检验

在一批现场采样中,应留有两个采样管不采样,并按其他样品管一样对待,作为采样过程中的空白检验。若空白检验超过控制范围,则这批样品作废。

4. 仪器的检验和标定

使用前,应按仪器说明书对仪器进行检验和标定。通常,要使用各种不同的标准气体,进行两点或多点标定。

5. 采样体积的标准化

在计算浓度时应用下式将采样体积换算成标准状态下的体积。

$$V_0 = V \times \frac{T_0}{T} \times \frac{P}{P_0}$$

式中:V_0 为换算成标准状态下的采样体积,L;V 为采样体积,L;T_0 为标准状态的绝对温度,273 K;T 为采样时采样点现场的温度(t)与标准状态的绝对温度之和,($t+273$) K;P_0 为标准状态下的大气压力,101.3 kPa;P 为采样时采样点的大气压力,kPa。

6. 记录和报告

采样时要对现场情况,各种污染源以及采样表格中采样日期、时间、地点、数量、布点方式、大气压力、气温、相对湿度、风速以及采样者签字等做出详细的记录,随样品一同报到实验室。

五、采样效率的评价

采样效率是指在规定的采样条件(如采样流量、气体浓度、采样时间等)下,所采集到的样品量占总量的百分数。采样效率的评价方法一般与污染物在大气中的存在状态有很大关系,不同的存在状态有不同的评价方法。

采集气态和蒸气态污染物常用溶液吸收法和填充柱采样法,评价这些采样方法的效率有绝对比较法和相对比较法。

1. 绝对比较法

精确配制一个已知浓度的标准气体,然后用所选的采样方法采集标准气体,测定其浓度,比较实测浓度 c_1 和配气浓度 c_2,采样效率 K 为

$$K = \frac{c_1}{c_2} \times 100\%$$

用这种方法评价采样效率虽然比较理想,但是由于配制已知浓度标准气体有一定困难,往往在实际应用时受到限制。

2. 相对比较法

配制一个恒定浓度的气体,而其浓度不一定要求已知,然后用 2 个或 3 个采样管

串联起来采样。分别分析各管的含量,计算第一管含量占各管总量的百分数,采样效率为

$$K = \frac{c_1}{c_1 + c_2 + c_3} \times 100\%$$

式中:c_1、c_2和c_3分别为第1管、第2管和第3管中分析测得的浓度。用此法计算采样效率时,要求第2管和第3管中的含量与第1管比较是极小的,这样三个管含量相加之和就近似于所配制的气体浓度。有时还需串联更多的吸收管采样,以期求得与所配的气体浓度更加接近。用这种方法评价采样效率也只适用于一定浓度范围内的气体,如果气体浓度太低,由于分析方法灵敏度有限,测定结果误差太大,采样效率值只是一个估计值。

3. 采集气溶胶方法的评价

收集气溶胶常用滤料和填充柱采样方法,采集气溶胶的效率有两种表示方法。

(1) 颗粒采样效率,即采集到的气溶胶颗粒数目占总的颗粒数目的百分数。

(2) 质量采样效率,即采集到的气溶胶质量数目占总的质量数目的百分数。

只有当气溶胶全部颗粒大小完全相同时,这两种方法才能一致起来。但是实际上这种情况是不存在的,即一个大的颗粒的质量可以相当于成千上万个小的颗粒的质量,所以质量采样效率总是大于颗粒采样效率。由于 10 μm 以下的颗粒对人体健康影响较大,所以颗粒采样及其采样效率评价更有卫生学意义。

显然,质量采样分析和质量采样效率评价都要简便易行一些。

4. 气态和气溶胶共存样品采集方法的评价

气态和气溶胶共存样品采集方法的评价比较复杂,对两种状态的物质存在形式及其采样效率都应予以考虑,以求得总的采样效率。

第三节　大气和室内空气中有害物质测定方法

空气理化检验按检测对象分类,有空气中颗粒物的测定、空气中有害无机物的测定和空气中有害有机物的测定等几部分。大气和室内空气中有害物质的测定则分为常规监测项目和特定检测项目,表 6-3 列举了空气中一些常规检测项目的检测方法来源。常规监测项目是指在正常情况下评价空气质量起码必需的项目指标,特定检测项目则是根据特殊污染对象而做的测定项目,如铅、汞、各种农药、各种挥发性有机物等。

表 6-3　空气中各种化学污染物检验方法

污　染　物	检　验　方　法	来　　源
(1)　二氧化硫 SO_2	(1) 甲醛溶液吸收-盐酸副玫瑰苯胺分光光度法 (2) 紫外荧光法	(1) GB/T 16128—1995 (2) ISO/CD 10498[①]

	污　染　物	检 验 方 法	来　　源
(2)	二氧化氮 NO_2	(1) 改进的 Saltzaman 法 (2) 化学发光法	(1) GB/12372—1990 (2) ISO 7996[②]
(3)	一氧化碳 CO	(1) 不分光红外线气体分析法 (2) 气相色谱法 (3) 汞置换法	GB/T18204.23—2000
(4)	二氧化碳 CO_2	(1) 不分光红外线气体分析法 (2) 气相色谱法 (3) 容量滴定法	GB/T18204.24—2000
(5)	氨 NH_3	(1) 靛酚蓝分光光度法 (2) 纳氏试剂分光光度法	GB/T18204.25—2000
(6)	臭氧 O_3	(1) 紫外光度法 (2) 靛蓝二磺酸钠分光光度法 (3) 化学发光法	(1) GB/T15438—1995 (2) GB/T18204.27—2000 (3) ISO 10313[③]
(7)	甲醛 HCHO	(1) AHMT 分光光度法[⑤] (2) 酚试剂分光光度法 (3) 气相色谱法	(1) GB/T16129—1995 (2) GB/T18204.26—2000 (3) GB/T18204.26—2000
(8)	苯 C_6H_6	气相色谱法	(1) GB11737—1989 (2) ISO 16017—1[④]
(9)	苯并[a]芘 B[a]P	高效液相色谱法	GB/T 15439—1995
(10)	可 吸 入 颗 粒 PM10	撞击式-称重法	GB/T17095—1997 中的附录 A
(11)	总 挥 发 性 有 机 物 TVOC	气相色谱法	ISO 16017—1 中的附录 4

注:检验方法中(1)法为仲裁法。①②③④分别暂用国际标准,待国家标准发布后,执行国家标准。⑤AHMT:4-氨基-3-联氨-5-疏基-1,2,4-三氮杂茂。

一、空气中二氧化硫的测定

（一）概述

二氧化硫是大气中最常见的、最重要的污染物之一。地球上有 57% 的二氧化硫来自自然界,43% 是来自燃料燃烧等人为的污染源。城镇二氧化硫的污染,主要是由工业和家庭用煤及燃料油中含硫化物燃烧所造成的。一般煤的含硫量为 0.3%～

5%,石油中含硫量为1%左右。煤燃烧时,能产生大量的二氧化硫和三氧化硫。因此,火力发电站、工业企业以及生活炉灶等燃煤所排放的烟气是空气中二氧化硫的主要来源。在大气对流层中,二氧化硫的平均浓度约为 0.000 6 mg/m³,而受污染城市年平均浓度已高达 0.29～0.43 mg/m³。

二氧化硫对结膜和呼吸道黏膜具有强烈刺激性,当其浓度在 0.9 mg/m³ 或大于此浓度时就能被大多数人嗅到。吸入后主要损伤呼吸器官,可导致支气管炎、肺炎,严重者可引起肺水肿和呼吸麻痹。吸入高浓度的二氧化硫会引起急性支气管炎,甚至会引起喉头痉挛而窒息。大气中二氧化硫形成的酸性气溶胶,能够进入呼吸器官内部,对人的健康危害更为严重。

(二)卫生标准

居住区大气中二氧化硫的最高容许浓度为 0.50 mg/m³(一次)和 0.15 mg/m³(日平均)。

(三)测定方法

测定二氧化硫最常用的化学方法是盐酸副玫瑰苯胺分光光度法,该法灵敏度高、选择性好,是我国居住区大气和车间空气中二氧化硫的卫生检验分析方法。

(四)盐酸副玫瑰苯胺分光光度法测定空气中的二氧化硫

1. 原理

空气中的二氧化硫吸收在四氯汞钠溶液中,生成稳定配合物,与甲醛和盐酸副玫瑰苯胺(PRA)反应生成紫红色化合物,比色定量。

该方法的检出限为 0.015 mg/mL。

2. 采样

用一支内装 10.0 mL 吸收液(含 10.86 g/L 氯化汞、5.96 g/L 氯化钾、0.066 4 g/L 乙二胺四醋酸二钠盐)的 U 形多孔玻板吸收管,在采样点以 0.5 L/min 流速采气 30 L,记录采样时的气温和气压。

3. 注意事项

(1)盐酸副玫瑰苯胺不易溶于水,应先研细后,再用盐酸溶解。配制的溶液应放置 3 d 后使用,才达到稳定状态。盐酸副玫瑰苯胺溶液的浓度,对显色有影响。若空白管的颜色较深,可适当降低盐酸副玫瑰苯胺溶液的浓度。一般应控制空白管的吸光度值在 0.170 以下。盐酸副玫瑰苯胺溶液中,盐酸用量对显色有影响。若加盐酸过多,则显色减弱;若加盐酸过少,则显色增强,但空白管的颜色也增加。因此,应考虑既有足够的灵敏度,又有较低的空白值,故选用 1 mol/L 盐酸溶液的浓度较为合适。

(2)甲醛浓度过高,空白值增加;浓度过低,显色时间延长,故选用 0.2%甲醛溶液较为合适。配制甲醛溶液时,可直接用 36%～38%甲醛的上层清液加蒸馏水稀释即可。

（3）用四氯汞钾溶液作为吸收液，此时溶液的 pH 值应为 4，因为吸收液在 pH 值为 3～5 时对二氧化硫的吸收效率没有明显差别。四氯汞钾吸收液可与空气中二氧化硫生成稳定的配合物，防止了二氧化硫在采样和放置过程中的氧化变质。

$$K_2HgCl_4 + SO_2 + H_2O \longrightarrow K_2HgCl_2SO_3 + 2HCl$$

（4）采样时，应避免日光直射，否则可使吸收的二氧化硫急剧减少。采样后，若吸收液浑浊，则应在离心后，取澄清液分析。

（5）亚硝酸对本法显色有干扰。由于空气中存在的氧化氮可与水生成亚硝酸，故应加入氨基磺酸以消除氧化氮的干扰。若无氨基磺酸，也可用氨基磺酸铵代替。

$$H_2NSO_3 + HNO_2 \longrightarrow N_2 \uparrow + H_2SO_4 + H_2O$$
$$H_2N\,NSO_3NH_4 + HNO_2 \longrightarrow N_2 \uparrow + NH_4HSO_4 + H_2O$$

（6）温度对显色有显著影响，温度高时显色快，但褪色也快，如在 30 ℃时，10 min 可显色完全，可稳定 10 min；温度低，显色慢，但稳定时间较长，如在 15 ℃时，40 min 可显色完全，可稳定 50 min。因此，在显色时应严格控制标准管和样品管的温度和时间的一致性，通常采用恒温水浴来控制温度。

（7）为避免汞对环境的污染，含汞废液应集中回收，统一处理。

二、空气中甲醛的测定

（一）概述

甲醛（formaldehyde）是一种重要的室内空气污染物，近年来室内装修采用的颗粒板、聚合板等常以脲甲醛树脂做黏合剂，当遇热、潮解时会释放出甲醛；化纤地毯、除臭剂和消毒剂的使用也会释放甲醛，引起室内空气污染。香烟烟雾中也含有甲醛，据报道每支过滤嘴香烟的烟气中含甲醛为 20～100 μg。

甲醛对皮肤和黏膜有强烈的刺激作用。甲醛的嗅觉阈为 0.06～1.2 mg/m³，眼刺激阈为 0.01～1.9 mg/m³，个体差异较大。长期接触低浓度的甲醛，可致头疼乏力，当甲醛浓度达到 20～70 mg/m³ 时，可使接触者食欲减退、体重减轻、头疼、心悸和失眠。甲醛还能与空气中的离子性氯化物反应生成致癌物二氯甲基醚，国际癌症研究所已将甲醛列为可疑致癌物。

（二）卫生标准

我国居住区大气中甲醛的最高容许浓度（一次）为 0.05 mg/m³；车间空气中甲醛的最高容许浓度为 3 mg/m³；公共场所空气质量卫生标准中甲醛的浓度限值为不超过 0.12 mg/m³，室内空气中不超过 0.10 mg/m³（1 h 均值）。

（三）测定方法

甲醛的测定方法有酚试剂光度法、乙酰丙酮光度法、变色酸光度法、盐酸副玫瑰苯胺光度法、4-氨基-3-联氨-5-巯基-1,2,4-三氮杂茂（AHMT）光度法等；仪器分析法有示波极谱法、微分脉冲极谱法、气相色谱法和高效液相色谱法等。其中，AHMT 光度法在室温下就能显色，且与 SO_2、NO_2 共存时不干扰测定，灵敏度比上述其他的光度法高，推荐为室内空气中甲醛卫生检验的标准方法。气相色谱法选择性好，干扰因素小，也被推荐为居住区大气和公共场所空气中甲醛的卫生检验标准方法。

（四）AHMT 光度法测定空气中甲醛

1. 原理

空气中的甲醛被吸收液吸收后，在碱性溶液中与 4-氨基-3-联氨-5-巯基-1,2,4-三氮杂茂（AHMT）反应，经高碘酸钾氧化生成红色化合物，比色定量。

反应式如下

该方法检出限为 0.13 $\mu g/2$ mL，当采气体积为 20 L 时，最低检出浓度为 0.032 mg/m^3，测定范围为 $0.05 \sim 0.80$ mg/m^3。

2. 采样

称取 1 g 三乙醇胺，0.25 g 偏重亚硫酸钠和 0.25 g EDTA 溶于水并稀释至 1 000 mL，配成吸收液。用内装 10 mL 吸收液的大型气泡吸收管，以 0.5 L/min 流速采气 20 L，记录采样时的气温和大气压力。

3. 干扰

乙醛、丙醛、丙烯醛等醛类，乙醇、正丙醇等醇类以及大气中共存的二氧化氮和二氧化硫均不干扰测定。

（五）气相色谱法测定空气中甲醛

1. 原理

空气中的甲醛在酸性条件下被吸附在涂有 2,4-二硝基苯肼的 6201 担体上，生成稳定的甲醛腙。用二硫化碳洗脱后，经 OV-1 色谱柱分离，用火焰离子化检测器测定，以保留时间定性，色谱峰高定量。

该方法检出限为 0.2 μg，如果采气 50 L，则最低检出浓度为 0.01 mg/m^3，测定范围为 $0.02 \sim 1.00$ mg/m^3。

2. 采样

以涂有 2,4-二硝基苯肼的 6201 担体（60～80 目）为吸附剂，用内装 150 mg 吸附剂的玻璃管（长 100 mm，内径 5 mm）采样。采样时，取下采样管两端的塑料密封帽，并将进气口处的玻璃棉取出,加一滴(约 50 μL)2 mol/L 盐酸于管中的吸附剂上,然后再将玻璃棉填好。将吸附管的另一端接在空气采样器上,以 0.5 L/min 的流速采气 50 L。

采样后,将吸附管两端的塑料密封帽盖好,记录采样时的温度和大气压力。将采样管中的吸附剂全部转移至 5 mL 具塞试管中,加入 1.0 mL 二硫化碳,轻轻振摇,浸泡 30 min。取一定量洗脱液进行色谱分析。

3. 气相色谱测定条件

色谱柱为内装涂渍 OV-1 固定液(聚甲基硅氧烷)的 Shimalitew 担体(1.5:100)的不锈钢柱,柱长为 2 m,内径为 3 mm,柱温为 230 ℃,气化室温度为 260 ℃,检测室温度为 260 ℃,载气(N_2)流量为 70 mL/min。

4. 说明

(1)空气中的醛类化合物可以分离,本法可以同时测定甲醛、乙醛、丙醛和丙烯醛。二氧化硫和二氧化氮存在时不干扰测定。若采用电子俘获检测器,检测灵敏度可以提高 4~5 倍,其色谱柱为涂渍 3%硅油 OV-17 红色硅藻土的 2 m 玻璃柱。

(2)采样时,在采样管中加入少量的 HCl,以催化甲醛与 2,4-二硝基肼发生加成缩合反应生成相应的腙。

第四节　作业环境空气中有害物质测定方法

生产作业环境污染的特点是因生产性质不同,生产过程中原料、成品、半成品、副产品、夹杂物和废物都可能以固态、液态和气态的形式污染劳动环境。污染物种类各不相同,但污染物浓度较高,对生产人员有直接危害。《车间空气监测检验方法》(中国预防医学科学院劳动卫生与职业病研究所主编)规定了铅、四乙基铅、汞、敌敌畏(DDVP)、松节油等 168 种物质的检验方法。因此,对生产作业环境空气中有害物质的监测,一般是根据在生产过程中产生的污染物的种类和性质,按照有关卫生标准进行监督检测。

因为生产人员接触空气中有害物质是和生产过程有关的,所以监测中样品采集的方法尤为重要。

一、作业环境空气采样

(一)采样的目的和要求

作业环境空气采样目的有:①了解和评价生产场所劳动卫生条件,为改善劳动条件、改进操作方法,开展经常性卫生监督工作提供科学依据;②调查职业中毒原因;③鉴定和评价通风等卫生技术措施的效果;④结合现场调查和实验室研究,为制定卫生标准和厂房设计等预防性卫生监督工作积累和提供资料。

对样品采集的要求为：①样品要有代表性，应能反映劳动者在生产环境中接触污染物的真实情况；②采集的样品要稳定不变质，应防止样品在采集后的挥发、蒸发、吸附、沉淀、氧化和还原；③所采样品不能受到污染，无论是采样容器，还是运输和贮存样品，都应防止外来的污染；④所采样品要保证有足够数量，应根据检验方法的需要量事先计算采样量。

（二）采样方法的确定

应根据有害物质在劳动环境中的存在状态、理化特性、测定方法及其灵敏度和现场条件等来确定采样方法。对劳动环境空气中不同的有害物质，应选择与其合适的收集器和吸收剂，使采样效率达到规定的要求。因此，采样前应先了解现场情况，如生产过程中所产生的有害物质的种类及其存在的状态，污染物在劳动环境空气中是以气体、蒸气，还是气溶胶的形式存在。

（三）采样点的选择

应根据测定目的来选择采样点。采集的样品应具有代表性，以尽可能少的样品达到测定的目的。

对于监测劳动者接触有害物质的情况，采样点应选择在劳动者经常操作和活动的地点，并应在呼吸带相近高度，离地面 1.5 m 左右进行采样。

为了解有害物质的影响范围，需在有害物质发生源的不同方向、不同距离采样，特别在发生源的下风向及其周围、车间的休息室、走廊、邻近车间或办公室等处进行采样。

为了评价排毒通风装置卫生防护措施的效果，应在开始使用及停止通风时，分别在操作地点的呼吸带进行采样作对比。有时还需要在有害物质的排出口、密闭装置可能逸出有害物质的缝隙口附近选择采样点采样。

（四）采样时间

采集空气样品要能反映劳动者在整个工作过程中所接触有害物质浓度的变化情况及其影响，因此，应合理设计采样时间。

采样时间取决于污染物排出的情况，当生产过程中有害物质的逸出是连续而微量，采样就需要持续较长的时间，并分别在几个不同地点、不同时间进行采样；如果有害物质的逸出是间断而量大，如在加料或出料的瞬间，采样就需要在较短的时间内完成，以测定其瞬间浓度。根据需要还可在有害物质产生的前后分别采样测定，以了解有害物质在空气中的浓度变化规律。

二、生产性粉尘的测定

(一) 概述

生产性粉尘是污染劳动环境,影响工人健康的职业性有害物质。在生产过程中长期吸入粉尘会对人体健康造成危害,长期吸入某些生产性粉尘还会引起以肺组织纤维化为主的全身性疾病——尘肺。

在工农业生产的许多过程中都可能产生生产性粉尘,如矿石开采、粉碎、运输;机械、化学工业中的筛分、配料;水泥生产、包装过程中的泄露,均有大量生产性粉尘外逸。

生产性粉尘分为以下三类。

(1) 无机粉尘。①矿物性粉尘,如石英、石棉和煤等粉尘;②金属性粉尘,如锡、铝、铅和锌等金属及其化合物粉尘;③人工无机粉尘,如水泥、金刚砂和玻璃纤维粉尘。

(2) 有机粉尘。①植物性粉尘,如棉、麻、甘蔗、花粉和烟草等粉尘;②动物性粉尘,如动物皮毛、角质、羽绒等粉尘;③人工有机粉尘,如合成纤维、有机染料、炸药和有机农药等粉尘。

(3) 混合性粉尘。上述各类粉尘中两种或两种以上粉尘的混合物称为混合性粉尘,生产过程中常见的是混合性粉尘。

生产性粉尘的以下理化特性有重要的卫生学意义。①化学组成和浓度。例如,石棉尘可引起石棉肺和间皮瘤;含有游离二氧化硅的粉尘可致尘肺。同一种粉尘,浓度愈大,对人体危害愈严重。②粉尘的分散度。分散度愈高,形成的气溶胶体系愈稳定,比表面积也愈大,愈容易参与理化反应,对人体危害越大。③粉尘的溶解度。粉尘的溶解度愈大,有毒物质愈容易被人体吸收,其毒性就大。④粉尘的荷电性。温度升高,湿度降低,尘粒荷电量增加,同电性尘粒相互排斥,增加粉尘稳定性;反之,粉尘颗粒相互吸引,形成大的尘粒加速沉降。荷电尘粒易于阻留在人体内。⑤粉尘的形状与硬度。锐利、坚硬的尘粒对皮肤和黏膜的刺激强烈,尤其对上呼吸道黏膜的机械损伤或刺激更大。⑥粉尘的爆炸性。煤尘、淀粉、铝及硫黄粉尘在一定浓度范围内,遇明火或电火花放电会发生爆炸。采集这些粉尘样品时,必须注意防爆。

(二) 滤膜重量测定法测定空气中的粉尘浓度

粉尘浓度是指单位体积空气中所含粉尘的量。粉尘浓度的表示方法有计重法和计数法两种,分别用质量浓度(mg/m^3)和数量浓度表示。我国卫生标准采用质量浓度方法表示。

压电晶体法测尘仪、β 射线吸收法测尘仪能自动测定出粉尘的质量浓度,操作简便,但仪器设备昂贵。而滤膜重量法的测定结果对现场粉尘浓度具有更好的代表性,与尘肺发病率有着剂量-效应关系。

1. 原理

采集一定体积含尘空气,将粉尘阻留在已知质量的聚氯乙烯纤维滤膜上,由采样前后滤膜的质量之差和采气体积,计算空气中粉尘的浓度 $c(mg/m^3)$。

$$c = \frac{m_2 - m_1}{V_0} \times 1\,000$$

式中:m_1 为采样前滤膜质量,mg;m_2 为采样后粉尘与滤膜质量,mg;V_0 为采样体积换算成标准状况下的体积值,L。

2. 采样

将聚氯乙烯测尘滤膜置于滤料采样夹上,在呼吸带高度或离地面 1.5 m 处,用滤膜以 15～30 L/min 的流速采集空气中粉尘。

3. 注意事项

滤膜重量法测定粉尘浓度有四个关键性操作步骤。

(1)采样前必须用同样的未称重滤膜模拟采样,调节好采样流量,检查仪器密封性能。具体方法是:手掌堵住滤膜进气口,在抽气条件下,若流量计转子立即回到零刻度,表示采样系统不漏气。

(2)粉尘采样量应控制在 1～20 mg,10 mg 左右最为适宜。采样后滤膜增重小于 1 mg 时,称量误差大;若增重大于 20 mg,采样时粉尘堵塞滤膜微孔,气阻力增大,尘粒容易脱落,采样误差大。采样量超出 1～20 mg 范围时,应重新采样。

(3)空气湿度大于 90% 时,憎水滤膜上出现水雾,影响称重,应先将滤膜放在硅胶干燥器中干燥至恒重;若现场空气中含有油雾,必须先用石油醚或航空汽油浸洗采样后的滤膜,除油、晾干后再称重。

(4)安装滤膜时,滤膜的受尘面必须向外。滤膜不耐高温,使用现场气温不能高于 55 ℃。

(三)焦磷酸重量法测定粉尘中的游离二氧化硅

1. 概述

没有与金属、金属氧化物结合的二氧化硅称为游离二氧化硅(SiO_2)。天然二氧化硅分为晶态和无定形两大类,游离二氧化硅,常以晶态形式存在,化学性质稳定。

在冶金矿山采掘作业,铁路、水利工程的隧道、采石作业中常常产生大量石英岩尘;在石粉、玻璃和耐火材料厂以及机械铸造厂的原料破碎、研磨、筛分和配料等工序,清砂和喷砂等生产过程中都会产生大量粉尘。若通风除尘条件差,在生产过程中人们长期吸入含有游离二氧化硅的粉尘,可引起以肺组织纤维化为主的疾病——矽肺。矽肺是危害大、影响面广的一种职业病,检测和控制含游离二氧化硅粉尘在空气中的污染,具有重要的卫生学意义。

粉尘中游离二氧化硅的测定方法有氟硼酸重量法、焦磷酸重量法、碱熔钼蓝比色法、X 射线衍射法以及发射光谱法等。其中,应用较广的是焦磷酸重量法和碱熔钼蓝比色法,方法具有操作简便、精密度及准确度好等优点。

2. 原理

在 220～250 ℃温度条件下,磷酸脱水生成焦磷酸

$$2H_3PO_4 \longrightarrow H_4PO_7 + H_2O \uparrow$$

在 245～250 ℃时,焦磷酸与粉尘中的硅酸盐、金属氧化物作用,使之转变为可溶性焦磷酸盐。粉尘中的游离二氧化硅难溶于焦磷酸,将用焦磷酸处理过的样品溶液过滤,游离二氧化硅以残渣形式存在。称量残渣,即可计算出粉尘中游离二氧化硅的含量。

3. 样本的采集与处理

在呼吸带高度或离地面 1.5 m 高处,用测尘滤膜以 15～30 L/min 的流速采集空气中粉尘;在上述采样高度,也可用干净毛笔刷采集积尘用于测定。

将样品于玛瑙乳钵中研细至手指捻擦有光滑感,105 ℃烘烤 1 h,干燥器中冷却后,用分析天平称取适量尘样,加入磷酸,迅速加热至 245～250 ℃,反应 15 min;在不断搅拌情况下,冷却至 50～60 ℃后,用 80 ℃左右蒸馏水稀释,以防生成硅酸胶体沉淀。煮沸稀释溶液,用慢速定量滤纸过滤,再用 0.1 mol/L 盐酸、热水分别洗涤沉淀至滤液呈中性并无 PO_4^{3-}、Cl^-。将沉淀连同滤纸于瓷坩埚中低温烘干、炭化,再在 850 ℃温度下灰化 30 min,除去有机物,放入干燥器中冷却,称量至恒重。

4. 计算

将分析用粉尘样品的质量(m)、瓷坩埚的质量(m_1)及恒重后坩埚与残渣质量(m_2)代入下式,计算粉尘中游离二氧化硅的含量 $c(\%)$。

$$c = \frac{m_2 - m_1}{m} \times 100\%$$

5. 操作注意事项

(1) 用焦磷酸溶解样品时,应严格控制温度、时间,条件分别为 245～250 ℃、15 min。温度低、时间短时,硅酸盐等化合物溶解不彻底,可能残留在二氧化硅中,使测定结果偏高;时间过长时,已溶解的硅酸盐可能脱水形成胶体。

(2) 样品经焦磷酸溶解后,必须在缓慢搅拌下,用 80 ℃左右的热水稀释,并充分搅拌,以防可溶性硅酸盐在稀释、过滤时形成硅酸胶体。

(3) 若样品中含有硫化物、有机物,在加入焦磷酸的同时,还应加入氧化剂硝酸铵数毫克将其氧化,以防形成硫化物沉淀、残留有机物。若样品中含有机物(如煤尘)较多,硝酸铵氧化不完全,应先将样品置于瓷坩埚中于 700～850 ℃灼烧、灰化有机物后,再用 50 ℃左右的焦磷酸将灰化后的残渣洗入 50 mL 烧杯中,然后再按上述方法分析测定。

(4) 含碳酸盐的样品与酸作用时产生气泡,碳酸盐含量高时,作用剧烈,操作时应缓慢加热升温,防止样品溅出损失。

（5）本法适用于分析硅酸盐类（如橄榄石、辉石、角内石、蛇纹石、蒙脱石和高岭土等）、铝硅酸类（如长石和云母等）尘样。焦磷酸难以溶解绿柱石、黄玉和碳化硅等，不能用本法测定这类粉尘中的游离二氧化硅，否则，测定结果偏高。

三、空气中铅的测定

（一）概述

铅矿开采、金属冶炼、印刷业制版、电子工业的焊接、机械工业中电焊等生产过程，都会释放铅蒸气或铅氧化物。铅化合物常用于制造蓄电池、玻璃、搪瓷、油漆、颜料、轴料、防锈剂（铅丹）、橡胶硫化促进剂和塑料稳定剂等。汽油中常加有四乙基铅作为抗爆剂，其燃烧过程生成氧化铅随汽车废气排放到空气中，在交通繁忙的地区，空气中铅含量可高达 $14\sim25~\mu g/m^3$。

铅及其化合物主要以粉尘、烟或蒸气形式经呼吸道进入人体，其次是经消化道。铅化合物的毒性主要取决于它的分散度及其在人体组织内的溶解度。铅的尘粒直径约为 $1~\mu m$，铅烟颗粒更小，化学活性大，易经呼吸道吸入，发生中毒的可能性较铅尘为大。被吸收的铅进入血中形成可溶性磷酸氢铅，主要分布于肝、肾、脾、肺，其中以肝中浓度最高。几周后，95% 的磷酸氢铅离开软组织转移到骨骼，形成不溶性磷酸铅沉积。铅是一种蓄积性毒物，作用于全身各系统和器官。主要危及神经、造血、消化、心血管系统及肾脏。目前认为，铅中毒机制是引起卟啉代谢紊乱，导致血红蛋白前身血红素合成障碍。

车间空气中最高容许浓度为铅烟 $0.03~mg/m^3$，铅尘 $0.05~mg/m^3$。

居住区大气中铅的最高容许浓度为 $0.01~mg/m^3$（一次）和 $0.0015~mg/m^3$（日平均）。

空气中铅的测定方法，常用的有二硫腙分光光度法、火焰和石墨炉原子吸收分光光度法、氢化发生原子吸收分光光度法、催化极谱法、电感耦合等离子体发射光谱法等。

原子吸收分光光度法已被颁布为居住区大气和作业场所空气中铅的卫生检验标准方法。原子吸收光谱法操作简单，快速而准确。二硫腙分光光度法适用于生产和使用铅的现场空气样品中铅的测定，也是作业场所空气中铅的卫生检验标准方法之一。

（二）石墨炉原子吸收光谱法测定空气中的铅

1. 原理

用微孔滤膜采集已知体积的空气样品，将样品用硝酸-高氯酸消解后，在283.3 nm波长下，用石墨炉原子吸收法测定铅含量。本法的灵敏度为 $0.002~\mu g/mL$。

2. 采样

将微孔滤膜安装在采样夹内，以 5 L/min 的速度采集 50 L 空气样品。

3. 讨论

（1）本法测定范围为 $0.01\sim0.09~\mu g/mL$。

（2）样品消解后，应将酸挥干，否则会因样品溶液的酸度过高，影响石墨炉的寿命。

（3）当 Zn^{2+}、Cu^{2+}、Mn^{2+}、Ca^{2+}、Fe^{3+}、Al^{3+}、$Si(Ⅳ)$、$Cr(Ⅵ)$ 的浓度低于 5 $\mu g/mL$ 时，对测定无干扰。

（4）样品溶液中若有白色沉淀物，可以离心除去。

（5）玻璃器皿要经硝酸溶液浸泡过夜，然后用去离子水冲洗。

（6）若用测尘滤膜代替微孔滤膜进行采样，则在消解时要加 10 mL 高氯酸-硝酸（1∶9），必要时可再补加适量混合酸，直至消解完全。也可用高氯酸-硝酸（1∶4）代替高氯酸-硝酸（1∶9），以加速消解。

四、空气中拟除虫菊酯的测定

（一）概述

拟除虫菊酯是根据天然植物除虫菊中所含的杀虫成分而合成的一类杀虫剂。1924 年，人们发现并提取了除虫菊中有效成分，确定了其化学结构。其有效成分是由几个结构相似的物质组成，称为除虫菊素。由于除虫菊素对光、热极不稳定，因此，开始人工合成类似化学结构的杀虫剂，称为拟除虫菊酯（pyrethroid）。它们对光的稳定性比除虫菊素提高了近百倍，杀虫力提高了 30 倍。常用的有溴菊酯、氯菊酯、胺菊酯、溴氰菊酯、氯氰菊酯等。

拟除虫菊酯是一类高效、广谱的杀虫剂，对农作物、果树害虫和家庭昆虫都有杀灭作用。其毒性一般都比有机磷农药低，残留也较低，多数在碱性条件下易分解。由于这些特点，除虫菊酯在水稻、蔬菜、棉花、果树等农作物种植上得到了广泛应用，还广泛用于家庭中灭蚊和昆虫防治。它在配制、喷洒过程中可能造成空气污染；农药生产过程中密封不严、泄漏、蒸气逸出等也都可能带来污染。空气中的存在形式多为蒸气、雾或吸附于尘粒上，也可能是几种状态共存。

空气中拟除虫菊酯类农药的检验方法主要有薄层色谱法、气相色谱法和高效液相色谱法。薄层色谱法常用有机溶剂浸取样品，柱层析纯化、浓缩后，在硅胶 G 板上点样、展开，用显色剂如 0.05% 2,4-二硝基苯肼盐酸溶液或 0.5% 邻联甲苯胺乙醇液显色。但该法灵敏度低，多种拟除虫菊酯共存时不能有效分开，因此不适合空气中微量拟除虫菊酯的分析要求。气相色谱法和高效液相色谱法灵敏度高、精密度和准确度好，可以同时测定多种拟除虫菊酯，是目前常用的测定方法。采样方法有聚氨酯泡沫塑料吸附、硅胶吸附、玻璃纤维滤纸阻留和溶液吸收等。

（二）高效液相色谱法测定溴氰菊酯

1. 原理

空气中的溴氰菊酯用玻璃纤维滤纸采集，经甲醇解吸后，以甲醇＋水（95∶5）做流动相,C$_{18}$柱分离,紫外检测器检测,以保留时间定性,峰面积或峰高定量。

本法最低检出浓度为 0.02 mg/m^3(采集 50 L 空气),线性范围为 0～20.0 μg/mL。

2. 采样和样品处理

采集车间空气时,可将一张超细玻璃纤维滤纸装在采样夹中,在采样点以 0.5 L/min 的速度采集 5 L 空气。大气检测时用超细玻璃纤维滤纸以 5 L/min 的流量采气 50 L。将采样后的玻璃纤维滤纸用镊子小心取出,放入 10 mL 磨口刻度离心管中,加入 5 mL 甲醇,用玻璃棒捣烂滤纸,浸泡 20 min,离心 2 min 后取上清液 20 μL 进行分析。

3. 测定

溴氰菊酯标准品用丙酮溶解后,甲醇稀释作为储备液。分析时取适量溴氰菊酯标准,用甲醇稀释,配成 4.0 μg/mL、6.0 μg/mL、8.0 μg/mL、10.0 μg/mL 和 20.0 μg/mL 的标准溶液,测定其保留时间和峰面积,以溴氰菊酯的浓度对峰面积作图绘制标准曲线。

色谱条件为:C$_{18}$不锈钢柱(5 μm,200 mm×4.6 mm);柱温为室温;流动相为甲醇＋水＝95＋5(V/V);流速为 1.0 mL/min;紫外可见检测器,检测波长为 254 nm。色谱图如图 6-8 所示。

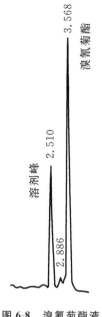

图 6-8　溴氰菊酯液相色谱图

4. 干扰及消除

(1) 本法采用的色谱条件下,做 β-右旋苯氰菊酯的分离试验,结果表明溴氰菊酯的峰与 β-右旋苯氰菊酯的峰能够完全分离。

(2) 空气中溴氰菊酯浓度范围为 0.04～1.31 mg/m^3 时,采样效率为 100％。浓度为 4.0 和 10.0 μg/mL 时,解吸效率分别为 97.9％和 100％。

(3) 样品在常温下可保存一周。空气中溴氰菊酯也可用两支各装有 5.0 mL 甲醇的多孔玻板吸收管串联后放入冰浴中采样,以防止甲醇挥发,采样流量为 0.5 L/min,采集 5 L 空气样品。

第五节　空气中有毒物质的快速测定

一、快速测定的目的及特点

快速测定(rapid analysis)就是使用简便的操作方法或用可携带的仪器在现场及时测定有害物质浓度的方法。在某些情况下,如突然发生泄露故障时,急需判明有害物质的瞬间浓度的高低和危害时,只有采用简便快捷的分析测定方法才能满足现场测定的需要。

同常规监测相比,快速测定的特点为:①快速测定着重于现场分析,速度快,因此它必须具备操作简便、便于携带、反应快速、采样量少等特点,同时具有一定准确度。②受本身条件的限制,不能完全达到常规测定方法的灵敏度、准确度。因此快速测定通常是定性或半定量测定方法。

二、快速测定的方法

快速测定目前常用的有以下四种方法。

1. 检气管法

检气管法(detector tube method)具有现场使用简便、快速、便于携带、灵敏和成本低廉的优点。但制作和标定较麻烦,同时这种方法也存在某些缺点和潜在的误差。

2. 试纸法

试纸法(test paper method)是用试纸条浸渍试剂,在现场放置,或置于试纸夹内抽取被测空气,呈色后比色定量。

3. 溶液法

溶液法(solution method)是使被测空气中有害物质与显色液作用,呈色后用标准管或人工标准管比色定量。

4. 仪器法

仪器法(instrument method)是利用有害物质的热学、光学、电学等特点进行测定,一般灵敏度和准确度都较高,但仪器价格较贵。

三、试纸法

让反应试剂、显色剂吸附在试纸上,使用时把试纸浸湿,接触被测气体一段时间后,试纸上的颜色深浅显示就会和污染物浓度相对应,与标准色板比色定量。显然,此法检测灵敏度差、易受干扰,此法多用于能与试剂迅速反应的气态、蒸气态、雾状的物质,测定误差较大,是一种半定量的方法。

试纸比色法是以滤纸为介质进行化学反应,故滤纸的质量、致密度对测定的结果起很大的作用。一般可用中速或慢速定量滤纸,也可用层析纸。

试纸快速比色法在对常见有毒气体硫化氢、二氧化硫、砷化氢、氰化氢、氟化氢、氯、汞蒸气的快速测定中被广泛应用。

四、检气管法

(一) 概述

检气管(气体检测管)是内装一定量检测剂(压紧),两端熔封的,内径为 $2\sim4$ mm 的玻璃管。使用时将两端切开,用采样器将一定量的试样空气导入其中,试样空气中的特定气体与检测剂反应使检测剂显色,根据检测剂的显色测定气体浓度。其中,检测剂是吸附了显色试剂中的精制硅胶、活性氧化铝、玻璃粉等经过干燥处理的细粉,空气中特定成分的气体能与其中的显色试剂发生显色反应(见图 6-9)。

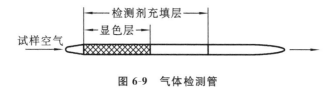

图 6-9　气体检测管

检气管有浓度表式和浓度直读式两种。浓度表式检测管用于精密测量,需要对照浓度表读取测定值。直读式检测管更适合于现场测定,检测管上直接印有浓度读数。

影响检气管显色准确度的主要因素有玻璃管的管径和温度,因此,设计有浓度图表和温度校正表。

当检测剂与被测气体成分的反应速度很慢,看不出检测管内明显的显色界限时,可以根据一定的速度往检测管内送气直至其色调与某一标准色相同,根据送入试样空气的体积求出气体浓度,称为比色测容法。

从往检测管内输送试样空气开始,直至获得一定长度的显色层为止,根据送入试样空气的体积求出气体的浓度,称为测长容积法。

检气管法可以测定空气中近 100 种无机、有机污染物,包括各种金属离子,检测灵敏度达 10^{-6} 级。理论上讲,空气中的各种成分,只要分析化学中有显色反应,都能做成相应的检气管。

(二)常用的检气管工作原理

1. CO 检测管

(1)比色法。载体吸附的 $PbSO_4$ 和 $(NH_4)_2MoO_4$ 与 CO 反应生成蓝色的 Mo_2O_3。

$$PbSO_4 + CO \longrightarrow PbSO_4 \cdot CO$$

$$3(NH_4)_2MoO_4 + 2PbSO_4 \cdot CO + 2H_2SO_4$$

$$\longrightarrow Mo_2O_3 + Pb + 2CO_2 + PbSO_4 + 3(NH_4)_2SO_4 + 2H_2O$$

(2)测长法。载体吸附的 $K_2Pd(SO_3)_2$ 与 CO 反应,析出黑色的金属钯。

$$K_2Pd(SO_3)_2 + CO \longrightarrow CO_2 + SO_2 + Pd + K_2SO_4$$

2. CO_2 检测管

载体吸附的 NaOH 和百里酚酞,CO_2 与 NaOH 反应使其 pH 值变化,由百里酚酞紫色变为桃红色。

3. SO_2 检测管

载体吸附的醋酸铅与硫化氢反应生成黑色的硫化铅。

$$(CH_3COO)_2Pb + H_2S \longrightarrow 2CH_3COOH + PbS$$

第七章 水质理化检验

第一节 概 述

一、水资源及其污染源

地球上可供开采的淡水资源十分有限,约占地球水量的 0.2%,由于人类的开采活动和浪费,目前淡水资源已接近枯竭。中国的水资源短缺尤为突出。水是生命之源,是万物生存的基础,是人类生活和发展生产的必备条件。

人体的 70% 由水组成,水是机体中输送养分、吸收养分、排出废物、维持机体电解质平衡、调节体温的重要物质。人日平均需水量至少为 2.5 L,这些水主要通过饮水和食物摄入。

一般天然淡水中的杂质主要为 8 种离子,即 Na^+、K^+、Ca^{2+}、Mg^{2+}、Cl^-、SO_4^{2-}、SiO_3^{2-} 和 HCO_3^-。进入水环境的各种污染物在水体中经稀释、扩散、沉降等物理作用和氧化还原、分解、沉淀、吸附、絮凝等物理化学作用以及生物分解、转化、富集等生物化学综合作用下,逐渐分解破坏,使水体又恢复到未受污染的程度,水体所具有的这种能力称为自净能力。水体的自净能力取决于污染物的理化性质和水体本身的各种环境条件。显然,任何水体的自净能力都是有限的,超过这个限度,就会发生水污染。

各种环境水体经过人们的工农业生产和生活使用后会带来各种杂质,这些杂质达到一定程度后会使水质恶化,对地球环境和水的利用产生不良影响,水质的这种恶化称为水污染。已有不少国家的河流、湖泊和海湾出现了污染,有的甚至还发展成为严重污染。据初步统计,世界上每年排入水环境的各种废水和污水已达 6 000 亿吨,造成了 5.5 亿立方米水体的污染,也就是说全世界约有 1/3 的淡水受到了污染。美国的污水年排放量达 1 500 亿吨。我国的废水、污水日排放量为 8.6×10^7 t,其中,工业废水为 83%,生活污水为 17%。90% 以上的废水和污水未经任何处理就直接排入水域,造成了不同程度的污染。

二、水污染的危害

水环境受污染后可造成一系列危害。

(一) 危害人体健康

有两类疾病是由水污染造成的,一类是由水中含有的某些病原微生物和寄生虫,引起疾病,特别是传染病的蔓延,霍乱、痢疾、蛔虫、鞭虫、血吸虫病等都是由水传播的肠道传染病和寄生虫病;另一类是水中含的有毒有害物质造成急性和慢性中毒。氰化物、有机磷农药、砷、铅、汞等污染物在水中的含量超过一定限度时,人们饮用了这种水就会发生中毒事故。急性中毒事故比较少见,更多的是慢性中毒。慢性中毒是指人们长期摄入被污染的水、水产品或农作物而引起的各种慢性中毒性疾病。这类危害对人类的威胁更大,因为慢性中毒往往需要经过较长时间才能显示出中毒症状,不易被重视,发现时已中毒较深。

(二)影响工农业生产

工业生产中对水质有不同要求,如水的硬度、色度、化合物杂质等。使用污染水会造成工业产品质量下降,增加水净化程序和生产成本,严重时还会造成生产事故。

农业用水主要是灌溉用水。污水中可能含有一些植物所需的养料,同时也含有毒物,这些毒物既可危害作物生长,也可使作物受到污染。长期用污水灌溉,即使污水中有毒、有害物质含量很低,也会造成土壤污染,从而污染作物,严重时会使作物丧失食用价值。

养殖水域的污染,主要是酸、碱、重金属、氰、酚、农药等剧毒物质污染了水体,有机物分解消耗了水中溶解氧造成缺氧,悬浮物或油黏附在鱼贝类上等。水是水生生物的介质,其化学成分直接影响着水生生物的生存和发展。污染严重的水可影响鱼贝类的生理活动,使其生长发育不良或畸形,从而直接影响鱼类产量,给渔业生产带来损失。

(三)破坏生态平衡

不恰当的人类活动会破坏自然生态平衡。如果向水体排放大量对生物有害的物质,虽然有些物质是在天然水体中早已经存在,但水污染会提高其含量水平,有的则是原来水体中根本就不存在的物质,从而增加了天然水体的化学物质种类,致使水质恶化。

水生生物中水草、藻类等绿色植物和鱼类等一些比较高级的动物,在天然条件下,特定水体中生物群落的组成结构具有相应的特定模式,生物与环境之间的物质循环和能量交换,已经具有相应的平衡关系。人类活动的影响可能会加速变化过程,破坏平衡关系,从而产生种种不良影响。例如,营养盐类养分太多,会引起水草、藻类和有色素的动物以及一些微生物的大量繁殖,大量消耗水中的溶解氧,给鱼类等生物带来威胁。

三、水污染源

向水体排放或释放污染物的污染源,可分成自然污染源和人为污染源两大类。绝大部分造成严重危害的污染物都是人类社会活动造成的。

各种污染源的主要特点如下。

（一）生活污水

随着城市化发展，生活污水已成为一个十分重要的水体污染源。生活污水中污染物多为无毒的无机盐、需氧有机物、病原微生物和洗涤剂，其氮、磷、硫含量高，在厌氧细菌作用下易产生硫化氢、硫醇、粪臭素等恶臭物质。

（二）工业废水

工业废水是目前水体污染的主要污染源，已超过了生活污水量。工业废水在水质和水量上与生活污水有很大差异，其显著特点是量大、面广、成分复杂、毒物种类多、毒性大、含量变化大、不易净化、难处理。

（三）农村污水

农村污水包括农业牲畜粪便、污水、污物，农药和化肥，用于灌溉的城市污水和工业废水等，它是作物、水产品和地下水的重要污染源。农村污水有面广、分散、难于收集和治理的特点，如施用的农药和化肥有 80%～90%可进入水体。

四、水质理化检验的任务和意义

水中杂质的种类和含量决定了水的质量，水和水中杂质共同表现出来的综合特征称为水质，衡量水中杂质的具体尺度称为水质指标。据不完全统计，目前水质理化检验的项目已达 180 余项，并且还会逐渐增多。

（一）水质理化检验的任务

水质理化检验是了解水质状况的手段，主要包括以下几方面的任务。

1. 水质本底监测

在天然水体中，某些化学物质的含量和组成，以及生存于该水域中的水生生物群落都具有固定的特性。对水域未受污染的上游或污染前的理化特性和生物特性进行调查监测，积累本底资料，对以后评价污染程度、发现新污染物、研究水体自净能力、水污染与人体健康的关系和预报污染趋势都十分重要。

2. 水污染现状和趋势监测

对水污染现状和趋势进行监测，目的是为了了解卫生标准执行情况及研究环境污染与人体健康的关系。应特别注意发现新污染物及其对人体造成的不良影响。

3. 污染源和污染程度监测

查找污染源并判定其污染程度，以便对其进行控制和治理，这是检验部门经常进行的工作。

4. 积累污染预报资料

积累污染预报资料是水质理化检验的主要任务。为此,必须结合水文气象、本底监测、日常监测、污染源调查、水体自净能力和自净容量等多方面情报资料,综合分析,预报水质情况,以便及时采取相应措施,确保人类健康。

(二)水质理化检验的意义

水质直接关系到人类的生活、生产和健康状况。通过水质理化检验,可提供各水质指标的具体数据,以判断水质是否符合要求。水质理化检验的意义主要表现在以下几方面。

1. 防止发生急慢性中毒和疾病蔓延

通过水质理化检验可以确定受到污染的水体中的污染物种类、污染物的含量、污染物对人体健康的危害程度;监测水中有毒、有害物质可防止发生各种急慢性中毒事故;监测水中病原微生物,可防止疾病蔓延。因此,水质理化检验在预防疾病、保护人体健康方面有重要意义。

2. 检查执行标准情况

国家有关部门制定和发布了一些标准,如生活饮用水卫生标准、废水排放标准、农田灌溉用水标准等,这是防止污染、保护环境的必要措施。生产企业或用水单位是否按标准规定排放,是否超标排放,超标量如何,这些问题需要用水质理化检验去解决。

3. 为污染治理提供依据

对污染水体要进行治理,治理措施的效果评价,需要经常进行水质理化检验。水体的自净容量、自净能力、污染物进入水体后的转归,也需要通过水质理化检验来解答。

五、水质理化检验方法

(一)对水质理化检验方法的要求

水质理化检验的具体任务是定量测定水体中杂质的种类和数量,它主要以分析化学的基本原理为基础,采用各种化学分析和仪器分析方法进行水质测定。

水质理化检验的方法应能满足以下要求:

(1)适用范围广,分析方法应在较宽的浓度范围和干扰物含量范围有较好的适应能力;

(2)灵敏度高,分析方法可对样品实现直接测定,测定结果比较准确可靠;

(3)操作简便,为分析人员经过短期训练或不经训练即可掌握的技术;

(4)分析周期短,有利于迅速得到分析结果和进行批样分析;

(5)经济实用,所需仪器设备价格低廉,费用少。

实际工作中很难找到能完全满足上述要求的分析方法。建立一个分析方法时，首先，应考虑的是灵敏度和特异性，其次，应考虑方法的操作是否简便，所需设备是否经济等问题。例如，在测定水中金属离子含量时，只要具备条件，应选择原子吸收法，因为它比较灵敏，尤其是石墨炉原子吸收法，其灵敏度能满足多数水样中金属离子含量的直接测定。若不具备条件，才考虑需要富集操作的比色法或其他方法。

（二）测定方法种类

分析方法的选择应考虑到需要和可能性两个方面因素，方法的确定应符合卫生标准规定的测定范围和被测物质的存在形式。几乎所有的化学分析和仪器分析方法均可用于水质理化检验。虽然仪器分析方法在水质理化检验中的应用越来越广泛，但经典的化学分析方法和成熟的光度法在水质理化检验中仍占有很大的比重。在表7-1 中列出了部分分析方法在水质理化检验测定中的应用。

表 7-1　水质理化检验常见分析方法种类

方　　法	测　定　成　分
重量法	悬浮物、残渣（过滤性、非过滤性）、溶解性固体、SO_4^{2-}、Ca^{2+} 等
容量法	酸碱度、总硬度、挥发性酚、CO_2、NH_4^+、Ca^{2+}、Mg^{2+}、Cl^-、CN^-、SO_4^{2-}、S^{2-}、Cl_2、溶解氧（DO）、化学耗氧量（COD）、生化需氧量（BOD）等
分光光度法	可见光域：Ag、Al、Be、Bi、Co、Cr、Hg、Fe、Mn、Ni、Sb、Cd、Pb、Zn、As、NH_4^+、NO_2^-、NO_3^-、PO_4^{3-}、SO_4^{2-}、Cl_2、硝基苯、甲醛、挥发性酚、阴离子表面活性剂等 紫外光域：油、汞（Hg）、硝酸盐（NO_3^-）等 红外光域：油
荧光法	Se、Be、U、B(a)P、油类等
原子吸收法	铝（Al）、铁（Fe）、铜（Cu）、铅（Pb）、镉（Cd）、锌（Zn）、汞（Hg）等
极谱法	阴极过程测定（10^{-6}级）：Cu、Pb、Cd、Zn 等 阳极过程测定（10^{-9}级）：Cu、Pb、Cd、Zn 等
电极法	pH 值、氟离子（F^-）、DO、Cl^-、CN^-、S^{2-}、Na^+、K^+、NH_3等
气相色谱法	有机氯农药、有机磷农药、多氯联苯（PCB）、酚类等
液相色谱法	多环芳烃、B(a)P（苯并芘）等
薄层色谱法	农药、有机污染物、B(a)P（苯并芘）等

第二节　样品采集与保存

水样的采集和保存，是水质理化检验工作中重要的环节。正确的采样和保存样品的方法，是使分析结果正确反映水中待测成分真实含量的先决条件，即应在采集样品阶段保证样品的真实性和代表性。

（1）水样的真实性。水质检验工作是从采样开始的，分析人员应该亲自到现场采集水样，并且带回。必要时应贴上封条，做好记录。

（2）水样的代表性。采集的样品应能反映出同一批次样品、同一区域水体的客观情况。方法是根据大样本随机抽样的原则抽取样本，合理设置区域水体的采样点。

一、采样前的准备

一般情况下，采集水样可用桶、瓶等各种集水器。深井采样、自动采样情况下，才需要专门的采样装置。

1. 容器的选择

采样器材和容器应对检验项目呈物理化学惰性。

（1）聚乙烯塑料瓶：用于测定金属离子、放射性元素和其他无机物项目的水样收集。

（2）硬质玻璃瓶：即硼硅玻璃，用于测定有机物、生物材料项目的水样收集。

2. 容器封口

水样一般用细口瓶盛装，用磨口塞、塑料旋口塞封口，不能用木塞、橡皮塞封口。必要时用稳定金属箔（铝、锡、铅、铝/树脂复合箔）包裹。碱性的液体样品不能用玻璃塞。长途运输应加蜡封、捆扎和防震措施。

3. 容器的洗涤

容器的洗涤方式应根据样品成分和检验项目来确定。

（1）一般通用的洗涤方法。

通常，玻璃瓶和塑料瓶应首先用水和洗涤剂清洗，以除去灰尘、油垢；再用自来水冲洗干净；然后用10％的硝酸或盐酸浸泡8 h，取出沥干，用自来水漂洗干净；最后用蒸馏水充分荡洗3次。

（2）有特殊要求的洗涤方法。

容器应先用水和洗涤剂洗净，并用自来水冲洗干净后，再分别按下述方法处理。

① 用于盛装背景值调查样品的容器。用10％盐酸溶液浸泡8 h以后，还需用1∶1硝酸溶液浸泡3～4 d，然后用自来水漂洗干净，再用蒸馏水充分荡洗3次。

② 测铬的样品容器。只能用10％硝酸溶液浸泡，不能用铬酸洗液或盐酸洗液浸泡。

③ 测汞的样品容器。用1∶3的硝酸溶液充分荡洗后放置数小时，然后依次用自来水和蒸馏水漂洗干净。

④ 测油类的样品容器。用广口玻璃瓶作容器，按一般通用洗涤方法洗净后，还要用萃取剂（如石油醚等）彻底荡洗2～3次。

二、采样方法

水样的采集方法取决于测定项目的目的要求和水样来源。

单个检测项目的采样体积一般为 50～500 mL。根据检验项目计算总量,再适当过量。水样应立即用 0.45 μm 滤膜过滤后装瓶,也可用澄清液。装瓶时先用滤液(澄清液)将容器荡洗 3 次再装瓶,同时加入相应的保存剂。为了防止在运输过程中样品溢出,样品瓶不应装满,应留约 10% 容积的空隙。

1. 天然水与生活饮用水样的采集

在采集河流、湖泊或水库的表面水时,可在距岸边 1～2 m 处将采样瓶浸入水中,使瓶口位于水面下 20～50 cm、离水底 10～15 cm 处,打开瓶塞,让水进入瓶中。采集自来水和有抽水设备的井水时,应先放水数分钟,使积留于水管中的杂质流出去后再采集水样。

2. 生活污水样的采集

生活污水的成分变化较大,主要与人们的作息时间、季节和季节性食物的种类有关。目前,城市的生活污水经管直接排入水体或经污水处理厂处理后再排入水环境。因此,可在城区排污口、全市总排污口布点采样;在污水处理厂的进、出水口或市政排污管线入江(河)口处均布点采样。

3. 工业废水样的采集

工业废水是指生产过程中排出的各种废水,它的特点是种类和数量变化都很大。仔细设置采样点和选择采样方法,才能获得有代表性的样品。布点前应进行必要的调查研究,查清工业用水量、工业废水的类型和排污去向。对于一般监测项目,可在工厂总排污口取样;而对于毒性大或有致癌性的污染物,应在车间或车间设施出口取样。对于有处理设施的工厂,还应在处理设施进出口分别布点取样,了解处理效果。

采集废水的方式有间隔式等量取样、平均比例取样、随机取样和单独取样数种。间隔式等量取样适于废水流量比较恒定的情况,通常在一天内每隔一定时间采集相等的水样混匀;如果废水流量不恒定,则用平均比例方式,即根据废水流量比例采样,流量大时多取,流量小时少取,混匀后装瓶;要了解废水在一天不同时间内成分的变化,则每隔一定时间采集一次水样,并立即进行分析。

4. 水系污染调查时水样的采集

对一个水系进行污染调查时,须从整个水域考虑,合理设置采样点,建立起水体污染监测网,才能及时、准确地报告污染情况和水域中各种有害物质的动态变化。

为了合理确定采样点,首先,应做好调查研究和收集资料,了解水系的水文、气候、地质、地貌特征;其次,应了解水体沿岸的城市分布和工业布局情况,污染源分布及排污情况,城市的给排水情况;再次,应收集原有的水质理化检验资料,必要时,设置一些调查点进行采样分析。根据检验目的、检验项目、样品类型和调查研究资料的综合分析,确定采样点。

　　水系的污染调查,需设置背景点、控制点和消减点。背景点是提供水系环境背景值的采样处,所谓环境背景值是指未受或很少受到人类活动影响的区域环境内水体的物质组成与含量。因此,背景点应尽量远离城市工业区、居民密集区、交通干线、农药和化肥施用区。控制点是提供污染物浓度,了解污染物对水体的影响、评价污染状况以控制污染物排放的采样处。因此,它应设置在沿岸大城市、大型工矿区、工业集中区、大型排污口的下游河段处,还应设置在城市的主要饮用水源、水产资源集中区域、主要风景游览区等处。消减点是提供经水体自净作用污染物减少状况的采样处。一般认为消减点应设置在城市或工业区最后一个排污口下游超过 1 500 m 的河段上。

　　在河流污染状况调查中,若河面较宽,就应设置采样断面。同一断面设置多少采样点主要由河水宽度决定。若水宽小于 50 m,一般只在河中心设置一个采样点;若水宽为 50～100 m,可设左、右两个采样点;若水宽为 100～1 000 m,设左、中、右三个采样点;若水宽大于 1 500 m,至少设 5 个等距的采样点。若水深小于 5 m,只在水面下 0.3～0.5 m 处设一个采样点;若水深为 5～10 m,在距底部 1 m 处再增设一个采样点;水深 10～50 m,除上述两点外,在 1/2 深处再设一点。

　　采集的水样除能反映空间变化,还应能反映时间上的变化。一般每年至少应在丰水期、枯水期、平水期各采样两次。一般对地面水的常规监测,最好每月采一次样,以便了解水质的季节变化。

三、水样的保存

　　微生物的新陈代谢活动和化学作用的影响,能引起水样组分的变化。如二氧化碳引起 pH 值的变化、胶体的絮凝沉淀、吸附作用等。水样采集后,一般应尽快分析,并采取保存措施。

　　水样保存的目的就是尽量减缓微生物的作用,尽量减缓化合物与络合物的水解作用,尽量减少组分的挥发损失。

　　1. 冷藏法

　　在 4 ℃下暗处(冰箱中)保存,可抑制微生物活动,减缓物理、化学作用和挥发损失的速度。

　　2. 化学法

　　(1)加生物抑制剂,阻止微生物作用。每升样品中,可加入氯化汞($HgCl_2$)20～30 mg;如果测定汞,加入苯、甲苯或氯仿 0.5～1 mg 即可。

　　(2)酸化法。为防止金属元素沉淀和被容器壁吸附,可加酸至 pH 值小于 2,使水中的金属呈溶解状态,一般可以保存数周。但对测汞水样的保存期较短,一般为 7 d。

　　因各种保存剂本身可能含有微量杂质,应用加有保存剂的蒸馏水样进行空白值测定,以扣除因其引起的测定误差。

第三节　感官性状和物理指标测定

人的感觉器官能够觉察得到的性质状态称为水的感官性状,水的物理指标一般是指温度、色度和电性质。水的感官性状很重要,感官性状不良的水,会使人产生厌恶感和不安全感。水的感官性状和物理指标有水温、臭和味、色度、浑浊度、电导和蒸发残渣。水温的测定比较简单。

一、臭和味

臭和味是人的嗅觉和味觉对化学物质的一种感觉或体验。清洁的水是无臭无味的,只有当水中含有杂质并达到一定浓度时才产生臭和味。有臭和味的水一般不宜饮用。臭气主要来源于天然水中动植物的分解和工业废水的排放,如水中生物体的腐败产生硫化物臭气。溶解在水中各种不同的化合物,使水具有不同的味道。如含有大量有机物时,水带有甜味;含氯化钠的水带有咸味;含硫酸镁、硫酸钠,可引起苦味等。

检验水的臭和味,主要是依靠人的嗅觉和味觉对水中的臭和味进行定性描述和评价。水的臭气可以正常、芳香气、化学药品气、硫化物臭气、其他臭气(如鱼腥臭气、污染水腐败臭气、霉烂臭气)等描述和分类。水味可用正常、酸、甜、苦、涩、咸来分类描述。强度等级为 0～5 级,0 级为无任何臭和味,5 级为极强烈恶臭和异味。

二、色度

纯净的水在水层浅时为无色,水层深时为浅蓝色。溶解性有机物、部分无机物和有色悬浮颗粒,均可使水呈现颜色。天然水的颜色,主要是有机物质所致。水中存在铁和锰能分别引起红水和黑水现象。纺织、印染、造纸、食品、有机合成等工业废水,常因含有染料、色素、无机盐、添加剂等而使水呈现颜色。水体有颜色会减弱水体透光性,影响水生生物的繁殖和生长。

水样色度应是除去悬浮物后的颜色。除去水样悬浮物可先静置或离心,然后取上清液进行测定。因为滤纸会因吸附而降低水中部分色度,一般不用滤纸过滤。

测定水样色度的方法有铂钴比色法和稀释倍数法。前者适用于较清洁,具有黄色色调水样色度的测定;后者适用于色度很深,不是黄色色调的工业废水或生活废水色度的测定,方法简便易行。

1. 铂钴比色法

用氯铂酸钾(K_2PtCl_6)和氯化钴($CoCl_2 \cdot 6H_2O$)配成标准溶液,同时规定每升水中含 1 mg 以氯铂酸根形式存在的铂所具有的颜色为 1 度。用目视比色法测定水样色度。

比色时在自然光线下,比色管底部衬一张白纸或白色瓷板,比色管略微倾斜,使光线由液柱底部向上透过。分析者面对光线,视线由比色管液面自上而下地观察,记录水样色度结果。水样色度超过 70 度时,可取适量水样用蒸馏水稀释后比色测定。这时,水样色度等于相当于标准色列的色度与稀释倍数的乘积。水色受 pH 值影响,pH 值高时往往颜色加深,所以应同时报告测定时水的 pH 值。

　　2. 稀释倍数法

　　当水体被生活污水和工业废水污染,水样颜色不是黄色色调时,就不能用铂钴比色法,而只能用稀释倍数法进行色度测定。首先,用文字记录水样颜色的种类,如深蓝色、浅蓝色、微红色、紫红色、浅黑色、深绿色、浅棕色等;然后,用蒸馏水对水样进行稀释,以刚好看不见颜色时的稀释倍数,表示水样色度的测定结果。

三、浑浊度

　　纯净的水是清澈透明的,当水中含有悬浮物及胶体物,如泥沙、有机物、浮游生物、微生物和无机物等,就会产生浑浊现象。使水呈现浑浊现象的颗粒范围很宽,一般直径为 10 nm～0.1 mm。这些颗粒可粗略地分为三类,即泥土、有机颗粒和无机颗粒。天然水中的悬浮物主要由土壤表面受侵蚀形成的土壤颗粒构成的,其次,是有机颗粒以及微生物积聚而成的颗粒。生活污水和工业废水形成的浑浊水主要是有机颗粒和无机颗粒。

　　浑浊度反映水中悬浮颗粒对光的散射和吸收特性。浑浊度的单位以度表示。各种不同用途的水对浑浊度有不同的要求,自来水的浑浊度不超过 5 度。高浑浊度影响水的味感和颜色,令人厌恶。特别是含有机成分或腐殖质成分的颗粒,具有较强的吸附能力,它们能吸附水中的有害成分,饮用高浑浊度的水会给人体健康带来危害。

　　测定水样浑浊度时,应该用玻璃瓶采样。玻璃瓶可先用盐酸或表面活性剂清洗,再用纯水洗净、晾干备用。水中悬浮物颗粒的性质和含量会受放置时间、温度、沉淀、凝聚、微生物等因素的影响而发生改变,因此采样后应尽快测定。如果必须贮存,应避免与空气接触,并加 5%氯化汞溶液防腐,在 4 ℃下的暗处冷藏,但不得超过 24 h。测定前要将样品恢复到室温。

　　硅藻土标准比浊法的测定方法如下。

　　用硅藻土配成的标准浊列与水样比较即可得出水样的浑浊度度数。规定在 1 L水中含 1 mg 一定粒度的硅藻土所产生的浑浊程度为 1 度。此法为我国测定浑浊度的标准检验方法,最低检测浓度为 1 度,适用于生活饮用水和水源水浑浊度的测定。

　　测定水样浑浊度时,首先,要制备浑浊度标准原液并确定其浑浊度度数,然后,以浑浊度原液为基础,配制出不同浑浊度的标准系列。将水样与标准系列比较,目视法测出水样的浑浊度。

　　配制浑浊度标准所用的标准物质除硅藻土以外,还有白陶土、高岭土、漂白土,它们的主要成分是 Al_2O_3 和 SiO_2,但 Al_2O_3 与 SiO_2 的比例不同、产地不同,其悬浮物的光学效应就不同,对测定结果影响较大。鉴于浑浊度标准商品目前尚无统一规定的现实,在报告中应说明是用哪一种标准物质配制的标准。

测定时,不同浊度的水样,应与不同的标准系列比较。例如,水样浊度在 1～10 度之间,要求标准系列两邻管的浓度差为 1 度。水样浊度在 10～100 度之间,要求标准系列两邻管的浓度差为 5 度。水样浑浊度结果于测定时直接读取,不同浑浊度范围的读数精密度与标准系列一致,要求如下。

浑浊度,度	读数精密度,度
1～10	1
10～100	5
100～400	10
400～700	50
>700	100

四、电导和蒸发残渣

电解质溶液能够导电,其导电能力的强弱称为电导。电导是电阻的倒数,电导的大小与阴离子、阳离子的总和以及溶解性固体的量有密切关系。测定电导可以检验天然水中可溶性矿物质的总浓度,以此来反映水受矿物质污染的程度,可用来检查蒸馏水或去离子水的纯度。电导测定具有快速、准确,不消耗水样,又不改变水样的特点,但它无法反映水中非电解质物质的污染状况。

水样在一定温度下蒸干、烘烤所得到的固体物质的总量称为蒸发残渣。水中残渣可分为滤过性残渣和非滤过性残渣。将水样用一定的过滤器过滤,被滤器阻留的物质干燥后得到的残渣称为非滤过残渣,主要是悬浮物;能通过滤器的物质,经过蒸发和干燥得到的残渣称为滤过性残渣,它不仅包括溶解性物质,而且还包括一些不溶解的固体微粒和微生物,是水中可滤过不易挥发物质的总和。水中物质能否过滤与其颗粒大小、滤器性质、孔径大小、厚度、被阻留物质的量,以及水温、pH 值诸因素有关,这些因素复杂,且难于控制,因此,滤过性残渣和非滤过性残渣只具有相对意义。我国一般采用 0.45 μm 滤膜作滤器。

水中残渣来自地面径流、天然污染源、生活污水和工业废水的排放。它的组成包括有机物、无机物和各种生物。饮水中残渣过多,特别是滤过性残渣过多,就会有异味,刺激胃肠道,引起腹痛、腹泻,并致体内结石等,危害人体健康。

1. 电导的测定

电解质溶液是一种导体,它也遵守欧姆定律。在一定温度下,一定浓度的电解质溶液的电阻 $R(\Omega)$ 与电极间距离 $l(cm)$ 成正比,与电极截面积 $A(cm^2)$ 成反比,即

$$R = \rho \frac{l}{A} \tag{7-1}$$

电导(L)是电阻的倒数,则

$$L = \frac{1}{R} = \frac{1}{\rho} \cdot \frac{A}{l} = K \frac{A}{l} \tag{7-2}$$

电导的国际单位为 S(Siemens),$1\ S=1\Omega^{-1}$。K 为电导率,即电阻率的倒数,单位为 S/cm。

从式(7-1)、式(7-2)可以看出,当两电极间距离为 1 cm,电极面积为 1 cm² 时,所容纳的 1 cm³ 溶液的电阻值等于电阻率,电导等于电导率。因此,可用测定电阻的方法来测定电导和电导率。电导仪就是根据这一原理设计而成。

由于电导电极的面积和两电极间的距离是固定不变的,所以 l、A 为常数,称为电极常数,以 Q 表示,由式(7-2)可得

$$K = 1/R \cdot Q \tag{7-3}$$

因电极间的距离与电极面积不易测准,K 不易直接测得,常用已知电导率的氯化钾标准溶液,分别测定标准溶液和待测溶液的电阻,由式(7-3)计算出待测溶液的电导率。

标准溶液 $\qquad\qquad Q=K_s \cdot R_s$

待测溶液 $\qquad\qquad Q=K \cdot R$

用同一电导电极,其 Q 值相等,所以

$$K \cdot R = K_s \cdot R_s$$

$$K = R_s/R \cdot K_s$$

电导仪的关键部件是电导池,要正确选用和安装电极。对电导率小于 5 S/cm 的溶液,通常选用电极常数小于 0.6 的光亮电导电极;电导率为 5～150 S/cm 时,宜选择电极常数为 1 左右的铂黑电极;测定电导率大于 150 S/cm 时,则应选择电极常数为 5 左右的 U 形电极。要防止电极沾污,充分洗涤干净。如果电极表面的铂黑已经脱落,应重新镀铂黑并标定其电极常数。使用已知电极常数的电极时,应经常用标准氯化钾溶液进行校正。用电导仪测定时,还要注意溶液的温度不应超出仪器的规定范围,否则,仪器将失去补偿作用,使测定结果不准确,严重时可能损坏电导池。

2. 蒸发残渣的测定

残渣的测定结果与蒸发温度有密切关系。残留物在 105 ℃烘干时,不仅保留结晶水,还可能保留一些机械性吸着水,重碳酸盐可变成碳酸盐,但一般有机物损失较少。在 180 ℃烘干时,能除尽机械性吸着水,仅有硫酸盐类保留结晶水;有机物因挥发而损失,但未完全破坏;碳酸盐可能部分地分解为氧化物或碱性盐类,还可能损失部分氯化物或硝酸盐。此外,残渣的量也与烘干的时间有关。因此,测定残渣时,应慎重选择烘干温度和时间。

准确移取 100 mL 水样置于已恒重的蒸发皿中,用水浴蒸发至干。如果用砂浴蒸发,切勿完全干燥。将蒸发皿移入 103～105 ℃烤箱中烘烤 1 h,取出置于干燥器中冷却,30 min 后称重。重复烘干、冷却和称重,直至恒重。以蒸发皿的增加的质量除以水样体积,即可得出水样蒸发残渣的含量。

测定滤过性残渣时,先用孔径为 0.45 μm 的滤膜过滤水样,准确吸取 100 mL 滤液于已恒重的蒸发皿中,按上述方法同样测定和计算,可得到水样滤过性残渣的含量。

第四节　水污染指标的测定

由于有机污染物种类多、数量大,目前有机污染仍然是水质污染中的主要问题之一。因此,通过有机污染程度可综合评价水体受污染的程度。目前的技术水平和监测能力还难以做到进行有机污染的全分析,因而多用有机污染的综合指标来间接反映水质有机污染的程度。常用的综合指标有三氧(溶解氧、化学耗氧量和生化需氧量)、三氮(氨氮、亚硝酸盐氮和硝酸盐氮)、总有机碳、总需氧量、紫外吸收等数种。

一、溶解氧

(一) 概述

溶解于水中的单质氧,称为溶解氧(dissolved oxygen,DO),以氧的 mg/L 表示。水中溶解氧的含量与环境因素、水体理化性质和生物学特性有关。

水中溶解氧的含量与有机污染有密切关系。如果水体受到易于氧化的有机物污染,有机物分解要消耗氧,可使水中溶解氧逐渐减少,当氧化作用的耗氧速度超过水体从空气中吸收氧的速度时,水中溶解氧不断减少,甚至接近于零。此时,厌氧性微生物迅速生长繁殖,有机物发生腐败作用,使水质恶化发臭。因此,测定水中溶解氧,可间接反映水体受有机物污染的状况。水中溶解氧含量越高,有机物越容易被分解和破坏,水体就越容易达到自净,所以,测定水中溶解氧,又可反映水体自净能力和自净速度的大小。值得注意的是,被有机物污染不久的水体,其溶解氧不会立即发生大的变化。

在正常情况下,清洁的地面水所含溶解氧接近饱和状态;海水中溶解氧的含量约为淡水的 80%;表层水中溶解氧含量较高,深层水中较低;地面水比地下水中的溶解氧含量高。溶解氧与水生生物的生存有密切关系,许多鱼类在溶解氧为 3~4 mg/L 的水中时,就会因缺氧而窒息死亡。我国卫生标准规定,一般地面水的溶解氧不得低于 4 mg/L。

测定溶解氧水样的采样原则是避免产生气泡,防止空气混入。所以,要用溶解氧瓶或具塞磨口瓶采集。将橡皮管插到瓶底部,待瓶中水满外溢数分钟后,取出橡皮管,盖好瓶塞,瓶内不能留有气泡。采样后应尽快测定,不能尽快测定时,应加 $MnSO_4$ 和碱性 KI 现场固定,固定后的水样只能保存 4~8 h,不能长时间放置。

测定溶解氧的方法主要有碘量法、薄膜电极法和电导测定法。碘量法准确、精密,但有多种杂质干扰,如果配以适当的干扰消除措施,可消除水中常见干扰物的影响,适用于测定水源水、地面水等较清洁的水样,是目前常用的测定溶解氧的方法。薄膜电极法和电导测定法可测定颜色深、浊度大的水样,常用于江河水、湖泊水、排水口污水和废水中溶解氧的测定。

（二）测定方法

1. 碘量法

硫酸锰与氢氧化钠作用生成氢氧化锰，氢氧化锰与水中溶解氧结合生成含氧氢氧化锰（或称亚锰酸），亚锰酸与过量的氢氧化锰反应生成锰酸锰。锰酸锰在酸性条件下与碘化钾反应析出碘，用硫代硫酸钠标准溶液滴定析出的碘而定量。各步反应式为

$$MnSO_4 + 2NaOH = Mn(OH)_2 \downarrow + Na_2SO_4$$
$$2Mn(OH)_2 + O_2 = 2MnO(OH)_2 \downarrow$$
$$MnO(OH)_2 + Mn(OH)_2 = MnMnO_3 + 2H_2O$$
$$MnMnO_3 + 2KI + H_2SO_4 = 2MnSO_4 + K_2SO_4 + I_2 + H_2O$$
$$I_2 + 2Na_2S_2O_3 = 2NaI + Na_2S_4O_6$$

测定时，先在样品瓶中加入硫酸锰和碱性碘化钾溶液，以固定溶解氧（采样时已固定溶解氧的可省掉这一步），再加入浓 H_2SO_4 析出碘，待沉淀完全溶解后，吸取 100 mL样液，用 0.025 mol/L $Na_2S_2O_3$ 液滴定析出的碘，并根据消耗硫代硫酸钠的毫升数，按下式计算水样溶解氧含量（mg/L）

$$DO = [(0.025 \times V \times 8 \times 1\,000)/100]\ (mg/L) = 2\,V\ (mg/L)$$

测定溶解氧时，试剂的加入方式比较特别，应将移液管尖插入液面之下，慢慢加入，以免将空气带入水样中引起误差。另外，还要注意淀粉指示剂的加入时机，应该先将溶液由棕色滴定至淡黄色，再加淀粉指示剂，否则终点会出现反复，难以判断。

用碘量法测定溶解氧，常常会遇到一些干扰，应根据干扰物的种类和性质，采用适当的方法消除。水样中常见的干扰物及消除方法有以下几种

（1）当水样中含有 NO_2^-、Fe^{3+} 时，可发生下述反应而影响溶解氧的测定

$$2NO_2^- + O_2 = 2NO_3^-$$
$$2NO_2^- + 2I^- + 4H^+ = 2NO \uparrow + I_2 + H_2O$$
$$2Fe^{3+} + 2I^- = 2Fe^{2+} + I_2$$

向样品中加入叠氮化钠和氟化钠，可消除 NO_2^- 和 Fe^{3+} 的干扰

$$2NaN_3 + 2HNO_2 + H_2SO_4 = 2N_2 \uparrow + 2N_2O \uparrow + Na_2SO_4 + H_2O$$
$$Fe^{3+} + 6F^- = [FeF_6]^{3-}$$

（2）若水样中存在有大量的 Fe^{2+}，会消耗游离出来的碘，使测定结果偏低。此时应加入高锰酸钾溶液将 Fe^{2+} 氧化为 Fe^{3+}，再加入 NaF 将 Fe^{3+} 转化为$[FeF_6]^{3-}$ 配合物。过量的高锰酸钾以草酸还原除去。草酸也不能过量，否则会使碘还原为 I^-，影响测定结果。

（3）水样中的悬浮物质较多时，会吸附游离碘而使结果偏低。此时，预先在碱性条件下水解明矾 $KAl(SO_4)_2$，生成氢氧化铝沉淀，后者再凝聚水中的悬浮物质，沉淀析出后取上清液测定溶解氧。

2. 薄膜电极法

薄膜电极法利用极谱化学原理,其极谱式氧电极由两个与支持电解质相接触的金属电极组成,由一种选择性薄膜(常为聚乙烯和碳氧化合物薄膜)把支持电解质与样液分开,水样中的分子氧可通过薄膜进入支持电解质,于电极上发生电极反应,产生的扩散电流与分子氧浓度呈线性比例,根据电极反应的电流而换算出溶解氧的浓度。

温度和离子强度对测定有较大的影响,实际测定时,需用校正曲线来消除其影响。薄膜电极长期应用于测定含有硫化氢一类气体的水样时,会降低电极的灵敏度,应经常更换电极,以消除这种影响。

二、化学耗氧量

(一)概述

水中还原性物质,在规定条件下,被氧化剂氧化时所消耗的氧化剂的量换算成相当于氧的量称为化学耗氧量(chemical oxygen demand,COD),以氧的 mg/L 表示。

水中还原性物质主要是有机物,如碳水化合物、蛋白质、油脂、氨基酸、脂肪酸、酯类、腐殖质等。它们主要来源于动植物的分解以及生活污水和工业废水的排放。当水体被有机物污染后,COD 便会增加。因此,COD 是用来间接评价水体受有机物污染状况的综合指标之一。水中还原性物质除有机物外,还有还原性无机物,如 Fe^{2+}、S^{2-}、NO_2^- 等。它们在水中的含量一般较少,可忽略不计。但当还原性无机物含量高时,则应扣除其影响。

一般水的 COD 值(酸性高锰酸钾法)大致为:清洁水 2～3 mg/L;污染水源水 10 mg/L 左右;生活污水 30～90 mg/L;工业废水因其类型不同,其 COD 值有很大差别,低者每升数百毫克,高者每升可达数千毫克(见表 7-2)。我国颁布的工业废水排放标准规定,在工厂排出口处废水化学耗氧量的最高容许浓度为 100 mg/L。

表 7-2　某些工业废水、城市污水中 BOD_5 与 COD_{Mn} 值

污水类型	BOD_5/(mg/L)	COD_{Mn}(煮沸 10 min)/(mg/L)
石油工业	200～500	75～200
油页岩石油厂	—	5 700～7 000
焦化厂	1 420～2 070	5 245～7 778
皮革厂	220～2 250	—
造纸厂	—	2 077～2 767
腈纶生产饱和塔	680	1 856
腈纶生产解析塔	815	2 660
印染厂	350	1 100
化纤厂酸性废水	50	108
化纤厂碱性废水	180	211
一般城市污水	38～65	111～162
混有工业废水的城市污水	83～207	82～395

测量 COD 的方法常用重铬酸钾法和酸性高锰酸钾法,分别记作 COD_{Cr} 和 COD_{Mn}。酸性高锰酸钾法测定 COD 具有简便快速、耗资少和二次污染危害少的优点,但对有机物氧化效率低,Cl^- ＞300 mg/L 时有干扰,因此只适用于较清洁的水样,如饮用水、水源水等和测定生化需氧量时估计稀释倍数。重铬酸钾法对大多数有机物的氧化程度达理论值的 95％～100％,再现性好,适宜于测定较复杂的工业废水和生活污水。其缺点是操作复杂、费用高、并存在 Hg^{2+} 和 Ag^+ 的污染。

COD_{Mn} 与 COD_{Cr},虽然都是常用的测定方法,但二者在氧化能力上有很大差别。COD_{Cr} 氧化能力几乎能将有机物完全破坏。COD_{Mn} 氧化能力弱,只能氧化部分有机物,且严格受实验条件的影响。因此,两种方法的测定结果无论从意义上还是从数值上说都是不同的。两者的测定结果之间无可比性。

测量水中 COD 的方法还有比色法、氧化还原电位滴定法、恒电流库仑分析法等半自动和自动分析方法,它们都必须用标准重铬酸钾法或酸性高锰酸钾法进行校准。

(二) 测定方法

1. 酸性高锰酸钾法

水样在酸性条件下,加入高锰酸钾溶液,在沸水浴中加热 30 min,使水中有机物被氧化,剩余的高锰酸钾以草酸回滴,然后根据实际消耗的高锰酸钾量计算出化学耗氧量。反应式为

$$4KMnO_4+5[C](有机物)+6H_2SO_4 == 2K_2SO_4+4MnSO_4+5CO_2\uparrow+4 H_2O$$

$$2KMnO_4+5H_2C_2O_4+3H_2SO_4 == K_2SO_4+2MnSO_4+10CO_2\uparrow+8H_2O$$

测定时,取 100.0 mL 水样或稀释水样,用稀 H_2SO_4 酸化后,加入 0.002 mol/L $KMnO_4$ 10.0 mL,在沸水中准确加热 30 min,立即加入 0.005 mol/L 草酸 10 mL 终止氧化反应,趁热用 0.002 mol/L $KMnO_4$ 滴定至微红色,记录其用量为 V_1 mL。再加入 0.005 mol/L 草酸 10 mL,再用 0.002 mol/L $KMnO_4$ 滴定至微红色,记录其用量为 V_2 mL。然后按下式计算水样 COD 值。

$$COD=[(10+V_1)10/V_2-10]\times 0.005\times 16\times 1\,000/100\ (mg/L)$$

若为稀释水样,则应另取 100 mL 蒸馏水,按上述方法滴定,此为空白实验。设空白消耗高锰酸钾溶液的体积为 V_0 mL,按下式计算水样 COD 值(mg/L)。

$$COD=\{[(10+V_1)10/V_2-10]-[(10+V_0)10/V_2]-10\}$$
$$\times R\times 0.005\times 16\times 1\,000/原水样体积(mg/L)$$

式中:R 为稀释水样中蒸馏水在 100 mL 体积内占的比例。

本法在测定的过程中,有机物被氧化的程度受反应条件的影响,为了保证方法具有良好的重现性和结果的可比性,必须严格控制反应条件。

酸度以 0.45 mol/L H^+ 浓度为宜。酸度过大,高锰酸钾易自动分解;酸度过小,反应速度慢,结果偏低。

高锰酸钾溶液的浓度应准确控制在 0.002 mol/L 左右,浓度过大或过小,都会影

响测定结果的准确性。由于新配制的高锰酸钾溶液浓度不稳定,应提前两周配制。

水样应适当的稀释,保证在沸水浴中加热 30 min 后消耗的高锰酸钾溶液少于加入量的 50%。这是因为,样品中有机物的含量直接影响氧化剂的氧化速度和氧化能力的大小,所以,同一水样,由于稀释倍数不同,测得的 COD 值也不完全一致。因此,必须在报告结果时注明稀释倍数。

除必须严格控制上述反应条件以外,还应注意以下问题:当水样中含有大量的 NO_2^-、S^{2-}、Fe^{2+} 等还原性无机物时,COD 值会增高,显然增高的 COD 值与有机物无关,应消除其影响,方法是取另一份水样在不加热的情况下测定其冷耗量,再从 COD 值中减去冷耗量即可。

水样中氯离子浓度超过 300 mg/L 时,在酸性介质中被高锰酸钾氧化而生成氯气,这样就消耗了高锰酸钾,使结果偏高。此时,可采用碱性高锰酸钾法测定,即用氢氧化钠溶液替代硫酸溶液,让高锰酸钾在碱性条件下氧化水中的有机物,这样不但可避免大量氯离子的干扰,而且有研究结果表明,有些氯化物(如氯化钙、氯化锶等)还可提高高锰酸钾的氧化效率。

2. 重铬酸钾法

定量的重铬酸钾在强酸条件下将有机物氧化,剩余的重铬酸钾以邻菲罗啉为指示剂,用硫酸亚铁铵标准溶液回滴,由实际消耗的重铬酸钾的量,计算水样的化学耗氧量。反应式如下所示。

$2K_2Cr_2O_7 + 3[C](有机物) + 8H_2SO_4 = 2K_2SO_4 + 2Cr_2(SO_4)_3 + 3CO_2 + 8H_2O$

$K_2Cr_2O_7 + 6(NH_4)_2Fe(SO_4)_2 + 7H_2SO_4$

$$= K_2SO_4 + Cr_2(SO_4)_3 + 3Fe_2(SO_4)_3 + 6(NH_4)_2SO_4 + 7H_2O$$

$$Fe^{2+}(稍过量) + 3C_{12}H_8N_2 = [Fe(C_{12}H_8N_2)_3]^{2+}$$

测定时取 50 mL 水样或稀释水样于 300 mL 圆底烧瓶中,加 $HgSO_4$ 0.4 g,优级纯浓 H_2SO_4 5 mL,充分摇匀。加 0.004 mol/L $K_2Cr_2O_7$ 标准溶液 25 mL,再加 H_2SO_4 75 mL,混匀,加 $HgSO_4$ 1 g,充分摇动后,加热回流 2 h。停止加热并放冷,用约 25 mL 蒸馏水洗涤冷凝管,将烧瓶内溶液全部转移至 500 mL 三角瓶中,加水稀释至约 350 mL,加邻菲罗啉亚铁指示剂 2~3 滴,用 0.025 mol/L $(NH_4)_2Fe(SO_4)_2$ 滴定至溶液由深绿色变为深红色即为滴定终点,记录 $(NH_4)_2Fe(SO_4)_2$ 的用量。同法取 50 mL 蒸馏水代替水样做空白试验,按下式计算水样 COD 值。

$$COD = (V_0 - V_1) \times 25/V_2 \times 0.004 \times 100/V (mg/L)$$

式中:V 为原水样毫升数;V_1 为水样消耗的 $(NH_4)_2Fe(SO_4)_2$ 的毫升数;V_0 为空白消耗 $(NH_4)_2Fe(SO_4)_2$ 的毫升数;V_2 为标定 0.025 mol/L $(NH_4)_2Fe(SO_4)_2$ 时,25.0 mL 0.004 mol/L $K_2Cr_2O_7$ 标准溶液所消耗的 $(NH_4)_2Fe(SO_4)_2$ 的毫升数。每次测定时都应重新标定。

重铬酸钾虽然氧化能力强,仍不能完全氧化直链烃等有机物,因此需加入 $HgSO_4$ 作催化剂,并用煮沸回流的方式来提高氧化效率。其氧化效率能达理论值的

95%～100%。但水样中的 Cl^- 可与 $HgSO_4$ 生成沉淀,阻碍氧化作用,此时可按 Cl^- 10 倍的量加入硫酸汞,使 Cl^- 生成氯化汞的配合物,可消除 800 mg/L Cl^- 的干扰。

当水样 COD 值大于 50 mg/L 时,应稀释后测定。稀释的程度以加热氧化后剩余的 $K_2Cr_2O_7$ 量为其加入量 50%～80% 为宜。

水中的 NO_2^- 会消耗 $K_2Cr_2O_7$,使结果偏高,为此,可向样品和空白瓶中按每 1 mg NO_2^- 加 10 mg 的量加入氨基磺酸,将 NO_2^- 转变为氮气,可消除其干扰。

为保证结果的准确性,各种试剂的加入量在样品和空白瓶中应完全相同。

三、生化需氧量

(一)概述

生化需氧量(biological oxygen demand,BOD)是指水中的有机物在需氧性微生物的作用下,进行生物氧化分解所消耗的氧量,以 mg/L 表示。

水中有机物的生物氧化反应很复杂,可用下述反应式来表示。

$$C_6H_{12}O_6 + 6O_2 \longrightarrow 6CO_2 \uparrow + 6H_2O \quad (完全氧化)$$

$$色氨酸 + 6O_2 \longrightarrow 吲哚 + 丙酮酸盐 + NH_3 \uparrow \quad (不完全氧化)$$

$$6C_6H_{12}O_6 + 6O_2 + NH_3 \longrightarrow 4C_5H_7O_2N_{(细菌细胞)} + 16CO_2 + 28H_2O$$

在需氧性微生物的作用下,有机物的生物氧化过程的特点是吸收 O_2,呼出 CO_2,吸收的 O_2 越多,则表明水样中被氧化分解的有机物的量就越多。因此,可以根据生物氧化反应吸收的 O_2 量来间接衡量水体中有机物的含量。BOD 是水中有机物污染监测必不可少的指标,也是工业废水处理设施设计和效果判断的重要依据,我国规定地面水 BOD_5 不超过 3～4 mg/L,工业废水排放标准为小于 60 mg/L。

(二)测定方法

有机物在水中的生物氧化分解是一个极其缓慢的过程,BOD 就是在规定条件下,测定一定时间内生物氧化分解有机物所消耗的氧量,以此来衡量有机物污染的程度。BOD 的测定方法很多,根据测定原理有标准稀释法、检压法(呼吸计法)、库仑法、微生物传感器法、BOD 短时日测试法和相关分析法等。在这些方法中,以标准稀释法最为常用,也是我国规定的标准方法,下面重点介绍这一方法。

标准稀释法原理:测定水样或稀释水样培养前的 DO 和在 20 ℃培养 5 d 后的 DO,根据培养前后 DO 之差和稀释倍数算出水样 BOD 值。

标准稀释法的测定步骤主要为以下几方面。

1. 估计水样稀释倍数

水样有机物含量小于 2 mg/L 或 DO 含量充足时不用稀释;有机物含量大于 2 mg/L 时水样应稀释。实验研究表明,水样经 20 ℃培养后,溶解氧下降 40%～70% 时,测得的 BOD 值才与水中的有机物含量呈线性比例关系,所以水样在稀释时要有合适的稀释倍数。

水样稀释倍数的估计方法如下。

(1) 根据水样的性质和工作经验来估计。对严重污染的水可稀释到 $0.1\%\sim1.0\%$，生活污水稀释到 $1\%\sim5\%$，经过氧化处理的污水可稀释到 $5\%\sim25\%$，较清洁的河水可稀释到 $25\%\sim100\%$。

(2) 根据 COD 值来估计。稀释倍数 $=COD_{Mn}/n$，对于工业废水取 $n=1$，生活污水取 $n=2\sim3$。

(3) 通过预试验来估计。无论采用哪种方法估计稀释倍数，每一水样都需同时作 $2\sim3$ 个稀释倍数的测定，以确保至少有一个稀释倍数的溶解氧下降率在 $40\%\sim70\%$ 之间。如没有一个稀释倍数符合上述要求，说明稀释倍数估计不准，应重做。

2. 制备稀释水

稀释水样用的水不是普通的蒸馏水，而是特制的稀释水，其作用是为微生物分解水样中的有机物提供必要条件和适宜的环境。因此，稀释水应满足下述要求，溶解氧含量应充分，20 ℃，$DO>8$ mg/L，含有微生物生长所需要的营养物质，如 Na^+、K^+、Ca^{2+}、Mg^{2+}、Fe^{3+}、N、P 等，同时由这些离子造成的渗透压要和该细菌的渗透压相似，具有一定的缓冲作用，能将 pH 值维持在 7 左右，因为微生物一般在 pH 值为 $6.2\sim8.5$ 范围内活动能力最强。稀释水本身的有机物含量低，空白值应小于 0.2 mg/L，如果水样中含有对微生物具有毒害作用的物质，如 Cu^{2+}、Hg^{2+}、CN^-、甲醛等，则应在稀释水中接种经驯化培养的特种微生物。

制备稀释水时，将蒸馏水置于大的瓶中，加入磷酸盐缓冲溶液、氯化镁、氯化钙和氯化铁溶液，吹气或自然曝气 $1\sim2$ d，必要时接种特种微生物，密塞，静置 1 d 以上，使溶解氧的量达到稳定。

3. 水样的稀释

稀释操作一般是在 1 000 mL 的量筒中进行，先用虹吸的方法加一半稀释水于量筒中，再将按照稀释倍数计算出来的所需水样体积加入其中，同时，用稀释水稀释至 1 000 mL 刻度。用特制的搅拌棒混匀后，用虹吸法将量筒中的稀释水样分装于两个溶解氧瓶中，密塞。一瓶 15 min 后测定溶解氧，另一瓶送培养。

4. 培养

需培养的溶解氧瓶用水密封好，再送入 20 ℃ 的生化培养箱中，培养 5 d。培养期间应每天检查 2 次，严格控制温度在 (20 ± 1) ℃ 范围内，并及时补加密封水。

5. DO 的测定

按照 DO 测定方法，分别测出每个稀释倍数，包括稀释水当天和培养 5 d 后的 DO 值。

6. 结果计算

计算出每个稀释倍数的 DO 下降率，用 DO 下降率在 $40\%\sim70\%$ 的稀释倍数来计算 BOD，按下式计算 BOD(mg/L)值，若同时有几个稀释倍数满足上述要求，则用这几个稀释倍数的 BOD 值的均值得出结果。

$$BOD_5 = [(D_1 - D_2) - (B_1 - B_2)] \times f/P \ (mg/L)$$

式中：D_1 为稀释后立即测得的水样 DO 值；D_2 为稀释后培养 5 d 时的水样 DO 值；B_1 为稀释水培养前的 DO 值；B_2 为稀释水培养 5 d 后的 DO 值；P 为原水样在 1 000 mL 稀释液中所占的比例；f 为稀释水在 1 000 mL 稀释液中所占的比例。

测定 BOD 值时，应注意以下几点。①需测定 BOD 值的水样，应尽快测定，否则，BOD 值会迅速下降。如果水样含有强酸或强碱，应当先用 10% 的碳酸钠溶液或 0.5 mol/L 硫酸中和至 pH 值为 7 左右。如果水样有余氯应先用 0.005 mol/L $Na_2S_2O_3$ 溶液除去，以免余氯影响微生物活动。②为了获得准确的 BOD 值，在稀释水样的过程中，应避免产生气泡，防止空气进入。所以要用虹吸的方法加入稀释水及分装稀释液。装瓶时，溶解氧瓶内不能留有气泡。溶解氧瓶塞必须是完全磨口塞。培养 5 d 后，溶解氧瓶内如果产生气泡，结果会不准确。气泡产生的原因主要是稀释水或水样通过低温保存，使用时温度太低；或水样含有藻类物质，在未完全避光的情况下进行培养所产生的气泡。③水样中含有大量悬浮物时，会影响测定结果，有些活性污泥耗氧特别多，必须在测定之前用 $KAl(SO_4)_2$ 混凝沉淀的方法除去悬浮物。④水样有硫化物、亚硫酸盐和亚铁等还原性物质时，会很快消耗溶解氧，因此在测定时，培养前的稀释水样应放置 15 min 后测定，以消除其影响。

四、氨氮、亚硝酸盐氮和硝酸盐氮

（一）概述

进入水体的有机物，有相当一部分是含氮有机物，如蛋白质类、氨基酸类、核酸类和尿素等，这些物质在水中受微生物和氧化作用而发生分解，其过程为

$$蛋白质 \rightarrow 多肽 \rightarrow 氨基酸 \rightarrow 氨 \rightarrow 亚硝酸盐 \rightarrow 硝酸盐$$
$$尿素 \rightarrow 氨 \rightarrow 亚硝酸盐 \rightarrow 硝酸盐$$

随着分解过程的进行，有机氮化合物不断减少，无机氮化合物逐渐增加。在无氧条件下，分解过程的最终产物是氨，在有氧条件下，氨进一步被微生物转化为亚硝酸盐和硝酸盐。这种含氮化合物由复杂的有机氮化合物逐步转变为亚硝酸盐和硝酸盐的过程，称为无机化作用。随着无机化作用的进行，水中有机氮化合物不断减少，微生物的营养不断减少，进入水体中的微生物也逐渐消亡。因此，测定水体中各类含氮无机物的含量，有利于掌握水体受有机污染的状况，了解水体的自净能力并对水质进行卫生学评价。水体中的无机氮化合物主要有氨氮（NH_3-N）、亚硝酸盐氮（NO_2-N）和硝酸盐氮（NO_3-N），习惯上简称三氮。虽然氨、亚硝酸盐和硝酸盐均属于无机污染物，但除一些特殊废水污染外，水中的 NH_3、NO_2^- 和 NO_3^- 主要来自于含氮有机物的分解和粪便污染，所以三氮可作为评价水体有机污染程度和自净能力的指标。

氨氮包括游离氨和铵盐两种形式。氨氮普遍存在于地面水及地下水中。地面水

中的氨氮通常是微生物活动分解有机物的产物,因此,可以作为水污染卫生学评价的指标;地下水中的氨氮则往往由自然的还原过程所产生,因此,用氨氮对水质作卫生学评价必须结合细菌学检验的结果。水体中氨氮的存在一般对人体无害,但表明污染的有机物正在分解之中,水体在不久前受到污染。因此,一般要求饮用水中的氨氮不得超过 0.02 mg/L。

亚硝酸盐是含氮有机物分解的中间产物,在水体中很不稳定,在氧和微生物的作用下可氧化成 NO_3^-,在缺氧条件下,可被还原成 NH_3。亚硝酸盐尚未到氮氧化的最后阶段,此时细菌活动性很强,水中如检出亚硝酸盐,说明污染正在进行。水中 NO_2^- 的来源主要为生活污水中含氮物的分解和化肥、酸洗等工业废水,农田排水也可引入较高量 NO_2^-。人体摄入一定量 NO_2^- 可发生高铁血红蛋白症。在酸性溶液中 NO_2^- 可与二级胺类形成强致癌物亚硝胺,因而饮用水对 NO_2^- 要求都较严格,通常不高于 0.02 mg/L,不过我国的生活饮用水卫生标准(CB5749—1985)尚未对 NO_2^- 作明确规定。

硝酸盐氮是含氮有机物无机化作用最终的分解产物,如果水样中仅含有硝酸盐氮,有机氮和亚硝酸盐氮都不存在,就表示有机污染物已经分解完全。如果水样含有较多量的硝酸盐氮,其他各种含氮化合物也存在,就表示水的自净作用正在进行,有机物的分解作用还未完成。如果用这种水作为饮用水,应进行彻底的处理与消毒。饮水中的硝酸盐氮含量过高时,对人健康有影响,主要是使儿童血液中变性血红蛋白增加。一般饮用水中的硝酸盐氮不应超过 20 mg/L。

(二)测定方法

水中氨氮、亚硝酸盐氮和硝酸盐氮都很不稳定,应在取样后尽快进行,如不能及时测定,为了抑制微生物活动对氮平衡的影响,应于 0～4 ℃避光储存;如需保存 24 h 以上,则需每 1 000 mL 水样中加入 0.8 mL 浓硫酸,并于 0～4 ℃保存。

测定氨氮常用的方法有纳氏比色法,酚盐比色法和氨选择电极法。纳氏试剂法是测氨的经典方法,被很多国家列为标准方法。但由于纳氏试剂毒性大,现在许多国家也将经过改良后的酚盐比色法列为标准方法。

水中亚硝酸盐氮的测定现普遍采用重氮耦合光度法,还可用离子色谱法、气相色谱法、示波极谱法等进行测定。

水中硝酸盐氮的测定有二磺酸酚法、镉柱还原法、紫外分光光度法和电极法。紫外分光光度法干扰较多,只适用于清洁水样的测定;电极法可望成为测定硝酸盐氮的简便方法。目前常用的测定方法有二磺酸酚法、镉柱还原法、变色酸法及麝香草酚法等。

1. 纳氏比色法测定水中氨氮

在碱性溶液中氨与纳氏试剂(碘化汞钾)生成棕黄的碘化氧汞氨,反应产物在 15～30 min内稳定,颜色深浅与氨氮含量成正比。其反应式如下。

$$[HgI_4]^{2-} + NH_3 + 3OH^- \longrightarrow NH_2Hg_2IO + 7I^- + 2H_2O$$

测定时取适量水样或蒸馏水样于比色管中,分别加入 50％酒石酸钾钠溶液和纳氏试剂,混匀后放置 15 min,用目视比色法或在 420 nm 处进行分光光度法测定。

水样中的余氯可与氨发生反应,生成一氯氨、二氯氨或三氯氨,使测定结果偏低,所以采样后应立即加入硫代硫酸钠,以破坏余氯,并且应尽快分析,若需保存,则应加入硫酸调节水样 pH 值至 1.5～2,在 4 ℃保存。

水样中的 Ca^{2+} 、Mg^{2+} 、Fe^{2+} 和 Fe^{3+} 等在碱性条件下可形成碳酸钙、碱式碳酸镁和氢氧化铁沉淀,使溶液混浊,干扰比色。所以,在显色前应加入酒石酸钾钠溶液,与金属离子生成配合物,以消除其影响。

当水样有色,混浊或含有醛酮等干扰物时,不能直接显色测定,须将水样进行蒸馏,使氨与干扰物分离。蒸馏时应加入磷酸盐缓冲溶液维持水样 pH 值为 7.4 左右。若 pH 值过低,NH_3 转化为 NH_4^+,而不易被蒸出,使测定结果偏低;若 pH 值过高,部分蛋白质和氨基酸在加热过程中会分解,使测定结果偏高。因此,蒸馏时应注意控制水样的 pH 值,对于加有硫酸的水样,应先用氢氧化钠溶液中和后,再加入磷酸盐缓冲液。

测定中所用的试剂和标准溶液均需用无氨蒸馏水配制。无氨蒸馏水的配制方法是将普通蒸馏水加硫酸酸化,并滴加少量高锰酸钾溶液至蒸馏水呈紫红色后,再蒸馏。酒石酸钾钠中常含有氨,可将配好的酒石酸钾钠溶液加热煮沸至原体积的80％,即可挥发除去溶液中的氨,冷却后再稀释至原体积。由于氨的挥发性较大,进行氨氮测定时,实验室内不得使用浓氨水。

当水样中的氨氮较高,水样需稀释时,应先将水样稀释,再加入纳氏试剂,否则氨的浓度过高而形成沉淀。

2. 重氮耦合光度法测定水中亚硝酸盐氮

在一定的 pH 值条件下,亚硝酸盐与对氨基苯磺酰胺发生重氮化反应,生成氨基苯磺酚,再与二盐酸-1-萘乙二胺耦合,生成紫红色偶氮染料,在波长 540 nm 处测定亚硝酸盐氮的含量。将亚硝酸盐氮标准溶液用纯水稀释到 50 mL,将水样(或经处理后的水样)用 1＋30 盐酸溶液或 10 g/L 氢氧化钠溶液调节至近中性,再吸取适量水于比色管中。向水样及标准色列管中各加 1 mL 对氨基苯磺酰胺溶液,混匀后放置 2～8 min,加入 1.0 mL 二盐酸-1-萘乙二胺溶液,立即摇匀。显色 10 min 后,在 2 h 之内于 543 nm 波长,用 1 cm 比色皿以纯水为参比测定其吸光度值。

水样采集后应尽快测定,以免细菌将亚硝酸盐转化为硝酸盐或氨,加入少量的氯化汞抑制细菌,并在 4 ℃下保存,样品可稳定 1～2 d。

本法所用纯水应不含亚硝酸盐,可选下述一种方法制备无亚硝酸盐的纯水。①于 1 L 纯水中加入高锰酸钾晶体及氢氧化钙晶体各一粒,在全玻璃(硼硅玻璃)蒸馏器中蒸馏,弃去初馏部分,收集馏液备用。②取普通纯水,加氢氧化钠至溶液呈碱性,蒸馏,收集馏液备用。

亚硝酸钠不稳定,受潮时很容易被氧化。因此,配制标准溶液最好用新开瓶的试剂,用过后应该紧塞,以防空气进入,潮解的试剂不能使用。

溶液的 pH 值对显色有影响,pH<1.7 时颜色最深,如果用于测定的水样 pH>8,加入酸性磺胺溶液后,一般均能达到亚硝酸盐重氮化所需的酸度条件(pH 值为1.4),并使加入 N-(1-萘基)-乙二胺盐酸盐试剂后的 pH<1.7,否则溶液的吸光度大大降低。

除有色金属离子(Co^{2+}、Cu^{2+} 等)改变水样的颜色引起干扰外,一般的共存离子不干扰。在显色前,可用孔径为 0.45 μm 的微孔滤膜过滤或氢氧化铝凝聚法除去水样中的悬浮固体。

本法的检出限为 1 $\mu g/L$,最高可测至 180 $\mu g/L$,浓度过高也不易显色,因此,对含量较高的样品应作适当稀释。

3. 二磺酸酚比色法测定水中硝酸盐氮

浓硫酸与酚作用生成二磺酸酚,二磺酸酚在无水条件下与硝酸根离子作用生成硝基二磺酸酚,中和至碱性时,所得反应物在碱性溶液中发生分子重排生成黄色化合物;在 420 nm 波长处测定吸光度。

测定时,先取适量水样于蒸发皿中,调节溶液的 pH 值近中性,至水浴上蒸干,然后加入二磺酸酚试剂 1 mL,用玻棒研磨残渣使其与试剂充分接触。反应 10 min 后用水溶解,不断搅拌下加入浓氨水 3.5 mL 使呈黄色,用水稀释定容至 50 mL 后,于420 nm 波长处测定吸光度,根据标准曲线计算水样中硝酸盐氮含量。

水中的 Cl^-、NO_2^-、NH_4^+、Ca^{2+}、Mg^{2+} 和 Fe^{3+} 等物质可影响 NO_3^- 的测定,测定时应采取适当的措施来消除这些物质的干扰。①水中氯化物在强酸条件下会与 NO_3^- 反应,生成 NO 和 NOCl,使 NO_3^- 损失,结果偏低。测定前应先用银盐法测定出水样中氯化物的含量,再根据 Cl^- 的含量,加入计算量的硫酸银,使其恰好除净水样中的Cl^-。放置数小时后,用离心或过滤的方法除去沉淀,然后取上清液测定。②水样中NH_4^+ 与 NO_3^- 在加热过程中可发生反应,生成氧化亚氮,当 Ag^+ 存在时更加速此反应的进行,使 NO_3^- 损失,结果偏低。蒸发前先将水样调成碱性,将氨挥发掉,则可消除此影响。③水样中的 NO_2^- 在硫酸存在下,可生成一氧化氮和硝酸,使 NO_3^--N 测定偏高。当 NO_2^- 含量过高,须用高锰酸钾将 NO_2^- 转化为 NO_3^-,再从测定结果中扣除NO_2^--N。④若水样中 Ca^{2+}、Mg^{2+}、Fe^{3+} 等离子含量过高,加氨水显色时,溶液中出现沉淀,影响比色,在这种情况下可加入 EDTA 溶液,掩蔽金属离子,使沉淀消失。

第五节 水中污染物的测定

一、水中无机物污染物的测定

(一)概述

水中的无机污染物是指各种金属、非金属以及它们的盐、氧化物或其他化合物。

在预防医学领域,习惯将它们分为毒理学指标和一般无机指标进行测定。属于毒理学指标的有铅、镉、汞、铬、氟、硒、砷和氰化物,它们的特点是毒性大、对人体健康危害严重,卫生标准中对其浓度和检测的控制非常严格。属于一般无机指标的是铁、锰、铜、锌等金属;酸度、碱度、硬度和 pH 值;硫化物、磷和磷酸盐、余氯等。

在众多的污染物中,金属污染给人类带来的危害最引人注目的,举世闻名的水俣病和骨痛症就是由金属汞和镉污染造成。无机污染物,特别是金属污染物无法消失,它只能从一个区域迁移到另一个区域,从一种环境迁移到另一种环境。在迁移过程中,由于环境条件的改变,金属污染物可能会发生一些形态或价态的变化,但它不像多数有机物那样可被微生物降解,反而会经过动植物食物链的特殊作用,由极低的浓度富集到比较高的浓度,从而给人类造成潜在威胁。进入水环境的金属污染物主要来源于地质风化、化学工业、金属冶炼及其制品生产、矿物燃料的燃烧等,其中,人类的社会活动是金属污染的主要来源。目前,水环境中常见的金属污染物有汞、镉、铅、铬、铜、锌等。

由于工农业生产和生活用水大量增加,生产和生活废水中的污染物使水体的酸度、碱度、硬度和 pH 值,硫化物、磷和磷酸盐的含量发生改变,难以恢复甚至丧失天然水体的使用价值。城镇自来水厂要对水源水进行卫生处理,为了保证加氯消毒效果,加氯量必须超过需氯量,使在氯化和杀菌后还能剩余一部分有效氯。加入氯一定时间后,水中所剩余的氯称为余氯。过量余氯的氯化作用会使含酚的水产生氯酚臭,还可生成有机氯化物对人体健康有害。

(二) 测定方法

水中金属含量测定最常用的方法是原子吸收法,该法有简便快速、灵敏准确的优点,如果采用等离子发射光谱法,则具有可同时测定多种元素的优点。水和废水中35 个金属测定项目都可用原子吸收法测定:浓度高时用火焰原子吸收法,若为难原子化元素则用 N_2O-C_2H_2 火焰测定;浓度低时用石墨炉原子吸收法测定;有些元素如As(砷)、Sb(锑)、Bi(铋)、Ge(锗)、Sn(锡)、Pb(铅)、Se(硒)、Te(碲)等还可用氢化物发生-原子吸收法测定。

分光光度法可用于各种金属、非金属的测定,其特点是简便可靠,但灵敏度比原子吸收法低许多。气相色谱法、离子色谱法和示波极谱法等电化学方法可用于各种金属、非金属的测定,有非常理想的检测灵敏度。离子选择电极法对氟的检测非常有效,也可以用于氰化物、金属和余氯检测。

1. 原子吸收光谱法测定水中的镉

(1) 样品采集和处理。清洁水样可无需制备,直接进行分析,或只需加少量硝酸-盐酸消化即可。对土壤和污水常用王水-高氯酸消化样品。也可用 1 mol/L 盐酸分解样品,此法简便、快速、空白值低。若要测定有效态镉可用 0.1 mol/L 盐酸振荡提取或用 EDTA、DTPA(二乙烯三胺五乙酸)振荡提取。

（2）测定方法。由于水和土壤中镉含量较低,共存的干扰离子较多,因此,原子吸收光谱法测镉的方法可分为萃取火焰原子吸收光谱法和石墨炉原子吸收光谱法。前者是用适当的配位剂与镉生成配合物,用有机溶剂萃取,萃取液吸入原子化器。石墨炉原子吸收光谱法可在原子化前先多次进样预富集样品,以提高灵敏度。但两种方法在分析前都需检查是否存在基体干扰或背景吸收。其方法是通过加标回收试验来判断基体干扰程度,通过测定分析线附近 1 nm 内的一条非特征吸收线处的吸收来判断背景吸收的大小。如镉的分析线为 228.8 nm,可选择 229 nm 的非特征吸收谱线来测试样品背景吸收的大小。根据检验结果,如果存在基体干扰,可加入干扰抑制剂或用标准加入法测定,并计算结果。如果存在背景吸收,可用自动背景校正装置或邻近非特征吸收谱线法进行校正。后一种方法是从分析线处测得的吸收值中扣除邻近非特征吸收谱线处的吸收值,从而得到被测元素原子的真正吸收值。此外也可用萃取或样品稀释来分离或降低基体干扰和背景吸收的影响。

2. 冷原子吸收光谱法测定水中的汞

（1）样品采集和处理。水样保存以用硼硅玻璃瓶或高密度聚乙烯塑料瓶为佳,采样时尽量装满容器以减少器壁吸附。采样后每升水加 10 mL 浓硫酸,确保溶液pH 值小于 1,否则补加,然后加 0.5 g 重铬酸钾,若橙色消失,应补加。密塞,置阴凉处可放置一个月。土壤和沉积物的测定,多用新鲜样品,也可用风干样品。

（2）测定方法。汞的测定方法目前最常用的是冷原子吸收光谱法。该法利用还原剂将试液中的汞化合物还原成元素汞,由于元素汞的高挥发性,用吹气鼓泡的办法使汞成为蒸气,由载气带入测汞仪的吸收池,测定汞蒸气对 253.7 nm 紫外线的吸收而定量。该法准确、灵敏、测定速度快、仪器体积小、价格低廉、易于普及推广。

有两类结构的测汞仪,一类是具有密封装置的测汞仪,从汞发生瓶中产生的汞蒸气送入吸收池之间是循环的。这种仪器产生的分析信号稳定,精密度较好,但有明显的记忆效应,仪器读数不易回零,每测一个样品都需要连续吹气,将吸收池中的水蒸气和残留汞蒸气吹出后再测定。另一类是将产生的汞蒸气直接送入吸收池中以产生一个峰值分析信号,可克服上一类仪器的不足。其最大缺点是精密度较差,读数受产生汞蒸气条件的影响。

为提高测定的灵敏度、降低检出限量,可根据仪器结构和性能,采取以下措施。①加入氯化亚锡后,先在闭气条件下振摇汞发生器 30～60 s,待达到气液平衡后再将汞蒸气吹入吸收池。实验证明此法可提高信号值 80%～110%。②选择大小适当、气化效果好的汞还原器。发生器的大小应根据测定时的试样体积决定。吹气头形状以莲蓬形最佳,且与底部距离越近越好。吹气鼓泡进样时,气相与液相体积比在 1∶1～5∶1 时对灵敏度的影响较小,当采用闭气振摇法时,在 3∶1～8∶1 时灵敏度最高。③选择合适的载气流速和进样方式。当用吹气鼓泡法时,流速过大会使进入吸收池的汞蒸气浓度降低;过小又会使气化速度减慢,一般以 0.8～1.2 L/min 较好。也可采取抽入气相法,即将吹气头离液面 5～10 mm,加入 $SnCl_2$ 后,先闭气振摇

1 min，然后才通入载气，将汞蒸气吹入吸收池。此法灵敏度高，零点稳定，缺点是残留在废液中的汞会污染室内空气。④室温低于 10 ℃时，不能进行测定，应提高环境测试温度。

3. 示波极谱法测定水中的铅

示波极谱法测定水中铅的体系很多，常用的底液体系有盐酸-碘化钾-抗坏血酸、乙酸铵-铜铁试剂-亚硫酸钠、盐酸羟胺-氯化钠-氨基乙酸体系等。一些体系还能直接或稍添加一些试剂后实现多元素的连续测定。如在 10 g/L 碘化钾 10 g/L 抗坏血酸、5％盐酸所组成的底液中，铅、镉能与碘离子形成 $[PbI_4]^{2-}$、$[CdI_4]^{2-}$ 配离子，吸附于滴汞电极表面，还原产生吸附催化波。铅、镉峰电位分别为 -0.5 V 和 -0.7 V (vs. SCE)。

对生活污水和工业废水消化后可直接测定，对饮用水、地面水和地下水富集后也可获得满意效果，方法最低检出量为 0.02 μg，若取水样 10 mL，则检测下限达 2 μg/L。清洁水中几乎无干扰成分存在，对生活污水、工业废水和沉积物等可加入少量酒石酸或柠檬酸作掩蔽剂，Sn(Ⅱ)对铅测定有干扰，在底液中加入磷酸可使 Sn(Ⅱ)峰与 Pb(Ⅱ)峰分开。As(Ⅲ)对镉的干扰可在消化时加入盐酸使 As(Ⅲ)生成 $AsCl_3$ 挥出。体系稳定性好，25 ℃时，8 h 内铅、镉峰电流无明显变化，35 ℃时，可稳定 3 h。

4. 水中硬度的测定

通常认为硬度是水中存在的多价阳离子的总和。在大多数水中，阳离子主要由钙盐和镁盐组成，其他金属离子含量很少，因此，水的硬度又常指钙盐和镁盐的总和。

钙、镁在水中主要以重碳酸盐、碳酸盐、硫酸盐、氯化物和硝酸盐的形式存在，因此，硬度可按其存在形式不同分为总硬度、碳酸盐硬度和非碳酸盐硬度。总硬度是指钙、镁的总浓度。碳酸盐硬度是总硬度的一部分，相当于与水中重碳酸盐和少量碳酸盐结合的钙、镁所形成的硬度，当水煮沸时，钙、镁的重碳酸盐分解生成沉淀，从而降低水的硬度。

$$Ca(HCO_3)_2 \longrightarrow CaCO_3 \downarrow + CO_2 + H_2O$$
$$Mg(HCO_3)_2 \longrightarrow MgCO_3 \downarrow + CO_2 + H_2O$$

可用煮沸的方法来消除的硬度称暂时硬度。非碳酸盐硬度是硬度的另一部分，当水中钙、镁含量超出与它所结合的重碳酸盐和碳酸盐含量时，过量的钙、镁就与水中的 Cl^-、SO_4^{2-} 和 NO_3^- 结合生成非碳酸盐硬度，它们不能用煮沸的方法消除，称为永久硬度。

水的硬度与人体健康有密切的关系，硬度高，特别是永久硬度高的水，有苦涩味，可引起肠胃功能紊乱、腹泻，导致孕畜流产。因此，用水的硬度有一定的规定，必要时须作软化处理。我国生活用水标准为 400 mg/L($CaCO_3$)。

水中硬度的测定，目前最常用的方法是 EDTA 滴定法。在 pH 值为 10 的条件下，乙二胺四乙酸钠(EDTA)与水中钙、镁离子发生络合反应，生成无色可溶性配合物。指示剂铬黑 T 也能与钙、镁离子形成配合物，但其配合物稳定性比 EDTA 与钙、镁离子形成配合物的稳定性差。因此,用 EDTA 滴定钙、镁离子至终点时,钙、镁离子全部与 EDTA 配合而游离出铬黑 T,铬黑 T 与钙、镁离子形成的配合物呈紫色,而试剂本身在 pH 值为 10 的条件下呈蓝色,故可由颜色的变化来判断终点。本法适用于测定地下水和地面水,不适用于含盐高的水,如海水。本法测定的最低浓度为 0.05 mmol/L。

水样中有氧化性物质存在时,加适量的盐酸羟胺防止指示剂被氧化。氯离子含量高时,可使滴定终点不明显。当含银、镉、锌、钴、铜、镍、锰、钯、铂和铊时,可用氰化钾掩蔽,但加氰化钾前必须保证溶液呈碱性。铁、铝和少量锰以及铋可用三乙醇胺掩蔽。正磷酸盐含量超过 1 mg/L,在滴定条件下,可使钙生成沉淀,如滴定速度太慢或铜含量超出 100 mg/L,会析出 $CaCO_3$ 沉淀。

水样如呈酸性或碱性,应用氢氧化钠或盐酸中和后,再加入缓冲溶液。临近滴定终点时反应延缓,每次应少量加入滴定剂,并充分振摇。在 pH 值为 10 的溶液中,铬黑 T 长时间的置入其内易被氧化,在加入铬黑 T 后要立即进行滴定操作。滴定至变色到达终点后,一会又返回紫红色,主要是水样中存在钙、镁盐类的悬浮性颗粒所致。可将水样先以盐酸酸化,煮沸约 1 min,冷却后用氢氧化钠中和,再加入缓冲溶液和铬黑 T,则可解决,并使终点更加敏锐。当水样污染严重,有机物着色较深而使终点判断困难时,可用乙醚萃取以除去着色物,或加硝酸和高氯酸消解,除去残余酸,中和后再测定。

5. 碘量法测定水中余氯

水中余氯来源主要是饮用水或污水中加氯以杀灭或抑制微生物,电镀水中加氯以分解有毒的氰化物。

余氯在酸性溶液中与碘化钾作用,释放出定量的碘,再以硫代硫酸钠标准溶液滴定,计算余氯含量。

$$2KI + 2CH_3COOH \longrightarrow 2CH_3COOK + 2HI$$
$$2HI + HOCl \longrightarrow I_2 + HCl + H_2O$$
$$2HI + Cl_2 \longrightarrow 2HCl + I_2$$
$$I_2 + 2Na_2S_2O_3 \longrightarrow 2NaI + Na_2S_4O_6$$

滴定应在醋酸条件下进行,只有水样不含干扰物时,才能用硫酸。不能用盐酸调节酸度。本法测定值为总氯,包括 $HOCl$、OCl^-、NH_2Cl 和 $NHCl_2$ 等。

水中如含有亚硝酸盐(水中有游离性余氯则不可能存在,如采用氯胺消毒则可能存在),高铁和高价锰等氧化性物质,在酸性溶液中也能与 KI 作用,释放出碘,而产生正干扰。由于本法采用乙酸盐缓冲溶液,酸度为 pH=3.5～4.2 时,可减少上述物质的干扰作用,此时亚硝酸盐和高铁含量高达 5 mg/L 也不干扰测定。

本法适用于生活用水的测定。当水样为 500 mL,硫代硫酸钠浓度为 0.01 mol/L 时,方法最小检出浓度为 40 $\mu g/L$。

碘量法测定水中余氯的注意事项有:①由于在强光照射下,余氯会很快分解,滴定时应避免光线直接照射;②水样加入 5 mL 乙酸盐缓冲溶液后,pH 值应在 3.5～4.2 之间,如大于此值,应继续调 pH 值至 4,然后再行滴定。

6. 水的 pH 值测定

pH 值的测定是水分析中最重要和最经常进行的分析项目之一,是评价水质的一个重要参数。

在 25 ℃时,$H_2O \longrightarrow H^+ + OH^-$,纯水中$[H^+] = [OH^-] = 10^{-7}$。

$pH = -\lg10^{-7} = 7$ 的溶液为中性,$pH > 7$ 的溶液为碱性,$pH < 7$ 的溶液为酸性。

天然水的 pH 值常受二氧化碳-重碳酸盐-碳酸盐平衡的影响而处于 4.5～8.5 范围内,江河水的 pH 值多在 6～8 之间,湖水的 pH 值则通常在 7.2～8.5 之间。当水体受到外界的酸碱物质污染后,会引起 pH 值发生较大的变化,水体的酸污染主要来源于冶金、电镀、轧钢、金属加工等工业的酸洗工序和人造纤维、酸法造纸等工业排出的含酸废水。另一个来源是酸性矿山排水和酸雨。碱污染主要来源于碱法造纸、化学纤维、制碱、制革、炼油等工业废水。水体受到酸碱污染后,pH 值会发生变化,在 $pH < 6.5$ 或 $pH > 8.5$ 时,水中微生物生长会受到一定的抑制,水体自净能力会受到阻碍,并可能腐蚀船舶和水中设施。若水体长期受到酸、碱污染将对生态平衡产生不良影响,使水生物的种群逐渐变化,鱼类减少,甚至绝迹。

实验室中水的 pH 值测定常与某些分析项目有密切关系,水的 pH 值较低,可促使各种金属元素溶解;pH 值增高,又可使其产生沉淀物而出现浑浊。通过 pH 值的测量,可对某些水的酸度或碱度进行间接计算。在许多分析项目的测定过程中,必须控制一定的 pH 值范围,因此,pH 值的测定几乎成为必不可少的检测项目。

pH 值的测量,通常有比色法和电位法两种。

(1) 比色法操作简单,应用广泛,但受水的颜色、浑浊度、含盐量、胶体物、游离氯及各种氧化剂或还原剂的干扰。

(2) 电位法准确,干扰少,适用于工业废水及生活污水等复杂水样的测定。

目前,电位法是我国测定水质 pH 值的标准方法,它通常不受颜色、浊度、胶体物质以及氧化剂、还原剂的影响,适用于测定清洁水、受不同程度污染的地面水、工业废水的 pH 值。

电位法测定溶液 pH 值,是用测量电池电动势而得,在一般国家标准中,使用的电池为

$$参比电极 \mid KCl 溶液 \parallel 溶液(X) \mid H_2 \mid Pt$$

在实际应用中,指示电极一般不用氢电极,因为氢电极的铂黑易被 As、Hg 和硫化物等污染而中毒,并且还需恒定的压力和高纯度的氢气。因此,通常以玻璃电极为指示电极,饱和甘汞电极为参比电极,置于试液中组成工作电池,因甘汞电极的电极电位是固定的,玻璃电极的电极电位由试液 pH 值决定,因而工作电池的电动势随试液 pH 值的变化而变化。实际测试中多采用标准比较法,即首先测得 pH 标准溶液的电位 E_s,再测待测溶液的电位 E_x,pH 值的测量符合 Nernst 方程,为

$$\mathrm{pH}_x - \mathrm{pH}_s = (E_x - E_s)/2.303\,RT/F$$

式中：E_x 为未知电池电动势；E_s 为标准电池电动势；pH_x 为未知液 pH 值；pH_s 为标准溶液 pH 值；R 为气体常数，8.3 144 J/(K·mol)；T 为绝对温度；F 为法拉第常数，96 485 c/mol。

在 25 ℃时，

$$\mathrm{pH}_x - \mathrm{pH}_s = (E_x - E_s)/0.059$$

即在 25 ℃时，溶液中每改变一个 pH 单位，电位差变化 59 mV，据此调整 pH 计上的刻度，经标准溶液校正、定位后，可直接从表头上读出 pH_x 值。

用电位法测定 pH 值时需注意以下几方面。①玻璃电极在使用前应在蒸馏水中浸泡 24 h 以上，以稳定其不对称电位，测试结束后，应用蒸馏水洗净，浸泡在水中。②测定时，玻璃电极的球泡应全部浸入溶液中，并且稍高于甘汞电极，以免搅拌时碰碎。③pH 计经标准溶液校正后，应用蒸馏水淋洗两电极，再以水样淋洗数次，再进行测定。测量时，溶液应进行适当搅拌，使溶液均匀达到电化学平衡，读数时则应停止搅拌，待指针稳定后读数。④校正用的 pH 标准溶液应尽可能与被测水样的 pH 值接近，温度也应尽量一致，以减少测定误差。⑤甘汞电极的饱和 KCl 液面必须高于汞体，并应有适量 KCl 晶体存在，以保证 KCl 溶液的饱和。⑥为防止空气中二氧化碳溶入水或水样中二氧化碳逸出，测定前不宜提前打开水样瓶塞，且应尽快测定。⑦水样中如有油脂，会污染电极，应预先除去。如电极受到污染，可用稀盐酸溶解无机盐后，用丙酮除去油污（但不能用无水乙醇），再用水洗净，在水中浸泡 24 h 以上再使用。

7. 离子选择电极法测定水中的氟化物

氟是人体必需的微量元素之一，成人每天需摄入 2～3 mg 氟，其中，50%通过饮水摄入，为保证人群的氟摄入，供水工程中常要进行加氟或脱氟处理，因而氟是水质理化检验中经常需进行的检验项目之一。人体摄入氟不足，可诱发龋齿，但过量摄入则会发生氟斑牙，严重时会发生氟骨症。一般认为，饮用水氟的适宜含量为 0.5～1.0 mg/L，在我国生活饮用水的卫生标准只规定了氟的上限值，即不超过 1.0 mg/L。氟已广泛用作化工原料，电解铝、磷肥、陶瓷、硫酸、冶金、玻璃、航空燃料、电子、农药等工业废水中均含有较高含量的氟。

氟化物的测定方法有氟离子选择电极法、氟试剂光度法、茜素磺酸锆光度法和离子色谱法等。离子选择电极法适用范围宽（含氟 0.05～1 900 mg/L）、选择性好、简便快速，且对水样要求不高。

1）样品采集和处理

测定水中氟化物时的采样无特殊要求。测定时通常要将氟与干扰物分离，一般采用蒸馏分离法。蒸馏时，氟以氢氟酸或氟硅酸形式从沸点高的酸溶液中蒸出。蒸馏装置如图 7-1 所示。

蒸馏前，先将 400 mL 蒸馏水置于 1 L 蒸馏烧瓶中，小心加入 200 mL 浓硫酸，摇匀,投入 2～3 粒玻璃珠,盖上插有温度计的瓶塞,使温度计下端接近瓶底。加热蒸馏至温度升到 180 ℃,弃去蒸馏液,以除去蒸馏瓶、玻璃珠等可能存在的酶氟化物污染。待蒸馏瓶内溶液温度降至 120 ℃ 以下,加入 250 mL 水样。加热蒸馏至接近 180 ℃,但不得超过180 ℃,以防大量硫酸蒸出。收集馏液于 250 mL 容量瓶中,用纯水稀释至刻度。

若水样中氯化物含量超过干扰限量时,蒸馏前可按每毫克氯离子加入 5 mg 硫酸银的比例加入固体硫酸银,再进行蒸馏。

2) 测定方法

氟离子选择电极为氟化镧晶体膜电极,氟化镧单晶对氟离子有选择性,被电极膜分开的两种不同浓度氟溶液之间存在电位差,这种电位差称为膜电位。其电位的大小与被测溶液的氟离子活度有关。

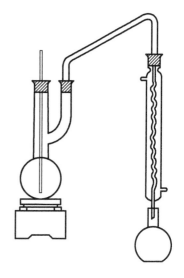

图 7-1 氟化物的蒸馏装置

将氟离子选择电极与饱和甘汞电极组成一对电化学电池,利用其电位差与氟离子活度的线性关系,求出水样中氟离子含量。

酸度影响电极对氟离子的响应,主要是 OH^- 对电极的影响。当被测溶液中 $[OH^-] > [F^-]$ 时,由于它们的离子半径相近,将会产生明显干扰,同时氟化镧单晶在碱性溶液中将释放出 F^- 而使溶液中$[F^-]$降低。氟化物含量越低,其适宜 pH 值范围越窄。一般认为,当氟含量为 10^{-5} mol/L 时,有效的 pH 值范围为 4～8;10^{-3} mol/L 时,pH 值范围为 4～9;理想的 pH 值范围为 5～6。

温度也是影响电极法的因素之一,它不仅影响电极的斜率,也影响电极电位及水样的离解程度,所以,样品与标准应在相同温度下进行测定。

离子选择电极响应的是离子活度,而非浓度。活度与浓度之间的差别与离子强度有关,离子强度决定了待测离子的活度系数。加入离子强度缓冲溶液,能使标准溶液和样品溶液在基本相同的条件下进行测量。此外,加入离子强度缓冲溶液还有如下作用。①因离子强度缓冲溶液中含有乙酸盐缓冲溶液,可维持适宜的 pH 值范围(5～5.5),防止 OH^- 对测定的干扰。②离子强度缓冲溶液中的柠檬酸可掩蔽某些阳离子,如 Al^{3+}、Fe^{3+} 等的干扰。③可加快反应速度,缩短达到平衡所需时间。如 10^{-6} mol/L 的 F^- 在纯水中平衡时间约为 1 h,而加入离子强度缓冲溶液后,在 10 min 内即可达到平衡。

氟离子选择电极法有两种定量方式,即标准曲线法和标准加入法。标准曲线法适用于作批量样品的测定,对于个别零星样品和组成较复杂的样品,用标准加入法则更为简便、准确。

标准曲线法:测定水样前,先配制系列氟化物标准液,各加入与水样相同的离子强度缓冲溶液,按水样测定的相同条件和步骤,由低浓度到高浓度的顺序测定其电位,以电位值(mV)为纵坐标,氟化物的活度为横坐标,在半对数纸上绘制标准曲线。测定时,一般取水样 10.0 mL 于 50 mL 烧杯中,加入离子强度缓冲溶液 10.0 mL,放入磁力搅棒,插入氟离子选择电极和饱和甘汞电极,开动搅拌器,搅拌 10 min,当指针稳定不变时,停止搅拌,读取毫伏值,在标准曲线上查出氟化物浓度。

标准加入法:取 50 mL 水样于 200 mL 烧杯中,加入离子强度缓冲溶液,插入氟离子选择电极和饱和甘汞电极,开动磁力搅拌器,待平衡后读取电位值(E_1,mV),加入一小体积(<0.5 mL)的氟化物标准溶液,再次开动搅拌器,待平衡后再读取电位值(E_2,mV)。依下式求得水样中氟化物含量。

$$氟化物含量 = (V_1/V_2)c/[\lg^{-1}(E_2-E_1)/(K-1)](mg/L)$$

式中:V_2 为加入氟化物标准贮备液体积,mL;V_1 为水样体积,mL;c 为加入氟化物标准贮备液浓度,mg/L;K 为测定水样温度 t ℃时的斜率,其值为 $0.1985 \times (273+t)$。

不论采用标准曲线法定量还是采用标准加入法定量,都要精心保护氟电极的晶片,避免与硬物擦碰。如沾上油污,可用脱脂棉依次以酒精、丙酮轻轻擦洗,再用水洗净。为保护电极,测定浓度一般不超过 40 mg/L,测定时应按先低后高的浓度顺序进行,以克服电极的"记忆效应",测定前,电极在水中的电位值应当在 -340 mV 以下,并用 0.5 mg/L 的氟标准溶液浸泡 30 min 进行活化,再以水冲洗后方可正式测定。

当采用标准加入法时,为了保证测定有足够的精度,加入氟标准贮备液的体积以不超过试液总体积的 1/50 为好,且加入 F⁻ 量应使 E_2 与 E_1 的差值在 30~40 mV 以内。

此法适于生活饮用水及其水源中氟离子的测定,对浑浊度、色度较高的水样可不经蒸馏直接测定。

二、水中有机物污染物的测定

(一)概述

水中有机污染物的主要来源是工业废水和石油废水、城市污水和农业污水。

工业废水中为各种人工合成有机物,主要有塑料、合成纤维、洗涤剂、溶剂、染料、涂料、农药、食品添加剂和药品等。有机合成工业发展迅速,人工合成有机物种类和数量也随着增加。城市污水中含有碳水化合物、蛋白质、油脂和合成洗涤剂。农业污水中含有各种天然有机物及其代谢产物和生物残体、化肥、农药,农业污水的特点是来源广,数量大,危害严重。

水中有机物大多数能够被微生物分解与利用,这类有机物在分解过程中需要消耗水中溶解氧,故称耗氧污染物。溶解氧大幅度下降,是水体遭受有机物污染后的最显著的特征。

有些有机污染物很难自然降解或被微生物分解,称为持久性有机污染物(Persistent Organic Pollutants,POPs)。持久性有机污染物是指持久存在于环境中,通过食物网积聚,并对人类健康及环境造成不利影响的化学物质。与常规污染物不同,持久性有机污染物在自然环境中极难降解,并能通过水或空气等载体转移,在人或动物体内积蓄后,容易导致癌症,对健康造成极大危害。很多持久性有机污染物不仅具有致癌、致畸、致突变性,而且还具有内分泌干扰作用。有研究表明,持久性有机污染物对人类的影响会持续几代,对人类生存繁衍和可持续发展构成重大威胁。这类污染物主要包括农药、工业化学品和副产物三大类,共计 12 种,分别为艾氏剂、氯丹、DDT、狄氏剂、异狄氏剂、七氯、灭蚁灵、毒杀芬、六氯代苯、多氯联苯、二噁英和呋喃,对它们的检测尤为重要。

除了对水中有机污染的三氧(溶解氧、化学耗氧量和生化需氧量)、三氮(氨氮、亚硝酸盐氮和硝酸盐氮)等综合指标的监测,重点检验的有机污染物有:酚类、油类、农药和表面活性剂等。对水中各种有机污染物的检测最有效的手段是气相色谱法和高效液相色谱法,可见光、紫外光分光光度法和红外分析、原子吸收也经常被采用。

(二) 测定方法

1. 溴化滴定法测定水中的酚

天然水中一般不含有酚类,生活污水中只有少量酚。水样中的酚主要来自焦化、石油、煤气、合成树脂、合成纤维等工业废水和医院排出的污水。进入水体的酚类容易被分解净化。酚有很强的毒性,为细胞原浆毒物。低浓度能使蛋白质变性,高浓度能使蛋白质、细胞质凝固死亡,对皮肤和黏膜也有强烈的腐蚀作用。长期饮用被酚污染的水,可引起头昏、出疹、瘙痒、贫血及各种神经系统症状。水中酚含量为 0.1～0.2 mg/L 时,鱼肉就有酚味。用含酚的工业废水灌溉农田,可使谷物、蔬菜、瓜果等农作物中残留大量的酚,有不良的臭味。水中含有少量的酚类即可产生酚臭,影响水的味感。

测定水中酚的方法很多,较经典的方法有滴定法、分光光度法和气相色谱法等。但常用的方法为溴化滴定法,4-氨基安替比林比色法,这也是我国规定的标准检验方法。无论采用什么方法测定,一般都要将水样进行预处理。

1) 样品采集和处理

水中微量的酚容易被容器壁吸附和被微生物分解,因此,采样时必须用内壁光滑的硬质玻璃瓶盛装水样,加入氢氧化钠,使水样的 pH>11,将酚转化为钠盐,降低酚的挥发性,也可抑制微生物的分解。水样均应贮存于 4 ℃,并在 24 h 内分析,否则酚仍会损失。

蒸馏法预处理水样:取 250 mL 水样,置于 500 mL 全玻蒸馏器中,用磷酸调至 pH<4,以甲基橙作指示剂,使水样由橘黄色变为橙红色,加入 5% $CuSO_4$ 溶液 5 mL (采样时已加可略去此操作),加热蒸馏,用内装 10 mL 蒸馏水的 250 mL 容量瓶收集(冷凝管插入液面之下),待蒸馏出 200 mL 左右时,停止加热,稍冷后再向蒸馏瓶中加入蒸馏水 50 mL,继续蒸馏,直至收集至 250 mL 为止。通过蒸馏,可以消除悬浮

物、浑浊度、芳胺、无机还原物、重金属离子等干扰因素的影响。测酚水样的蒸馏必须使用全玻蒸馏器，因橡皮管、乳胶管中都含有酚，若用其连接蒸馏器和冷凝管，将使结果偏高。由于酚类化合物的沸点高，挥发速度缓慢，收集流出液的体积必须与原水样体积相同，否则，酚的回收率偏低。

2）测定方法

在含过量溴的溶液中，酚与溴反应生成三溴苯酚，剩余的溴与碘化钾作用，释放出游离碘，再以硫代硫酸钠标准溶液滴定，根据样品和空白消耗硫代硫酸钠标准溶液的体积计算出样品酚的含量。

$$KBrO_3 + 5KBr + 6HCl \longrightarrow 3Br_2 + 6KCl + 3H_2O$$
$$C_6H_5OH + 3Br_2 \longrightarrow C_6H_2(Br)_3OH + 3HBr$$

测定过程分为酚的溴化、碘的游离和滴定三个步骤。酚的溴化不是直接加入溴水，而是加入 $KBrO_3$-KBr 溶液，使其在酸性条件下产生新生态的溴。由于 $KBrO_3$-KBr 无挥发性，易于准确量取，故可以克服溴溶液易挥发，难以准确量取的缺点。同时，由于新生态的溴反应活性大，有利于溴化反应的进行。

测定时必须严格控制实验条件，如浓盐酸和 $KBrO_3$-KBr 溶液的加入量、反应时间和温度等，使空白滴定和样品滴定条件完全一致，只有在二者条件完全一致的情况下，才能通过比较计算求出样品酚含量，否则会造成误差。

过量溴的多少对测定结果有影响。实验表明，加入的溴量最好多于理论需要量的 10%～15%，不要过量太多，否则除产生不必要的溴化外，溴还容易挥发损失而造成误差。水样中常存在一些干扰物质，测定前应采取适当的措施消除其影响。①氧化剂：当水样中含有氧化剂（余氯等），可将酚氧化为醌，在酸性条件，还可将碘化钾氧化为碘，影响测定结果。采样后立即加入适量的硫酸亚铁或亚砷酸钠（但不能加硫代硫酸钠）等还原剂，以除去氧化剂，消除其干扰。②还原剂：当水样中含有 S^{2-}、SO_3^{2-} 和 $S_2O_3^{2-}$ 等还原物时，会消耗溴而影响测定结果，故在加入磷酸调节 pH 值后，应充分搅拌曝气，使硫化氢和二氧化硫挥发除去。水样中芳胺、金属离子等干扰物可通过蒸馏除去。③油和焦油：油和焦油中常含有酚，并可使蒸馏液浑浊，因此，应在蒸馏前以氢氧化钠溶液调至 pH>11，将酚转变为钠盐后，再用四氯化碳提取以除去油和焦油。在水浴上加热挥发掉残存的四氯化碳后，水样再用于测定。④氰化物：氰化物在蒸馏时可同时和酚一起蒸出而进入蒸馏液，测定时可与溴反应生成溴化氰而消耗溴，使测定结果偏高。向水样中加入多硫化铵，使氰化氢生成无挥发性的硫氰酸，再加入碳酸铅粉直至不再形成黑色硫化铅为止，滤去沉淀，以除去过量的多硫化铵，然后将水样蒸馏，由于硫氰酸不挥发，蒸馏时被留在蒸馏瓶内。

2. 红外分光光度法测定水中油类

油类污染水体对自然生态、人们的生产生活和人体健康产生极大影响。油类污染对各种淡水生物和海洋生物的影响可能是灾难性的，会使其改变甚至丧失肢体器官功能和繁殖能力，面临灭绝的危险。尤其是海水一旦被污染后很难恢复，海洋生物的生存环境受到极大破坏。油类污染物质中的有毒物被海洋生物摄取后,在食物链中富集,人食用了这些海洋生物后,其中的有毒物质就可能损害人体健康。此外,污染导致水质恶化,水生生物死亡后腐烂、恶臭,也会使当地居民的身体健康受到影响。

长期以来油类物质对水体的污染一直是全球关注的焦点。由于石油产品是现代工业和经济生活的主要能源,因此,在开采、炼油、储运和使用石油产品的各个环节都存在油类泄漏污染水体和环境的可能。

随着我国经济的迅猛发展,监测水体中油类物质的污染程度,已成为水环境保护工作的重要内容。

对油类的监测方法主要有重量法、紫外分光光度法、荧光法和红外光度法等。红外光度法已被确定为油类物质测定的标准方法。红外光度法又分为红外分光光度法和非分散红外光度法。

1) 样品采集和处理

取一定体积的水样,全部倾入玻璃射流萃取器中,加盐酸调整至 pH≤2。用 20 mL 四氯化碳洗涤采样瓶后,倒入射流萃取器中,加水样 4%(质量/体积)的氯化钠,射流萃取 2 min,静置分层,将萃取液经过已放置无水硫酸钠的玻璃砂芯漏斗,流入 50 mL 容量瓶内。用 20 mL 四氯化碳重复萃取 1 次。再取 10 mL 四氯化碳萃取 1 min 后,将 3 次萃取液一并移入容量瓶中定容至标线。测定时将萃取液分成 2 份,1 份直接用于测定总萃取物,另 1 份经硅酸镁吸附后,用于测定石油类。

2) 测定方法

红外分光光度法利用烷烃中甲基、亚甲基及芳烃的碳氢伸缩振动波长在红外区的特征吸收进行分析。

用标准油品的校准红外分光测油仪,将萃取物置于 4 cm 或 1 cm 石英比色皿中,测出在 3.0~3.5 μm 红外吸收光谱中,波长分别为 3.41 μm、3.38 μm、3.30 μm 的吸光度,并由此求得浓度值。

石油类含量(mg/L)=经硅酸镁吸附后滤出液的含量

动植物油含量(mg/L)=总萃取物含量−石油类含量

红外光度法测定油类物质的方法具有灵敏度高、适用范围广等优点,不仅可以用于水体中的油测定,在卫生监测中还可用于餐饮业的厨房油烟的测定。实验表明,用四氯化碳经过二次超声提取金属滤筒中的油烟样品效果较好,提取率均在 90%~99% 之间。

3. 气相色谱法测定水中有机氯农药

有机氯农药包括很多种氯代烃及其衍生物,如滴滴涕(DDT)、六六六(BHC)、林丹、氯丹、七氯、毒杀芬、狄氏剂、艾氏剂等,其中以 DDT 和 BHC 应用最广泛。DDT 和 BHC 都有多种异构体,DDT 在环境中或生物体内还可转变为 DDE 和 DDD 等衍生物。有机氯农药一般都不溶于水而易溶于有机溶剂,性质极为稳定,在环境中的降解和破坏都十分缓慢。在一般情况下,其在土壤中消失的时间分别为:艾氏剂 3 年,六六六 6.5 年,狄氏剂 8 年,DDT 10 年。有机氯农药十分稳定,通过在环境中不断迁移,污染范围极广。目前,地球上的各种水体,如江、河、湖、海等地面水、地下水以及南北极的冰中都可检出有机氯农药。由于其具有高残留性,很多国家都已禁止使用有机氯农药,我国也规定停止生产有机氯农药。但即使完全禁止使用后,在相当长的时期内,水体中仍然存在有机氯农药,必须对其进行监测。

1) 样品采集和处理

可用 1 000 mL 加盖棕色玻璃瓶,经充分清洗,采集有机氯农药的水样。水样必须充满采样瓶,如水样中有余氯存在时,可在每升样品中加入 90 mg 硫代硫酸钠并混匀。采集水样后应尽快分析。如不能及时分析,可在 4 ℃下避光保存,采样后 7 d 内,必须完成分析。

(1) 样品的提取。水中有机氯农药的提取可通过直接溶剂提取或通过活性炭和涂有亲脂性固定液的过滤柱来完成。由于有机氯农药的极性很小,在有机溶剂中的溶解度很大,而在水中的溶解度则很小,因此,溶剂提取的效率较高,且简单易行,不需洗脱过程,是目前常用的方法。提取用的溶剂都是一些极性较低的有机溶剂,如苯、己烷、石油醚、乙醚,以及一些丙酮或异丙醇与己烷的混合物。经三次提取,一般都能把有机氯农药定量提取到有机溶剂中。提取时,摇匀水样,用 250 mL 量筒准确量取 250 mL 水样,放入 500 mL 分液漏斗中,再向分液漏斗中加入 25 mL 石油醚。振摇分液漏斗,放出气体,然后将分液漏斗置于震荡机上,振摇 5～10 min,取下分液漏斗,静置 10～30 min,分层,弃去水相,上层石油醚供净化操作用。

(2) 提取液纯化与浓缩。若提取液中杂质含量较少,直接用 K-D 浓缩器浓缩;若提取液中杂质较多,则选用氧化铝柱、硅胶柱、弗罗里土柱、氧化镁-硅胶净化柱、氧化铝薄层或萃取净化。净化方法的选择应根据农药的性质和杂质的性状而定。常用的方法是将 2～2.5 mL 浓硫酸注入石油醚提取液中,开始轻轻振摇分液漏斗,注意随时放气,然后激烈振摇 5～10 s,静置分层后弃去下层硫酸,重复操作数次,至硫酸层无色为止。向净化后的有机相中加入 25 mL 硫酸钠水溶液洗涤有机相两次,弃去水相,有机相通过铺有 5～8 mm 无水硫酸钠的三角漏斗,使有机相脱水。有机相流入配有 1 mL 刻度管的 K-D 浓缩器。用 3～5 mL 石油醚洗涤分液漏斗和无水硫酸钠层,洗涤液收集至 K-D 浓缩器中。

将 K-D 浓缩器置于 40～70 ℃水浴锅上,当体积缩至 0.5～1 mL 时取下,冷却至室温。用石油醚冲洗玻璃接口并定容至 1 mL,供色谱分析。

2) 测定方法

由于有机氯农药分子中带有一个电负性很高的氯原子,采用气相色谱法分离各种有机氯农药及其异构体,再用电子捕获检测器来分析其结果,所以又称为 GC-ECD(气相色谱-电子捕获检测器)法,这种方法的灵敏度很高。

中国国家标准方法(GB7491—1987,GB/T14550—1993)适于分析六六六(α-六六六、γ-六六六、β-六六六和 δ-六六六),滴滴涕(p,p'-DDE、o,p'-DDT、p,p'-DDD 和

p, p'-DDT)。目前采取的处理方法是采用石油醚提取,浓硫酸净化法净化,或酸性硅藻土柱层析法净化。色谱分析条件如下:1.8 m × 3 mm 玻璃填充柱,1.5％OV-17 + 1.95％ QF-1/Chromosorb, WAW DMCS 80～100 目,检测器 ECD ^{63}Ni,柱温(180 ～ 195 ℃),载气为高纯氮(纯度99.99％)。有机氯农药的色谱如图 7-2 所示。

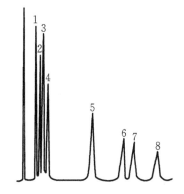

图 7-2　有机氯农药色谱图

1—α-六六六;2—γ-六六六;3—β-六六六;
4—δ-六六六;5—p, p'-DDE;6—o, p'-DDT;
7—p, p'-DDD;8—p, p'-DDT

4. 阴离子表面活性剂的测定

表面活性剂是一种在低浓度下能降低水和其他溶液体系的表面张力或界面张力的物质。在水中离解后,表面活性剂分子结构活性部分呈离子状态的分别为阴离子或阳离子表面活性剂,既带正电又带负电荷的称为两性表面活性剂,呈分子状态的称为非离子表面活性剂。

阴离子型表面活性剂的主要成分是烷基磺酸盐、烷基硫酸盐、烷基羧酸盐和烷基磷酸盐;非离子表面活性剂包括聚氯乙烯型、多元醇型和烷醇酰胺型以及聚醚型、氯化铵等。由于具有高表面活性,良好的乳化能力和洗涤作用,因此,其生产和应用日益广泛。

水体中表面活性剂主要来自洗涤剂生产的工业废水排放,洗衣工厂废水以及大量生活污水的排放。当水体受到表面活性剂的污染,水体会产生泡沫、乳化和微粒悬浮等现象,隔绝氧气的交换。表面活性剂在微生物作用下可发生降解,由于常有磷酸盐的存在,很容易出现水体富营养化,此时微生物大量繁殖,溶解氧下降,甚至接近于零。当表面活性剂浓度较高时,会导致水质恶化,影响水生生物的生存,破坏生态平衡。

1) 样品采集和处理

测定表面活性剂水样的采集,必须使用玻璃瓶而不能使用塑料瓶,容器需用盐酸浸泡,清洗后于 300 ℃烘烤过夜。为消除吸附误差,需用水样清洗容器 2～3 次,由于微量的表面活性剂易受水中微生物分解。因此,采样后不能加入保护剂,应立即测定,当不能即时测定时,应于 4 ℃下保存,并尽快进行测定,一般不得超过 24 h。

2) 测定方法

亚甲蓝分光光度法(GB7494—1987)是测定水中阴离子表面活性剂的标准方法。适用于测定饮用水、地面水、生活污水及工业废水中直链烷基苯磺酸钠(LAS)、烷基磺酸钠和脂肪醇硫酸钠。

其原理是阳离子染料亚甲蓝与阴离子表面活性剂作用,生成蓝色的盐类,再经三氯甲烷、二氯乙烷或苯等有机溶剂提取,有机相的色度与其浓度成正比。用分光光度计在波长 652 nm 处测其吸光度,可求出水中阴离子表面活性剂的浓度。

　　水中共存的有机硫酸盐、磺酸盐、羧酸盐、酸类以及无机物硫氰酸盐、氰酸盐、硝酸盐和氯化物等均能与亚甲蓝染料作用,生成可溶于氯仿等有机溶剂的蓝色络合物,使结果偏高。可通过洗涤液反复洗涤,消除氯化物和硝酸盐类的干扰。仍未除去的非表面活性物质,可用气提萃取法消除。

第八章 食品卫生理化检验

第一节 概 述

一、食品检验的意义

食品是人类生存不可缺少的物质条件之一,食品的营养和卫生质量,直接关系着人体健康。为保证食品的营养,防止食品的污染,避免有害物质对人体的危害,必须重视和加强对食品的卫生管理。国家有关部门依据食品卫生法规,对食品安全进行检验、监督。

食品生产和研究部门为指导人们合理营养,防止营养缺乏病,提高整个民族的健康水平和身体素质,需要掌握食品中营养素的成分和质量,不断开发食品新资源、新品种,分析食品中的有害物质,对食品的生产、加工、运输、贮藏、销售过程进行控制,防止污染环节,制订管理措施。

在社会生活方面,应防止在食品生产和销售中出现粗制滥造和掺杂掺假。当发生食物中毒时,应查明中毒物质,为拟订抢救病人的措施提供依据。并可供给旁证,对肇事者判明法律责任。因此,食品检验是有效地进行食品卫生管理的必要手段。

食品检验的内容,按照检测对象可分为两个方面,一是食品中微生物及其代谢物的检验,称为食品微生物学检验;二是以食品中与营养和卫生有关的化学物质的检验,称为食品理化检验。这两部分检验对食品卫生具有同等重要的作用,但它们所涉及的基础理论和采用的实验技术均有较大的差别,研究食品营养成分和与食品卫生有关成分的理化检验原理及方法的科学,称为食品理化检验学。

二、食品检验的内容

食品的种类繁多,可粗略地分为粮谷类、豆和豆制品类、肉类和鱼类、蛋类和奶类、蔬菜类和水果类,此外,还有调味品和饮料类。各种食品所含营养成分的种类和数量不同,由于农药和工业三废对食品的污染,以及在生产、加工、运输、包装、贮藏过程中可能受到霉菌毒素和其他有害成分的污染,或不合理使用添加剂,使食品检验的范围非常广泛,同时也较复杂。根据食品中所含成分与人体健康的关系,食品检验的内容主要分为营养成分的分析和有害成分的分析两大类。

1.营养成分的分析

食品的基本原料是动植物体及其制品,虽然它们的种类繁多,但从营养成分来看,主要有蛋白质、脂肪、碳水化合物、维生素、无机盐(包括微量元素)和水等六大类,这是构成食品的主要成分。通常认为,粮谷类富含淀粉等碳水化合物;肉、鱼、蛋、奶类主要含蛋白质和脂肪;蔬菜、水果主要含维生素和无机盐。人体通过对食品中营养素的吸收利用,可以得到维持生命活动和从事劳动所需要的热能,供给机体生长发育的修补材料,并维持机体正常的生理功能。因此,营养素是生命活动的能源,构成人体的物质基础。

对食品的营养成分分析的目的主要为以下几方面。

(1)对现有的食品进行分析,了解其营养素的含量和品质,为合理选择食品提供依据。

(2)了解食品在生产,加工、运输、贮存、销售、烹调过程中的损失情况,指导改进以上各环节,减少食品营养素的损失。

(3)分析强化食品,决定强化剂量,鉴定强化效果,研究强化工艺。

(4)分析食品工业产品,提出食品的营养要求,制定食品标准,控制产品质量。

2.有害成分的分析

正常食品应当无毒无害,符合应有的营养素要求,具有相应的色、香、味等感官性状。但由于各种原因,有时会使食品中出现有害健康的成分,其主要来源为以下几方面。

(1)某些天然有毒动植物的混入。某些有毒物质外形与正常食品相似,或由于食品处理不当,未消除有毒物质(如鲜黄花菜、发芽马铃薯、白果、木薯、动物的甲状腺等),从而使食品中混入有害成分。

(2)工业三废对食品的污染。大量废气、废水和废渣的排放,致使大气、水、土壤遭受各种有毒物质的污染。通过烟尘、降雨使毒物进入水体和土壤,被动植物吸收。又由于食物链的浓缩作用,使环境中的轻微污染造成食品中的严重污染。

(3)农药对食品的污染。使用毒性大、残留时间长的农药,或使用农药浓度过高、用量过多,接近收获期喷洒农药等滥用农药的方式,都会造成对农作物的污染,从而使食品中的农药残留量超过卫生标准,对人造成危害。

(4)微生物及其他毒物的污染。食品生产、贮存过程中受微生物及其产物(细菌、霉菌、霉菌毒素等)的污染;不按规定使用食品添加剂(如用化工颜料代替食用色素等);食品生产加工中各种容器、食具和包装材料对食品的污染,也会对人造成危害。

为了保证食品的质量,必须加强卫生管理,经常开展食品中有害成分的监督检验工作。

三、食品卫生标准

食品卫生标准是食品质量的规范性文件,具有法律作用。在制定食品卫生标准时,把有害物质限制在最低限度内,保证人体终生食用而不会引起任何损害。对食品中出现的各种有害物质,应该逐个制定限量标准,同时,确定相应的标准检验方法和操作规程。

食品卫生标准是通过对食品中有害物质的流行病学调查、无污染本底值对照、毒性评价、毒理学实验等过程,参照其他国家的标准提出食品中有害物质的限量,经试行并不断完善而制定出来。

对食品的卫生检验,应尽可能用国家统一的标准检验方法来进行测定。尽管国家统一的标准检验方法不一定是最先进的方法,但是能普遍使用的方法,它将随着科学技术的进步和仪器设备条件的改善,不断改进和提高。对于目前国家尚未规定方法的检验项目,应尽可能采用大家公认的方法,并注意借鉴国际通用的标准检验法,使所得结果有可比性。

四、食品检验常用的方法

食品检验主要由感官检查、物理方法和化学方法(包括定性、定量)三部分组成。

(1) 感官检查即对食品的视觉、听觉、嗅觉、味觉、触觉等感觉特征进行检查,按照食品卫生标准中感官检查指标的规定进行。

(2) 物理方法(如测比重、折光、旋光)检查,可初步判断食品是否正常及其浓度和纯度。

(3) 食品检验中最经常的工作是用化学方法进行定性、定量测定,以确定营养物质或有害物质的种类和含量。所采用的分析方法,除重量分析法和滴定分析法外,大多采用薄层色谱法、紫外可见分光光度法、原子吸收光谱法和气相色谱法进行测定。此外,荧光分析法、高效液相色谱法和电化学分析法也被采用。

第二节　食品采样和样品处理

一、食品样品的采集和保存

食品样品的采集和保存,是食品检验成败的关键之一。采样前必须进行周密细致的卫生学调查,了解食品的全部经历,这是发现问题、决定检验项目的重要步骤。检验人员应亲临现场,观察现场周围环境的清洁状况,有无污染源,食品的存放和包装条件,食品的外观状态,性质是否一致。如果其中有明显的差异,应按不同类型分开,根据发现的问题,设计采样方案。将感官性状不同的食品分别采样、检验,严禁将不同性质的食品混合采样。采样的同时应详细记录现场情况,包括采样的地点和日期、样品编号、食品名称、采样单位和采样人,并附以正式采样凭据。对于情况复杂、责任重大的采样工作,应由两人以上协同进行,共同编号签封,按规定转运交接。

1. 食品样品的采样原则

采样原则是代表性和真实性。在食品卫生检验工作中,通常是从一批食品中抽取其中一部分来进行检验,将检验结果作为这一批食品的检验结论。即从总体(population)中抽出一部分样品(sample),作为总体的代表。故样品必然来自总体,并代表总体接受检验。食品在通过调查了解和仔细观察后,确认它们在性质、特征、经历、外观等方面,都有共同之处,是完全同质的,则具有相同的属性。不同属性的食品,就构成不同的总体,应该有不同的样品。

在实际工作中有很多影响样品代表性的因素,如食品组织状态的差异、不同的堆放部位、所受外界环境的影响大小和在抽样过程中产生的误差等。因此,采样时应特别注意克服和消除这些因素,使样品最大限度地接近总体情况,保证样品对总体有充分的代表性。为此,采样时应尽量使处于一批食品的各个方位、各个层次,都有均等的被采集机会。样品中个体大小的构成比例和成熟程度的比例,应当与总体的相应比例一致。

2. 采样工具

采集液体样品的采样器,可用洗净的玻璃瓶,上端套一截橡皮管并带一弹簧夹,使用时松开弹簧夹,缓缓插入液体食品中,达到一定深度时,夹紧弹簧夹,将采样器提出液面。

采集固体粉末及颗粒样品的采样器,分小型和大型两种(见图 8-1)。小型采样器为薄壁金属管,尖端部分可直接刺入包装袋,使样品沿管内壁流出,进行收集。大型采样器由金属管制成,尖端细长可插入样品深部,分成各段开孔并带活门。采样时,将采样器插入食品中,当达到一定深度时,反时针旋转采样器,使活门打开,食品分层进入采样孔中,并按层次留于采样器中。大型采样器适用于散装食品,如仓库、散装船、散堆的颗粒或粉末样品的采集。

各种采样工具的材料,均不得含有毒物质或干扰分析的污染物,以防止对样品的污染。

3. 食品样品的采集方法

具有相同属性的食品样品,应将样品尽可能混匀,保证所采集的样品具有代表性。对于液体

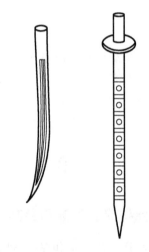

(a) 小型采样器 (b) 大型采样器

图 8-1 固体采样器

或酱状半流体食品,可用液体搅拌器混匀。对于散装小颗粒及粉末状食品,将样品倒在一张大的纸或布上,轮流反复地提起纸或布的四角,予以混合。如果样品数量较大,可采用移堆法,将食品装入较大的筒中,来回滚动容器,使内装食品混匀。再用采样工具按三层(上、中、下层)五点(周围四点及中心)进行采样。对包装食品,不便将所有包装都打开来混合采样,可按 $\sqrt{袋数}/2$ 计量进行抽样。如有 200 袋粮食,可取不同存放部位的 10 袋,插入采样器抽取样品,再按四分法进行缩分。

　　某些较难混匀的食品,如蔬菜、水果、鱼类、肉类,其本身各部位极不均匀,个体大小及成熟程度差异极大,即使同一个体,如一个苹果其向阳面和背阴面的维生素 C 含量也不同。由于食品样品具有不均匀性的特点,所以采样更要注意代表性,具体可按下述方法采样。

　　对个体较小的葱、葡萄、青菜、小鱼、小虾,可取其若干个整体,切碎,混匀取样。对个体较大的蔬菜水果,如青菜、大白菜、南瓜、西瓜、苹果、梨等,可按成熟程度及个体大小的组成比例,选取其中部分个体。对每一个体按生长轴心,纵切成 4 或 8 等份,选取对角的 2 或 4 份,切碎混匀。个体大的鱼或肉类,可从若干个个体上切割少量可食部分,并将肥瘦分开,切碎混合,再按四分法缩分至检验需要量为止。

　　检验需要量应根据检验项目的多少和采用的方法来决定,一般每个食品样品采集 1.5 kg 即可满足要求,并将样品分为检验,复验和备查三部分。

　　4. 食品样品的保存

　　食品样品的保存原则是防止污染。首先,凡是接触样品的器皿和手,必须清洁,不得带入新的污染物。采集好的样品要密封加盖。其次,要防止腐败变质,通常可采取低温冷藏,以降低酶的活性及抑制微生物的生长繁殖。在不影响分析工作的前提下,允许加乙醇或食盐,但不得加其他的防腐剂。采样后应尽快进行检验。第三,应稳定水分,即保持原有的水分含量,防止蒸发损失或干燥食品的吸湿,因为水分的含量直接影响食品中各物质的浓度和组成比例。对一些含水分多,分析项目多,一时不能测完的样品,可先测其水分,保存烘干样品,分析结果可通过折算,变为鲜样品中某物质的含量。第四,应固定待测成分。某些待测成分不够稳定(如维生素 C)或容易挥发损失(如氰化物、有机磷农药),应结合分析方法,在采样时加入某些溶剂或试剂,使待测成分处于稳定状态,而不致引起损失。

　　食品样品保存时要求做到净、密、冷、快。

　　(1) 净:采集样品的一切工具和容器,必须保持清洁干净,不得含有被分析的物质。如分析某种金属成分,各种器具均不得含有该种金属成分。净也是防止污染和腐败变质的措施。

　　(2) 密:样品包装应密闭以稳定水分,防止挥发造成成分损失,并避免在运输,保存过程中引进污染物质。

　　(3) 冷:在冷藏下运输和保存,以降低食品内部的化学反应速度,抑制酶的活性,抑制细菌生长繁殖,同时也可减少较高温度下的氧化损失。

　　(4) 快:采样后应尽快进行分析,避免引起变化。

二、食品样品的前处理

　　食品样品前处理,目的是除去干扰成分,使样品适合分析要求。样品前处理的效果,往往是决定分析成败的关键。

（一）食品样品的常规处理

1. 除去非食用部分

食品检验是分析可食部分，对于通常不食用的部分，应预先予以剔除。根据不同植物品种，需要剔除某些不食用的根、皮、茎、柄、叶、壳、核等；在动物性食品中，常需剔除羽毛、鳞爪、骨、胃肠内容物、局部病灶，以及胆囊、甲状腺等腺体，剔除部分应计量。

2. 除去机械杂质

在检验食品样品前，应将一切肉眼可见的机械杂质从食品中剔除，如杂草、植物种子、树叶、泥土、沙石、昆虫、竹木碎片、铁屑、玻璃等异物。

3. 均匀化处理

样品到达实验室后，应进一步进行切碎、磨细、过筛和混匀的工作，使检验样品的各部分组成均匀一致，取出其中任何一部分，都能获得相同的分析结果。

常用的处理工具有：微型粉碎机、球磨机、高速组织捣碎机、绞肉机等。各种机具应尽量选用惰性材料，如不锈钢、合金材料、玻璃、陶瓷、高强度塑料等。

（二）食品样品的无机化处理

在测定食品中的无机成分时，必须使待测的金属或非金属转变成无机物的形式，将所有的有机物、特别是与无机物结合的有机物破坏并且除去，以消除其对测定的干扰，这步操作，称为样品的无机化处理，主要可分为湿消化（wet digestion）和干灰化（dry ashing）两类。

须要注意的是两种消化方法各自的特点。干灰化法由于试剂用量少，产品的空白值较小，但对挥发性物质的损失较湿消化法为大，消化过程耗时较长。湿消化法是加入强氧化剂（如浓硝酸、高氯酸、高锰酸钾等），使样品被消化，而被测物质呈离子状态保存在溶液中，通常消化液即可直接用于测定。由于湿消化法是在溶液中进行的，反应也较缓和一些，因此，被分析物质的损失就大大减少。湿消化法常用于某些极易挥发损失的物质，消化时间短，而且挥发性物质损失较少。除了汞以外，大部分金属的测定都能得到良好的结果。但其试剂用量较大，对环境污染较严重，劳动强度也较大。

（三）有机物的分离和提取

对于食品中各种有机成分的测定可以采取多种前处理手段，将被测成分或干扰物从样品基体中分离出来，以利于分析测定。可根据样品的种类、被测成分和干扰成分的性质差异，选择合适的分离方法。常用的方法有蒸馏法（常压蒸馏、减压蒸馏、水蒸气蒸馏）、萃取法、磺化法和皂化法、色层分离法等，下面介绍其中几种。

1. 透析法

食品中水溶性物质常用透析法(dialysis)来提取,方法是取捣碎的样品或匀浆置于半透膜内,浸泡在纯水中,因膜内含有大小不同的分子和离子而具有较高的渗透压,膜外的水分子能不断通过半透膜进入膜内,由于高分子物质不能透过半透膜,而小分子或离子能通过半透膜进入膜外水中,从而达到分离的目的。例如,要测定冰淇淋中的食品添加剂羧甲基纤维素钠,可将样品放在透析袋中,经一定时间透析后,小分子杂质透出膜外,而大分子的羧甲基纤维素钠不能透出,故可取袋内液体进行测定。又如测定食品中的糖精钠含量,可将食品装入用玻璃纸做的透析袋内,放在水中进行透析,由于糖精钠的分子较小,能通过半透膜进入水中,而食品中的蛋白质、鞣质、树脂等高分子杂质不能通过半透膜,仍留在玻璃纸袋内,从而达到分离的目的。如要测定食品中的亚硝酸盐,还可加水进行浸取;如果样品中含有蛋白质等杂质,可先加碱性硫酸铜或三氯乙酸等蛋白质沉淀剂,将蛋白质沉淀,然后取水溶液来分析亚硝酸盐的含量。

2. 挥发法

挥发性物质常用挥发法(volatility process)进行分离。例如,要将氟化物从食品中分离出来,可加硫酸加热,使氟变成易挥发出氟化氢气体,吸收于碱液中,然后进行测定。

3. 顶空法

顶空法(head space analysis)是将成分复杂的样品置于密闭系统中,经恒温一定时间达到平衡后,测定蒸气相中被测成分的含量,间接得到组分在样品中的含量。它使复杂样品的提取净化程序一次完成,大大简化了样品的前处理操作。静态顶空分析的装置,如图8-2所示。

静态顶空分析方法比较成熟,应用较广泛,但灵敏度较低。动态顶空分析是向样品中不断通入氮气,使其中挥发性成分随氮气流逸出,并收集于吸附柱或冷阱中,经加热解吸或加溶剂溶解后进行分析。动态法虽然操作较复杂,但灵敏度较高,可检测10^{-9}级痕量低沸点化合物。

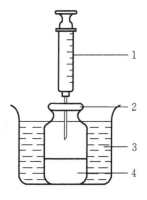

图 8-2 静态顶空分析装置

1—注射器;2—硅橡胶密封垫;
3—水;4—样品

4. 液-液萃取法

液-液萃取法(liquid-liquid extraction)是一种常用的分离方法。它利用溶质在两种互不相溶的溶剂中溶解度不同而达到分离。例如,食品中的脂肪可用乙醚或石油醚进行萃取,如要测定猪油中的有机氯农药,可先用石油醚萃取,然后加浓硫酸使猪油中的脂肪变成极性大的亲水性物质,加水进行反萃取,便可除去脂肪,石油醚层即为较纯的有机氯农药。

一般说来,有机物易溶于有机溶剂而难溶于水,但有机物的盐易溶于水而难溶于有机溶剂。所以,有时需改变被测组分的极性,以利于萃取分离。例如,食品中的苯甲酸钠,应先将溶液酸化,使其转变成苯甲酸后,再用乙醚萃取。当鱼中的组胺以其盐的形式存在时,需加碱让它先变为组胺,才能用戊醇进行萃取,然后加盐酸,此时组胺以盐酸盐的形式存在,易溶于水,被反萃取至水相,达到较好的分离效果。又如海产品中无机砷与有机砷的分离,可利用无机砷在大于 8 mol/L 盐酸中易溶于有机溶剂,在小于 2 mol/L 盐酸中易溶于水的特性,先加 9 mol/L 盐酸于海产品中,并以乙酸丁酯等有机溶剂萃取,此时无机砷进入乙酸丁酯层,而有机砷仍留在水层(可弃去),然后加水于乙酸丁酯中振摇(反萃取),此时无机砷进入水中,干扰的有机物仍留在有机相,较好地完成了分离。

5. 固相萃取法

固相萃取法(solid phase extraction)是近十几年来国外普遍应用的分离方法,它利用对被分析物有选择性吸附作用的填料柱对样品提取液中待测成分的截留作用,与其他不易被截留的成分进行分离,然后用少量洗脱液将被测成分冲洗下来,而与在此条件下不易被洗脱的成分相分离。这种分离方法与现行的液-液萃取,减压浓缩等技术相比,不仅省时、简便,而且消耗有机溶剂少,接触毒物少,分离、净化和富集的效果十分好。

第三节　食品中营养成分分析

食品的营养成分(nutrients)有蛋白质、脂肪、碳水化合物、维生素、无机盐(包括微量元素)和水,共六大类。其中,蛋白质、脂肪、碳水化合物和水为主要成分;维生素和微量元素为微量成分,它们对人体健康的重要性很大,是必不可少的营养成分。

一、食品中水分的测定

水分是食品的天然成分,通常不看作营养素,但它是动植物体内不可缺少的重要成分,具有极重要的生理意义。它是营养素和代谢产物的溶剂,是使体内进行化学反应的必要条件,在调节体温、润滑关节和肌肉、减少摩擦等方面,都有重要的作用。

(一) 测定水分的意义

食品中水分的多少,直接影响食品的感官性状,影响胶体状态的形成和稳定。水分直接改变食品的组成比例,改变营养素及有害物质的浓度。食品中的水分是微生物生长繁殖的重要条件,控制食品水分,可防止食品腐败变质和营养成分的水解。水分过多的食品不易保存。

因此,食品中水分的含量,是食品的重要质量指标,是食品保藏期限的决定因素,也是检查保存质量的依据,是食品生产、加工、贮存、运输、销售的重要条件和参数。

测定食品中的水分,可增加其他测定项目数据的可比性,使食品在相同水分含量的基础上,进行各种物质浓度的比较。水分也是国家对某些食品的一项规定指标。如奶粉中水分不得超过 3%,肉松中水分不得超过 20% 等。

(二)水分的测定方法

食品中的水分通常是指游离水和结合水的总量。游离水是存在于动植物细胞外各种毛细管和腔体中的自由水,还包括吸附于食品颗粒表面的水;而结合水主要指形成食品胶体状态的结合水,如蛋白质、淀粉水合作用和膨润吸收的水分,以及某些盐类的结晶水等。食品中的水分一般采用在 95～105 ℃下加热烘烤或在减压下低温烘烤所减失的质量来表示,在此情况下所减失的质量并不完全是水,还包括食品中少量的易挥发成分,如醇类、芳香油、有机酸等,所以又称为干燥失重。但一般食品中此类挥发性物质较少,通称为食品水分。如果含挥发性物质较多,如某些发酵食品、挥发油和香料,则不能采用烘烤的方法,而应采用蒸馏法进行测定。

1. 直接干燥法

直接干燥法为重量分析方法,是指称取一定量样品,在常压下于 95～105 ℃进行烘烤,使食物中水分蒸发逸出,直到样品质量不再继续减轻至恒重。根据样品所减失的质量,来计算样品中含水的百分率。

直接干燥法适于多数样品,特别是较干食品的水分测定,操作简单。通常在 95～105 ℃、3～4 h,即可达恒重。对黏稠样品如酱类、乳类、含热淀粉的食物,水分蒸发较慢,可掺入经处理过的砂,帮助蒸发,可先在 70～80 ℃蒸去大部分水分,再提高温度烘烤。恒重是指前后两次烘烤称重,其质量的差异一般不超过 2 mg。油脂样品及含油脂多的食品,在烘烤过程中有时会先逐渐减轻,继而增重,这可能是由于油脂氧化所致。对此,可采取较低的温度烘烤,也可以按其中最轻的一次质量计算。

2. 减压干燥法

减压干燥法是指将样品在真空干燥箱中进行干燥,由于箱体密闭,抽气减压,水的沸点降低,从而加快样品的水分蒸发,缩短测定时间。采取较低温度烘烤,脂肪多的样品在高温下氧化,含糖量高的样品如糖果、糖浆,因高温造成的脱水碳化。低温还可防止某些食品在高温下由于表面蒸发过快,内部水分来不及逸出,使食品表面形成一层干涸膜(结痂),内部水分难以除尽的弊病。减压干燥法通常采用压力为 40～55 kPa,温度为 50～60 ℃,2～3 h 即可达到恒重。适宜于胶冻状样品、高温易分解的样品,以及水分较多,挥发较慢的样品,如淀粉制品、豆制品、蛋制品、罐头食品、糖浆、蜂蜜、蔬菜、水果、味精、油脂等样品中水分的测定。

3. 蒸馏法

蒸馏法须采用水分蒸馏器,如图 8-3 所示。将样品与某些比水轻,而与水互不相溶的溶剂混合,放入球蒸馏瓶中,加热蒸馏瓶使有机溶剂蒸发,食物中水分也随即蒸发,进入冷凝器共同冷凝,回流于集水管中。由于有机溶剂比水轻,使集水管中的水

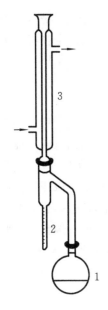

图 8-3　水分蒸馏器
1—蒸馏瓶；2—集水管；
3—冷凝器

在下层，有机溶剂在上层。当有机溶剂的高度超过集水管的支管时，又流回到蒸馏瓶中，冷凝的水则沉于集水管底。经过一段时间蒸馏，集水管水量不再增加时，读取水的体积，即为样品中含水量。常用的有机溶剂是甲苯（bp 111 ℃）或二甲苯（bp 140 ℃）。

蒸馏法与烘干法有很大的差别，烘干法是以烘烤后的损失质量为依据，而蒸馏法则是以通过加热蒸馏收集到的含水量为依据。能溶于甲苯或二甲苯的挥发性物质，不会干扰测定，因而特别适宜于含挥发性物质较多的食品样品。如含有醇类、醛类、有机酸类、挥发性酯类、芳香油、香辛料等样品，当采用烘干法时，结果往往偏高。采用蒸馏法时，它们溶入有机溶剂并与水分分开，得到的含水量更接近真实结果。本法适用于含水量较多，又有较多挥发性成分的样品测定，但所得结果较烘干法精度差，因集水管的最小刻度为 0.1 mL，即 100 mg 以下的质量变化为估计值。冷凝的水分有时呈小珠状黏附在冷凝器上，不能完全汇入集水管造成读数误差，也使结果不够精确。

二、食品中蛋白质的测定

蛋白质（protein）是生命的物质基础，是保证生物体生长发育、新陈代谢和修补组织的原料。人体对蛋白质的需要量在一个时期内是固定的，一般成人每日需要从食品中摄入的蛋白质约为 75 g。由于人体不能贮存蛋白质，必须不断从食品中得到补充，如果长期缺乏蛋白质，会引起严重疾病。

（一）测定食品中蛋白质的意义

测定食品中的蛋白质含量，可以了解食品质量，为合理调配膳食、保证不同人群的营养需要提供科学依据，也为监督食品生产加工过程提供数据。

蛋白质是由 20 余种氨基酸组成的高分子化合物，相对分子质量数万至数百万。多数氨基酸在人体内可以合成，但有 8 种氨基酸在人体内不能合成，必须从食物中获得，称为必需氨基酸（essential aminoacids），它们是赖氨酸、色氨酸、苯丙氨酸、苏氨酸、蛋氨酸、缬氨酸、亮氨酸、异亮氨酸。食品中的的蛋白质，是由不同种类的氨基酸，按不同的比例和组合方式联结而成。组成蛋白质的主要元素为碳、氢、氧、氮，少量或微量元素为硫、磷、铁、镁、碘等。蛋白质的含氮量比较恒定，为 15% ~ 17.6%，平均为 16%。

（二）食品中蛋白质的测定方法

测定蛋白质含量的方法，主要是采用凯氏（Kjeldahl）定氮法。凯氏定氮法测定蛋白质的主要依据如下。各种蛋白质有其恒定的含氮量，只要能准确测定出食物中的含氮量，即可推算出蛋白质的含量。多数蛋白质的平均含氮量为 16%，即每克氮推算出的蛋白质等于 $100/16=6.25$ g，6.25 为蛋白质的换算因子。不同的食品蛋白质含氮量略有差异，可采用不同的换算因子。部分食品的换算因子列于表 8-1 中。

表 8-1　部分食品的氮-蛋白质换算因子

	食品名称	换算因子		食品名称	换算因子
谷类	稻米	5.95	豆类	大豆	5.71
	大麦、黑麦、燕麦	5.83		豌豆、绿豆、菜豆	6.25
	小麦	5.91	坚果	杏仁	5.18
	玉米	6.25		椰子仁、核桃	5.30
			动物类	肉类	6.25
种子	棉子、亚麻仁	5.30		蛋类	6.25
	瓜子、芝麻	5.30		牛乳	6.38

凯氏定氮法所测得的含氮量为食品中的总氮量，包括少量的非蛋白氮，如尿素氮、游离氨氮、生物碱氮、无机盐氮等。由定氮法计算所得蛋白质的量，称为粗蛋白（crude protein）。

凯氏定氮法的测定步骤主要有三步。首先，将食品中蛋白质用硫酸消化，除去有机物质，使氮转变成硫酸铵。然后，用专门的蒸馏装置（见图 8-4），使铵盐溶液在强碱性条件下释放出氨，通过蒸馏将氨与其他物质分开，并用硼酸溶液吸收氨。最后，以 0.1% 亚甲蓝醇溶液与 0.2% 甲基红醇溶液的等体积混合液为指示剂，用盐酸标准溶液进行滴定。根据滴定所消耗标准酸的量来计算氮及蛋白质的含量。

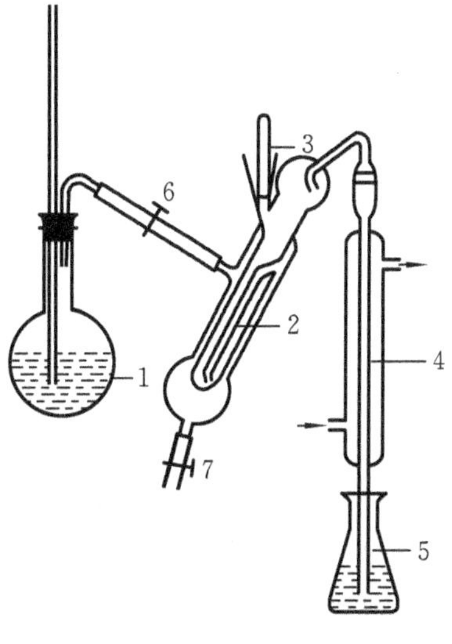

食品中蛋白质含量按下式计算

$$蛋白质含量 = \frac{c(V-V_0) \times 0.014 \times F}{S} \times 100\%$$

图 8-4　半微量凯氏定氮装置

1—烧瓶；2—反应室；3—玻璃塞；
4—冷凝管；5—收集瓶；6、7—螺旋夹

式中：c 为盐酸标准溶液的浓度，mol/L；V 为样品消耗盐酸的体积，mL；V_0 为空白消耗盐酸的体积，mL；0.014 为 1 mmol 盐酸相当氮的质量，g；F 为蛋白质的换算因子；S 为每份样品的质量，g。

三、食品中脂肪的测定

脂肪(fat)是食品中重要的营养成分之一,是人体热能的重要来源,每克脂肪在体内完全氧化能产生 38 kJ 热量。脂肪能供给人体必需脂肪酸。脂肪还是脂溶性维生素(维生素 A、D、E、K)的良好溶剂,可帮助脂溶性维生素的吸收。脂肪与蛋白质结合生成的脂蛋白,在调节人体生理机能和完成体内生化反应方面都具有重要作用。因此,脂肪含量是各类食品的重要质量指标。

食品中的脂肪有两种存在形式,即游离脂肪和结合脂肪,大多数食品中结合脂肪含量较少。食品中还有少量脂溶性成分,如脂肪酸、高级醇、固醇、蜡质、色素等,与脂肪混在一起,并能溶于乙醚、石油醚等有机溶剂。

食品中的游离脂肪能溶于有机溶剂,但乳类脂肪虽然也属游离脂肪,因脂肪球被乳中酪蛋白钙盐包裹,又处于高度均匀的胶体分散体系中,不能直接被有机溶剂萃取,必须先经氨水处理后才能被萃取。食品中的结合脂肪也不能被有机溶剂萃取,必须在一定条件下进行水解并转变成游离脂肪后,才能被萃取。

测定食品中脂肪的方法,主要采用重量法,即将食品加乙醚或石油醚等有机溶剂浸泡,并在索氏(Soxhlet)提取器中连续萃取数小时,然后挥干溶剂进行称重。在此条件下游离脂肪和脂溶性成分均能被有机溶剂萃取,所测得的脂肪含量,称为粗脂肪(crude fat)。如果在用有机溶剂萃取以前,先加酸或碱进行处理,使食品中的结合脂肪水解出游离脂肪,再用有机溶剂萃取,所测得的脂肪含量,称为总脂肪(total fat)。所用的测定方法,称为酸水解法和碱水解法。

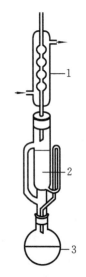

图 8-5　索氏提取器
1—冷凝管;2—提取管;
3—球瓶

1. 索氏提取法

索氏提取法是测定脂肪的经典方法,所用的仪器装置,称为索氏提取器,如图 8-5 所示。索氏提取器由球瓶、提取筒和冷凝管三部分组成,各部分用磨砂玻璃密合。球瓶内盛放有机溶剂,经水浴加热使溶剂不断蒸发。提取筒内盛放用滤纸包好的样品,提取筒左侧有一较粗的玻管,连通球瓶与冷凝管,使溶剂蒸汽进入冷凝器冷凝后,不断滴入提取筒内。溶剂在此与样品充分接触,溶解其中的脂肪。提取筒右侧有一较细的虹吸管,当提取筒内液体的高度超过虹吸管顶部时,提取筒中的有机溶剂连同溶出的脂肪,一并被虹吸出来,流回球瓶。流回球瓶的有机溶剂遇热再蒸发,再一次冷凝,浸泡样品中脂肪,而球瓶内的脂肪由于不挥发,仍留在球瓶。经过一定时间后,溶剂不断蒸发、冷凝,样品受到一次次新鲜溶剂的浸泡,直到样品中所有的脂肪完全溶出为止。取出装样品的滤纸包,经烘干后称取滤纸包减轻的质量,便可测得食品中粗脂肪的含量。

要注意样品应充分干燥和磨细,仪器必须密闭吻合,不得在接口处涂抹凡士林。

在一组仪器中放入数份样品,因为样品中脂肪被提取的条件完全一致。可得较好的平行结果。

2. 酸水解法

食品样品经加酸加热,使其中的结合脂肪水解成游离脂肪和蛋白质,加乙醇沉淀蛋白质,然后用乙醚-石油醚混合液进行萃取,蒸干溶剂后称重,便可测得食品中脂肪的含量。由于酸水解法能使结合脂肪水解出游离脂肪,连同原来存在于食品中的游离脂肪和少量脂溶性成分,均能被醚所萃取。所以,用酸水解法测得的脂肪含量称为总脂肪。

操作程序是:称取混匀的固体样品 2～5 g,加水 8 mL,盐酸 10 mL(或取液体样品 10 g,加盐酸 10 mL),置于 70～80 ℃水浴中,加热 40～50 min,不时搅拌。取出待稍冷后,加入乙醇并振摇,便蛋白质沉淀。再加 1∶1 的乙醚-石油醚混合液进行振摇提取。静置分层后,准确取出一定体积的醚层,放入已恒重的小锥形瓶,在水浴上蒸干,置于 100～105 ℃烘箱干燥 2 h,放在干燥器中冷却至室温称重,并计算食品中总脂肪的含量。

本法适用于各类食品中脂肪的测定,对固体、半固体或液体食品均适用。特别对容易吸湿、结块、不易烘干的食品,当不能采用索氏提取法测定时,应用此法效果较好。

3. 碱水解法

本法只是用氨水代替盐酸,使乳中的酪蛋白钙盐溶解,并破坏胶体状态,释放出脂肪,再用乙醚-石油醚混合液萃取。其原理及操作要点均与酸水解法类似。

碱水解法适用于乳、乳制品及含有乳类食品中脂肪的测定。

第四节　食品中添加剂和有害物质的测定

一、概述

食品添加剂(food additives)是指为了改善食品的感官性状、延长食品的保存时间,以及满足食品加工工艺需要而加入食品中的某些化学合成物质或天然物质。

合理使用食品添加剂,对防止食品腐败变质、改善食品感官性状、丰富食品,均有积极的作用。但是,如果滥用食品添加剂,造成添加剂的污染,将出现卫生问题。如果使用不合格的添加剂,则可能引起中毒。例如,日本的"奶粉事件",就是因为使用含砷的磷酸盐作品质改良剂而造成上万名婴儿中毒。此外,有些添加剂本身对人就有一定毒性,如果不按卫生标准规定而过量使用时,对食用者的健康有害。我国对食品添加剂的使用品种、使用范围和使用量均有严格规定。目前,允许使用并定有卫生标准的食品添加剂有:防腐剂、抗氧化剂、漂白剂、发色剂、着色剂、甜味剂、酸味剂、香味剂、凝固剂、疏松剂、增稠剂、消泡剂、抗结剂、品质改良剂、乳化剂、香料等。

食品中主要的有害污染物是：①农业生产上使用农药不当，引起农产品中的农药残留；②利用工业废水灌溉引入有害金属、非金属、有机化合物的污染；③食品工业中生产或贮存环节不当，引起霉菌毒素和亚硝胺污染；④由外环境引入的苯并(a)芘等强致癌性物质。

近年来，随着环境污染的日益严重，食品中有害因素的来源更加广泛，种类也日益复杂。这些污染物一方面直接威胁人体健康，同时，也污染作为食品的动物，并通过食物链的生物富集作用，由低等生物向高等生物转移，每经过一种生物体，其浓度都有一次明显的增高。所以，环境的轻微污染可能造成食品的极为严重的污染。

二、测定方法

在食品中添加剂和有害物质的测定方法中最重要的环节是样品的预处理，包括对待测成分进行提取、净化和浓缩，才能进行分析。这种处理过程不仅可以消除大量杂质对测定的干扰，而且还能提高测定的灵敏度。

（一）防腐剂苯甲酸及其钠盐的测定

防腐剂(preservatives)是在食品保存过程中具有抑制或杀灭微生物作用的一类物质的总称。我国目前允许使用的防腐剂有：苯甲酸及其钠盐，山梨酸及其钾盐、二氧化硫、焦亚硫酸钾、焦亚硫酸钠、丙酸钙、丙酸钠、对羟基苯甲酸乙酯(尼泊金乙酯)、丙酯等。

苯甲酸(benzoic acid)又名安息香酸，结构式 C_6H_5COOH，白色，有丝光的鳞片或针状结晶，微具香味，有吸湿性；微溶于水，易溶于三氯甲烷、丙酮、乙醇等有机溶剂；化学性质较稳定。由于苯甲酸在水中的溶解度较小，故多使用其钠盐，苯甲酸钠为白色粉末。在低 pH 值环境中，苯甲酸对多种微生物有抑制作用(抑制微生物细胞呼吸酶系统的活性)，抑菌最适 pH 值范围为 $2.5 \sim 4.0$。苯甲酸的毒性较小，在果汁、罐头、酱油类食品中的最大安全使用量为 $0.2 \sim 1.0$ g/kg。

1. 样品处理

在样品加酸酸化后，其中的苯甲酸钠转变为苯甲酸。以乙醚萃取，挥干乙醚后，加适当的溶剂溶解残渣，便可进行测定。在提取苯甲酸之前应先进行样品处理，目的是防止提取过程出现乳化现象而损失苯甲酸，并消除苯甲酸以外的酸性物质给测定带来的误差。

(1) 除酒精。因酒精既可溶于乙醚，又可溶于水，当用乙醚提取苯甲酸时便容易乳化，故应先加热除去酒精，再将样品酸化后用乙醚提取苯甲酸。

(2) 除脂肪。因脂肪易溶于乙醚，而脂肪酸也能消耗碱，当用酸碱滴定法分析苯甲酸时会带来正误差。通常在碱性条件下用乙醚萃取出脂肪，然后再加酸酸化，并用乙醚提取苯甲酸。

(3) 除蛋白质。蛋白质是高分子化合物，结构中既有亲脂基团，又有亲水基团，当用乙醚提取苯甲酸时,蛋白质容易乳化而给分离苯甲酸带来困难。除蛋白质有如下方法。①盐析:在样液中加入大量中性盐如氯化钠,由于在溶液中生成大量带电荷离子而吸引水分子,破坏蛋白质的水化膜,并中和蛋白质的电荷,从而使之聚沉。②加蛋白质沉淀剂:许多金属离子(如 Zn^{2+}、Cu^{2+}、Hg^{2+}、Pb^{2+})及一些生物碱(如单宁、苦味酸)均能与蛋白质生成难溶物质而沉淀。③透析:由于蛋白质分子大,不能透过半透膜,苯甲酸则可以自由通过,从而达到分离目的。

应根据样品的组成选择适当的处理方法。

2. 苯甲酸的测定方法

(1) 薄层色谱法。样品中苯甲酸经分离提纯,溶于乙酸乙酯或乙醇,经点样、展开后,用紫外光照射或用显色剂使苯甲酸斑点显示出来,在标准参照下定性和定量。吸附剂用硅胶 G;展开剂常选用苯-乙酸乙酯-乙酸(12+7+1)或三氯甲烷-丙酮-甲酸(9+3+0.1);显色剂常选用 pH=10 的溴甲酚紫乙醇溶液,斑点为黄色,背景呈蓝色。

(2) 滴定分析法。由于苯甲酸为有机弱酸,能与氢氧化钠发生中和反应,可用酸碱滴定法进行测定。根据标准氢氧化钠溶液的浓度和所消耗的体积来计算样品中苯甲酸的含量。

(二) 食品中有机磷农药残留量的测定

有机磷农药(organophosphorus pesticides)属磷酸酯类化合物,种类较多,如内吸磷、对硫磷、杀螟硫磷、敌敌畏、敌百虫、乐果、甲拌磷、马拉硫磷等。这是一类高效、广谱的化学杀虫剂,它的优点是残效期较短,分解较快,在生物体内受酶作用而水解,在体内不蓄积,因而得到广泛的应用。其缺点是某些有机磷农药的急性毒性强,易引起人畜中毒。

尽管有机磷农药化学性质不稳定、残留时间短,但由于不少有机磷农药对哺乳动物急性毒性很强,如误食误用,仍可造成严重中毒。有机磷在某些食品中仍能残留一定时间,食用时应充分洗涤或去皮。

有机磷农药中毒机制是,生物体在神经传导过程中产生乙酰胆碱,需要生物体内存在的酶对乙酰胆碱不断分解,才能保持正常的生理功能。有机磷抑制了生物体内酶的活力而阻止了体内产生的乙酰胆碱的分解,体内乙酰胆碱就不断积累而使生物体中毒。食品中有机磷农药进入人体被吸收后,使酶系统受到抑制,特别是使血液中的胆碱酯酶活力降低,造成急性中毒。中毒后主要表现为血液胆碱酯酶活力下降,从而引起神经功能紊乱,如出汗、肌肉颤动等,严重者导致中枢神经系统功能失常,危及生命。所以,我国对食品中有机磷农药的残留量作了规定,一般粮食、蔬菜、水果中含量不应超过 0.01~0.2 mg/kg,食用油中不得检出。

1. 食品中有机磷农药的提取和浓缩

(1) 粮食样品。通常应粉碎至 20 目,用丙酮或三氯甲烷进行提取,然后浓缩、定容。

(2) 蔬菜和水果类。洗净泥沙、沥干,取可食部分,加水在组织捣碎机中捣成匀浆。称取一定量,以丙酮和苯进行提取。丙酮容易穿透植物细胞组织,苯的极性小,有利于分层。如要除去色素,可加活性炭。

(3) 油脂类。可用石油醚提取,将油脂和有机磷农药溶解。然后,以二甲基亚砜反萃取有机磷农药,由于脂肪极性较小,仍留在石油醚层,可弃去。在二甲基亚砜液中加入硫酸钠溶液,增加其亲水性,降低有机磷农药的溶解度,并用石油醚进行萃取,再经无水硫酸钠脱水后浓缩,定容,便可供测定用。需要注意的是,在浓缩过程中溶液不能蒸干,否则因农药损失而带来误差。

由于有机磷农药通常用薄层酶抑制法和气相色谱法进行测定,干扰较少,所以对净化的要求不高。近年来用吹蒸法(sweep co-distillation)净化农药,已被国外大量地采用,这是一种快速方便的净化方法,很值得推广。方法是:农药用乙酸乙酯提取,然后将相当于 2 g 样品的提取液 1 mL 分 4 次注入 Storherr 管中,管中填充玻璃棉、沙子等物,加热到 180～250 ℃,然后吹氮气 600 mL/min,农药中的脂肪、蜡质、色素等高沸点杂质仍留在 Storherr 管中,而农药则随氮气流被带出,经冷螺旋管(聚四氟乙烯小管)收集到玻璃管中,就达到了净化的目的。

2. 食品中有机磷农药的测定方法

(1) 薄层酶抑制法。有机磷农药能抑制胆碱酯酶,而胆碱酯酶能分解乙酰胆碱或其他酯类,通过检查乙酰胆碱或其他酯类化合物的分解产物,便能确定薄层板上的农药斑点。根据这个原理,常用硅胶 G 薄层板,经点样、展开后,使有机磷农药得到分离。对展开后的薄层板喷以酶液及 β-乙酸萘酯,于一定温度下作用,再喷以牢固蓝 B 盐(fast blue B salt)。酶促使 β-乙酸萘酯水解,产生 β-萘酚,β-萘酚与牢固蓝 B 盐作用生成玫瑰红色化合物。

由于有机磷农药能抑制酶的活性,因而 β-乙酸萘酯不水解成 β-萘酚,便不会与牢固蓝 B 盐作用产生玫瑰红色。所以,有农药斑点处为白色,而无农药处(背景)为玫瑰红色,按斑点大小与标准比较,便可确定食品中有机磷农药的含量。

酶的来源,可取牛肝的匀浆,也可用猪、羊、鸡、鸭、小白鼠的肝酯酶,或者用人血清、马血清等。

若分析的有机磷农药对酶的抑制能力较弱时,可先喷溴水、熏溴蒸气或用紫外光照射等方法进行活化,使硫代磷酸酯转变成磷酸酯,然后再喷酶液,以提高灵敏度。如对硫磷经活化处理,可氧化成对氧磷,抑制酶的作用增强了,便提高了测定的灵敏度。

薄层板上多余的溴必须除尽,可用冷热风反复吹赶,也可加适量硫代硫酸钠除去。因为过量的溴会妨碍酶的活性。

薄层酶抑制法的操作关键之一,是掌握酶的效价,包括酶液的浓度和喷洒量。如果酶液的浓度过小或量不够,底板不呈玫瑰红色,将无法辨认农药斑点;反之,如浓度过大或用量过多,有机磷农药不能完全抑制酶的活力,在农药斑点处仍有粉红色,除非有机磷农药较多,才能完全成为白色斑点,这样就降低了测定的灵敏度。通常可在点滴板上进行预试。即在空穴中滴加农药标准液及一系列不同稀释倍数的酶液,分别滴加 β-乙酸萘酯保温一定时间后,加牢固蓝 B 盐,选择不显玫瑰红色的最大酶浓度即可。喷雾酶液的量,应使薄层板湿透,但无液滴流下为宜。

薄层酶抑制法与化学分析法相比,优点是具有很高的灵敏度,可达到纳克数量级。缺点是影响因素太多,如酶的种类与喷洒液的浓度、基质的种类和浓度、喷洒试剂的 pH 值、薄层的种类、薄层的厚度、展开剂的性质、样品中存在的杂质以及采用活化的手段等。所以,使用薄层酶抑制法分析食品中有机磷农药时,必须注意以上各种因素。

(2)气相色谱法。样品中残留的有机磷农药经提取,净化、浓缩后进样,在较高温度下发生气化,被载气推动进入色谱柱,由于各组分在载气和固定液两相间分配系数不同而得到分离。农药组分通过火焰光度检测器时,在氢焰上燃烧,以 HPO 碎片的形式,发射出波长为 526 nm 的特征光。这种特征光通过滤光片,由光电倍增管接收,并转变成电信号,经放大后记录色谱峰。根据各组分的保留时间或调整保留时间进行定性,根据各组分的峰高与标准品比较,计算出食品样品中各有机磷农药的含量。

(三) 食品中亚硝胺的测定

亚硝胺(nitrosamine),又称为 N-亚硝基化合物,有较强的毒性和致癌性。结构式为 $\begin{array}{c} R_1 \\ \diagdown \\ N-N{=}O \\ \diagup \\ R_2 \end{array}$,其中 R_1 和 R_2 为烷基或芳香基,二者相同则为对称亚硝胺。亚硝胺在自然界中含量甚微,但合成亚硝胺的前身物亚硝酸盐和仲胺则广泛存在于水、土壤和食品中,这些物质在一定条件下,可于土壤、食品和动物体内合成亚硝胺。已经证实,亚硝胺可由亚硝酸盐和仲胺在人的胃中合成,据实验推算,每人每天可合成 $0.5~\mu g$ 亚硝胺。

食品中广泛存在硝酸盐和亚硝酸盐,来源是农业上大量施用的氮肥和含氮的除草剂,有些蔬菜本身就含有大量硝酸盐,在加工肉制品时,也往往加入硝酸钠或亚硝酸钠作为发色剂。仲胺是蛋白质代谢的中间产物,也广泛存在于各种食品如鱼类、谷类、茶叶、烟草和酒类中,在海鱼中含量最高。高温烹调、烟熏食品和罐头加工等过程能促使蛋白质分解,因而使食品中仲胺的含量显著增加,通过食物进入人体的亚硝酸盐和仲胺可在胃中合成亚硝胺。腌制猪肉中含有非致癌物脯氨酸亚硝胺,油煎后可转变为致癌的亚硝基吡咯烷,其数量与加热的温度和时间有关。此外,在霉变食物中也发现有亚硝胺类存在。国内某些食管癌高发地区发现腌酸菜中所含的亚硝胺及其前身物都比较高。酸菜的 pH 值为 4～5,在厌氧发酵过程中,硝酸盐可被某些微生物还原成亚硝酸盐,蛋白质可分解成胺类,这就具备了合成亚硝胺的条件。

经动物试验证明,亚硝胺的致癌性与其化学结构有关,对称性的亚硝胺主要引起肝癌,不对称性亚硝胺主要引起食管癌。亚硝胺还可通过胎盘引起新生白鼠的脑、脊髓或末梢神经发生癌肿。为预防亚硝胺的致癌作用,应限制食品中亚硝酸盐的含量。我国食品卫生标准规定,火腿、广式腊肉中亚硝酸盐含量不得超过 20 mg/kg,灌肠中不得超过 30 mg/kg。

1. 样品处理

由于食品中存在的亚硝胺含量很低,一般在 0.001～1 mg/kg,所以,建立测定痕量亚硝胺的方法是很重要的。通常用蒸馏、离子交换、溶剂萃取等手段进行分离、提取和净化,然后在 K-D 浓缩器中进行浓缩。

(1) 水蒸气蒸馏。称取一定量粉碎的样品,放在蒸馏瓶中,加入一定量水和氯化钠,连接水蒸气发生器和冷凝器,进行蒸馏,将馏液收集在加有二氯甲烷和少量冰块的接收瓶中。利用亚硝胺类的挥发性,与其他干扰组分分离。水蒸气蒸馏装置如图 8-6 所示。

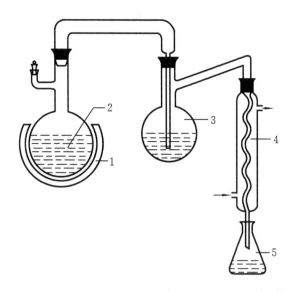

图 8-6　水蒸气蒸馏装置
1—加热器;2—水蒸气发生器;3—蒸馏瓶;4—冷凝器;5—接受瓶

(2) 萃取。在蒸馏液中加入氯化钠和少量硫酸,在分液漏斗中振摇,使亚硝胺类转移到二氯甲烷层,再用二氯甲烷萃取 3 次,合并 4 次萃取液。加氯化钠的目的是促使分层,如样品中含较高浓度的乙醇,如蒸馏酒、配制酒等,须用氢氧化钠溶液洗涤有机相,以除去乙醇的干扰。

(3) 浓缩。将二氯甲烷萃取液用无水硫酸钠脱水后,转移到 K-D 浓缩器中,于50 ℃水浴上浓缩至 1 mL,备用。

2. 测定方法

亚硝胺的测定方法可分为两类:一类是测定总的亚硝胺的方法,如分光光度法;另一类是分别测定各种亚硝胺的方法,如薄层色谱法、气相色谱-质谱法和热能分析仪法。

分光光度法是测定挥发性亚硝胺类总量的方法,根据亚硝胺的理化性质,采用夹层保温水蒸气蒸馏纯化挥发性亚硝胺,然后经紫外光照射后,分解出亚硝酸根,通过强碱型离子交换树脂浓缩,在酸性条件下与对氨基苯磺酸形成重氮盐,再与盐酸萘乙二胺作用,形成紫红色偶氮染料,其颜色深浅与亚硝胺的含量成正比,可比色定量。

气相色谱-热能分析仪法(GC-TEA),对检测强致癌物亚硝胺具有较高的灵敏度和专属性。测定原理是,样品中的挥发性亚硝胺经减压蒸馏、二氯甲烷萃取和浓缩后,在气相色谱仪中进行分离,在热能分析仪中热解出 NO,当 NO 与臭氧反应时,产生激发态的 NO_2^*,由激发态跳回基态时便发射出近红外光线(光子能量为 $h\nu$),由光电倍增管接收放大后进行测定,以保留时间定性,以峰高或峰面积定量。

(四)食品中总砷的测定

总砷(total arsenic)包括无机砷和有机砷,无机砷的毒性大于有机砷,在无机砷中三价砷的毒性又远比五价砷的大。在一般食品中仅含微量的砷,食品中的砷主要来自含砷农药的直接污染,其次是含砷工业废渣、水、土壤和食品生产加工过程所带来的污染。

食品中砷的测定可采用杂多蓝比色法、氢化物发生-原子吸收光谱法及二乙基二硫代氨基甲酸银比色法。

1. 杂多蓝比色法

样品经湿消化破坏有机物,砷转变成五价态,然后在适当的酸度下,让砷酸与钼酸盐结合形成砷钼杂多酸,用硫酸肼或二氯化锡或抗坏血酸还原后形成杂多蓝,便可比色定量。本法灵敏度较高,选择性较好,仅磷有严重的干扰。消除磷的干扰,可利用生成砷化氢而与磷分离来实现,生成的砷化氢被吸收在碘或次溴酸钠溶液中,再进行显色。

近年来,建立了一些在非离子表面活性剂存在下,利用砷钼杂多酸与三苯甲烷类、罗丹明类碱性染料形成离子缔合物,比色测定砷的方法,灵敏度较高,选择性好。

2. 氢化物发生-原子吸收光谱法

食品样品消化后,在酸性溶液中,用碘化钾-维生素 C 或碘化钾-硫代硫酸钠将砷还原为三价。再用硼氢化钠将三价砷迅速还原成砷化氢,被载气流带入原子化器中原子化,于 193.7 nm 波长处进行原子吸收测定。

氢化物发生-原子吸收光谱法测砷灵敏度高,干扰少,不仅可以测定总砷,还可以利用不同形态砷化合物生成氢化物的条件差异或不同形态砷的氢化物沸点的差异进行形态分析,即可测定不同形态砷的分别含量。如将无机态砷、甲基胂酸、二甲基胂酸从 pH 值为 1~2 的溶液中,用硼氢化钠还原产生相应的氢化物,用液氮冷阱收集,再将冷阱逐渐升温,使砷的氢化物按沸点顺序依次挥发出来,可分别测定其含量。

第九章 生物材料卫生理化检验

第一节 概　述

一、生物材料卫生理化检验的意义

在卫生检验学领域,生物材料包括人体材料(组织、器官及代谢产物)和与人体健康有关的一般性生物材料(植物、动物、微生物等)。生物材料卫生理化检验的主要任务,是测定生物材料中的环境污染物及其代谢产物的含量,以确定生物体受环境污染的程度和受害的危险性。

生物体与外界环境之间相互作用、相互制约,以它特有的功能(生产、消费、还原)来完成物质与能量的循环。生物从生存的环境中直接或通过食物链将污染物吸收,并进行各种代谢过程。因此,生物体内污染物质的浓度反应了环境污染的状况,对污染物的监测可直接作为环境质量评价的依据。

通过对人体或实验动物的组织、体液及排泄物中污染物质含量、存在形式的测定,可以了解污染物在生物体内吸收、分布、转化、排泄的规律。通过对生物监测指标的分析,进而研究污染物质的毒性、毒理,化学物在体内的动力学过程,人体对污染物的接触水平(剂量)-效应关系,揭示污染物健康效应的机制。

把生物材料监测数据与外界环境污染监测结果及其对健康的影响结合起来,可以确定一些环境污染物的生物学最高允许浓度,从而对环境污染水平和污染对人群健康的影响进行预测预报。

二、生物污染及污染物质的分布

(一)生物污染

生物污染的主要途径有表面附着、吸收和生物浓缩三方面。

1. 表面附着

表面附着是指污染物黏附在生物体表面的现象,是一种物理黏附方式。由于生物体暴露于环境中,含有污染物的飘尘降落时,有可能黏附在表面。附着量的大小依生物体表面性质不同而异,表面积大或表面粗糙有毛的,附着量就大。

以物理方式黏附在作物表面的污染物可因蒸发、风吹或随雨露流失而脱离表面,其中一些脂溶性农药、某些金属及其化合物会渗入生物体表面而被吸收或输导分布到组织内部。

2. 吸收

环境中的污染物,可经生物体各种器官的主动和被动吸收进入体内。吸收方式又因植物和动物而有所不同。

植物对大气或粉尘污染物的吸收主要通过植物叶面的气孔吸收,经细胞间隙抵达导管,而后运转至其他部位。例如,气态氟化物主要通过叶面的气孔进入叶内组织,溶解在细胞壁的水分中,一部分被叶内细胞吸收,大部分则沿维管束组织运输,在叶尖和叶缘中积累。

植物从土壤或水体中吸收污染物主要是通过根部和毛细管作用,吸收分布至体内各部分。植物对各种污染物质的吸收量与作物的种类、土壤类型、土壤反应、污染物的性质和形态等因素有关。一般来讲,块根类作物比茎叶类作物吸收率高,油类作物对脂溶性农药吸收率高,作物在沙质土壤中的农药吸收率较其他类型土壤高。

动物吸收污染物主要是通过呼吸道、消化道和皮肤吸收等途径。空气中的有毒物质进入呼吸道后,部分咳出或咽下,直径小于 5 μm 的粉尘被吸收后可长期停留在肺部或经过淋巴管进入体内。

消化道吸收污染物是通过食物、饮水等途径摄入。进入消化道的毒物一部分排出体外,一部分被吸收进入血液,到达肝脏。

动物的皮肤是保护机体的有效屏障,但具有脂溶性的毒物,如四乙基铅、有机氯农药等,可被皮肤吸收,进入体内。

3. 生物浓缩

某些污染物由于脂溶性强、与酶和蛋白有较高的亲和力,不易排出体外而积累于生物体内,经过食物链可以逐级积累浓缩,这种现象称为生物浓缩或生物富集。某种物质或元素在生物体内的浓度(c_b)与生物生长环境(水、土壤、空气)中该物质或元素的浓度(c_e)之比(即 c_b/c_e)称为浓缩系数(或称蓄积倍数、浓缩率)。

浓缩系数与环境中物质或元素的性质、浓度、结构形式、生物种类、生物器官组织和外界环境条件(光照、温度、pH 值、风速、风向、水流速度和方向等)有关。

生物体摄取的毒物,在不断积累的同时,也在不断地代谢或排出体外,使其残留量减少,减少至最初摄入量的一半时所需的时间称为生物学半减期。生物学半减期是生物浓缩、蓄积和排泄的综合指标。例如,Mittinen 等人测定甲基汞在人体中的半减期,男性为(79±3) d,女性为(71±6) d,平均为(76±3) d。

(二)污染物在生物体的分布和代谢

1. 污染物在生物体内的分布

进入生物体的污染物在生物体各个部位分布是不均匀的,表现为内部的不均匀性和外部的不均匀性。内部不均匀性是指生物体并非均质,不同器官或同一器官不同部位污染物的不均匀性。外部的不均匀性是指由外部污染物附着在生物体表面或进入体内造成表皮与体内污染物的不均匀性,它与生物体新陈代谢没有直接关系。

1) 污染物在植物体内的分布

植物从土壤中吸收污染物质,残留量分布的顺序为:根＞茎＞穗＞壳＞种子。研究发现镉、铬、砷、汞、硒等元素,一般都有类似的规律。

污染物在植物体内分布还与污染物本身的性质有关。如农药在水中的溶解度不同,在植物组织内渗透运转量也会有所不同,结果导致在体内残留的差异。渗透性小的 p,p'-DDT、敌菌丹、狄氏剂等,有 95% 以上的农药残留在果皮部分。而西维因的水溶性强,有 78% 会渗透到果肉部分。

2) 污染物在动物体内的分布

动物吸收毒物后,主要通过血液和淋巴液循环分布到全身。按毒物的性质和进入的动物组织类型不同,大体有下列五种分布规律:①能溶解于体液的物质在体内均匀分布,如钾、钠、锂、铷、铯等阳离子,以及氟、氯、溴等阴离子;②主要贮存于肝或其他网状内皮系统,如锑等三价和四价阳离子,水解后成胶状;③与骨具有亲和性的物质聚集于骨组织中,如二价阳离子铅、钙、钡等;④对某一种器官具有特殊亲和性,聚集于该器官中,如碘对甲状腺、汞对肾脏等;⑤脂溶性物质与脂肪组织乳糜微粒具有亲和性,而聚集于脂肪组织中,如有机氯蓄积于体脂肪。这五种分布类型彼此交叉较为复杂,往往一种污染物对某一器官有特殊的亲和作用,但同时也分布到其他器官。

2. 污染物在生物体内的代谢

进入体内的污染物,包括无机污染物和有机污染物,都参与生物体的新陈代谢过程。了解污染物质的代谢过程,对于确定代谢产物结构和含量、研究毒物的生物效应具有重要的价值。

(1) 有机污染物进入机体后,在各种酶的作用下,通过氧化、还原、水解、络合、异构化等生物化学过程,进行代谢转化。一部分在体内完全降解或矿化,另一部分则可能转变成比母体毒性更大的生物活性物质,这种现象称为生物活化。有机污染物及其代谢产物与机体的组成物质(葡萄糖、糖醛酸、氨基酸、蛋白质、淀粉、纤维素等)形成比母体更为复杂的化合物,称为轭合残留物。

例如,在动物体内,西维因先经氧化形成羟基化的代谢物,这种羟基化合物对动物的毒性,比母体农药的毒性更强。这种羟基化合物可进一步生成糖醛酸甙轭合物和葡萄糖甙轭合物,这些轭合物的毒性比母体农药低。

(2) 重金属进入机体后,一般不是以离子状态存在,而是在体内发生一系列生物化学反应,以各种可能的化学形态存在,不同的化学形态毒性差别很大。重金属的基本化学特征可归纳为三点。①形成有机配位体和络合物。体内的氨基酸、多肽、蛋白质、核酸及脂肪酸等成分都含有配位基,能与金属离子形成金属络合物或螯合物。②形成有机金属化合物,即金属与碳原子共价形成的化合物。如汞、砷、铅等重金属能被甲基化形成甲基汞、甲基砷、甲基铅等。③参与氧化还原反应。一般情况下,重金属在微生物酶的氧化还原反应中,变成几种不同的价态,并以混合状态存在于机体中。如动物体内过氧化酶可以使金属汞氧化转变成汞离子,相反的过程也能在体内进行。

三、生物材料检验的方法

生物材料检验是卫生理化检验的一部分,因此,基本的理论和方法是一致的。

生物材料与空气、土壤、水体相比有其自身的特点:基体效应十分复杂,污染物在生物材料中的浓度会随温度、时间等各种条件的变化而变化,污染物的形态也会发生变化,生物体内各部分的污染物含量有明显差异,同类生物个体之间也存在差异等。这就给样品的采集、保存、预处理等过程带来一系列新问题,对分析中各个环节提出了更高的要求。特别是生物样品前处理方法难度很大,只有谨慎地注意各方面的问题,才能得到正确可靠的分析结果。

目前,生物材料的检测方法仍不够完善,仍在建立新的分析方法,探求更加灵敏的生物监测指标。在建立生物样品库等方面,有很大的研究和发展空间,例如,利用人体头发、尿、汗液等材料进行无损伤监测的方法,环境污染的生物标志物监测指标的确定和检验方法等。

第二节　样品采集、制备与保存

一、生物样品采集的一般原则

(1) 代表性:选择一定数量能正确反映整体情况的样品。

(2) 针对性:根据不同的监测目的和要求有针对性地取样,采集能反应所要了解情况的部位。例如,反映体内汞的水平可取发和尿;对植物的果实和根、茎、叶分别取样。

(3) 适时性:动、植物有不同的生长发育阶段,而每一阶段受污染的情况会有差异,必须根据要求适时采样。

二、采样方案的设计

首先,必须明确调查的目的。生物材料卫生监测目的一般为三种:①研究性监测,研究污染物从污染源到受体的过程,鉴定环境中需要注意的污染物;②趋势性监测,监测有害物质的变化趋势,针对环境中某种污染条件下,人体负荷情况;③事故性监测,如农药中毒时,体内负荷的变化等。

在明确调查目的基础上,根据具体要求,设计采样方案。确定采样总体、调查精度、样本量、采样方法等,并设计好采样表格。必要时可在小范围内进行预实验,以便对总的采样方案作出改进。

采样可按照一般的抽样方法进行。有随机抽样、分层抽样、等距抽样,或两种以上的抽样方法结合起来。

三、采样方法

（一）植物样品的采集和制备

1. 采样量

根据污染物的特点、各分析项目要求的数量和重复次数确定样本量，保证样品分部处理制备后有足够数量，并留有余地。新鲜样品含水 80%～95%，其质量应比干样多 10 倍左右。

2. 采样方法

根据研究对象，在选好的样区内分别采集植株的根、茎、叶、果等不同部位。对农作物、蔬菜的采集，一般在各采样小区内采取一个代表样品，代表样品在这块地中分布于 5～10 处，采取 5～10 个样品混合。常以梅花形五点取样（见图 9-1）或在小区内平行前进以交叉间隔方式取样（见图 9-2）。

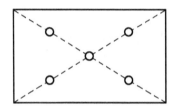 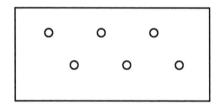

图 9-1　梅花形取样示意图　　　图 9-2　交叉间隔式取样示意图

若采集根部，必须抖掉根上的泥土，注意不要损失根毛部位。如果采集水稻根部，须用清水立即将泥土洗净。对果树采集，要注意树龄、株型，长势等。采好的样品用布或塑料袋装好。

水生植物一般采集全株，若从污水塘或污染较严重的河、塘中捞取样品，须用清水洗干净并去掉其他水草、小螺等杂物。

3. 样品制备

（1）风干样品制备。①首先，清洗表面沾污物，一般用刷子刷去表面泥沙，再用清水、去离子水清洗样品。②将清洗好的样品在 40～60 ℃下鼓风干燥，除去水分（注意温室过高会引起汞等易挥发元素损失）。③用电动粉碎机、瓷质或石质的球磨机（最好是玛瑙研钵，可防止金属污染）粉碎样品。如果测定铬，则不能用钢制粉碎机。粉碎好的样品过 1 mm（或 0.25 mm）筛孔，贮存于塑料瓶（或玻璃瓶）中备用。

（2）新鲜样品制备。①粮食，充分混合，用四分法定量粉碎，全部通过 40 目筛，贮存于瓶中备用。②瓜果蔬菜，取可食部分，切碎混合，在捣碎机中捣碎或在研钵中研碎。

（二）水产家禽样品采集和制备

（1）鱼类：大鱼（半斤以上）取 3～5 条，小鱼取 10～30 条，洗净后沥去水分，去鳞、鳍、内脏、骨等，取可食部分约 200 g，切细混匀，或用组织捣碎机捣碎成糊状。立即分析或贮存于样品瓶中，置于冰箱内保存。

（2）蛋类：根据需要取同一条件下的数个，去除蛋壳充分混匀。

（3）猪肉、鸡、鸭：取相应部位，去骨和皮，切细捣成肉浆，立即分析或冷冻保存。

（三）人体和实验动物材料的采集

（1）采样工具。可采用一般的手术器械或各种高纯材料（聚四氟乙烯、有机玻璃等）制作的工具，还可以使用激光刀。

（2）采样及制备。①尿液：收集 24 h 或 8 h 的尿液或一次采集晨尿，采样瓶须先用稀硝酸浸泡洗净，再用蒸馏水清洗烘干备用。②血液：一般用注射器抽静脉血或手指血，在检验血铅、汞、氟等元素时，用硬质玻管盛装血样，先用水清净后，再用 3％～5％硝酸或 5％醋酸铵处理，最后用重蒸馏水洗净，烘干备用。③毛发和指甲：一般用发剪采取枕后头发，毛发和指甲一般用中性洗涤剂处理，去离子水冲洗，如测定金属元素时可再用乙醚或丙酮洗涤，室温下放置或在 40 ℃左右充分干燥。④组织和脏器：人体组织和脏器一般从尸体解剖中获得。肝脏，剥离被膜，取右叶的前方纤维组织丰富的部分作为样品；肾脏，剥除被膜，分离皮质和髓质部分。其他脏器可视检测需要采集。

四、生物样品的保存

采集的样品如果不能及时分析，必须妥善保存。一般可在 1～5 ℃下放置。但是，由于生物样品容易腐败变质，在长期保存中，许多物质的形态和浓度会发生变化。为了减少或防止变化，可采取适当的措施：①加入某种化学试剂，如防腐剂汞盐、甲醛等防止样品腐败变质，抗凝剂 EDTA、肝素等防止血液凝固；②采用迅速干燥冷冻方法以减缓生物化学过程；③对于有特殊要求的样品还可采用特殊的方法保存，如采用超低温、γ 射线照射以防止血样细菌繁殖，或加氯霉素、链霉素等。

生物材料一般要将其进行适当的前处理，使之转变成适于测定的状态，才能直接进行测定。有关前处理方法参看第三章和第八章的相关部分。

第三节　生物材料中有害物质的检测

一、头发中砷的测定

砷及其化合物进入人体，蓄积于肝、肾、肺、骨骼等部位，还会在毛发、指甲中贮存。砷在体内的毒作用主要是与细胞中的酶系统结合,使许多酶的生物作用受到抑制失去活性,造成代谢障碍。长期摄入低剂量的砷,经过十几年甚至几十年的体内蓄积才发病。砷慢性中毒主要表现为末梢神经炎和神经衰弱症候群的症状,皮肤色素高度沉着和皮肤高度角化、龟裂性溃疡。急性砷中毒多见于消化道摄入,主要表现为剧烈腹痛、腹泻、恶心、呕吐。抢救不及时可造成死亡。

头发的化学成分是角蛋白质,头发是人体排泄矿物质元素的途径之一。头发所含 40 多种化学元素中有 20 多种与人的生活状况紧密相连,是人生活及身体状况的指示剂。头发也是环境的指示剂,头发中的汞、锌、铜、锑、铅、砷等元素的含量与人的生活环境和生活方式密切相关。

1. 样品处理

头发样的无机化处理:称取 0.5 g 发样于 250 mL 长颈烧瓶中,加入浓硝酸 5 mL,浓硫酸 3 mL,在电炉上低温加热,至开始产生白色烟雾为止,稍冷,加入 0.5 mL 过氧化氢,继续加温至透明,成为头发的消化样。这样的消化处理,适合做砷、锌、铅、镉、铜等元素的测定。

2. 测定方法

1) 二乙基二硫代氨基甲酸银比色法

食品样品经消化后,以碘化钾、氯化亚锡将砷化合物还原为三价态,然后与锌和酸反应产生的氢作用生成砷化氢,生成的砷化氢再与二乙基二硫代氨基甲酸银(AgDDC)作用,生成红色胶态银,比色定量。

$$AsO_3^{3-} + 3Zn + 9H^+ \longrightarrow AsH_3 + 3Zn^{2+} + 3H_2O$$

$$AsH_3 + 6AgDDC \longrightarrow 6Ag(红色胶态银) + As(DDC)_3 + 3HDDC$$

反应所生成的酸须用碱中和掉,才有利于反应的进行,常用的碱有吡啶、三乙醇胺、三乙胺、麻黄素、马钱子碱等。其中,吡啶的效果最好,但毒性大,且其臭味难闻,所以常用三乙醇胺。

硫化氢、锑化氢也能与 AgDDC 作用而干扰测定,须预先除去。硫化氢可用乙酸铅棉花吸收;锑的干扰可通过加入足量的碘化钾和氯化亚锡将锑还原成元素状态,从而防止其生成锑化氢干扰测定。该法是测定砷常用的方法,但其灵敏度不高。

2) 氢化物发生-原子吸收光谱法

将头发样品经消化还原后产生的砷化氢导入原子化器,加热至一定温度时,裂解成基态原子,根据基态原子吸收其特征共振线的多少来确定砷的含量。该方法灵敏度高、选择性好、准确可靠,是氢化物发生法中研究较成熟的一种。线性范围为 1.0~12.0 $\mu g/L$,回收率可达 92%~100%。

二、骨氟的测定

已知的氟化物的最大好处是它可以降低牙齿的损伤,人们通过饮用氟化物、使用氟化牙膏、补充氟化盐和食用氟化奶等来预防龋齿。

与其他必需的微量元素一样,氟化物对人体健康的影响既有有益的一面又有有害的一面,长期接触(10~20 年)高水平氟化物(10 mg/d)可导致骨氟中毒。骨氟中毒主要表现为关节疼痛和硬化,韧带的硬化和钙化,并可造成骨畸形、肌肉衰弱和神经缺损,致使骨骼变得易碎。骨氟中毒主要是由于饮用高氟水,但营养、膳食及同时接触其他物质都有可能导致骨氟中毒,现在世界上有几百万人患骨氟中毒,如印度就有 100 万左右的患者。如长期饮用高氟水或用氟化钠治疗骨质疏松可能增加老年人骨折的发生率,有研究关注到氟化物与骨癌、肺癌的发病率和死亡率的关系,但还没有确切的证据说明它们之间有关系。此外,摄入高含量氟化物可能使孕妇自然流产或先天性畸形儿增加。

1. 样品处理

(1) 灼烧。动物四肢和脊骨(鱼类只取脊骨)样品,先在磁盘中于 140 ℃烘箱烘烤 6 h,剥除肌肉筋膜。再于马福炉内 550 ℃焚烧 6 h,直至骨头发白(灰白),转入研钵研成粉状待分析。

(2) 常温消化。准确称取 0.1 g 骨粉于 25 mL 容量瓶中,加蒸馏水 2 mL,浓盐酸 1 mL 使骨粉完全溶解,此时有白色烟雾产生,要立即加盖,以防氟化氢挥发跑掉。烟雾消失后沿壁加 6 mol/L 氢氧化钠 2 mL,振摇 5 min,用 1：1 的盐酸溶液逐滴加入使混浊刚消失(此时 pH 值约为 3~4)。

2. 测定方法

氟化物的测定方法有氟离子选择电极法、氟试剂光度法、茜素磺酸锆光度法和离子色谱法等。离子选择电极法适用范围宽(含氟 0.05~1 900 mg/L)、选择性好、简便快速,且对样品要求不高。

氟离子选择电极法有两种定量方式,即标准曲线法和标准加入法。标准曲线法适用于进行批量样品的测定;对于个别样品和组成较复杂的样品,用标准加入法则更为简便准确。

标准曲线法:测定前,先配制系列氟化物标准液,各加入与样品相同的离子强度缓冲溶液,按与样品测定的相同条件和步骤,由低浓度到高浓度的顺序测定其电位,以电位值(mV)为纵坐标,氟化物的实际浓度为横坐标,在半对数纸上绘制标准曲线;测定时,一般取稀释样品 10 mL 于 50 mL 烧杯中,加入离子强度缓冲溶液 10 mL,放入磁力搅棒,插入氟离子选择电极和饱和甘汞电极,开动搅拌器,搅拌 10 min,指针稳定不变时,停止搅拌读取毫伏值,在标准曲线上查出氟化物浓度。

三、生物样品中有机氯农药的测定

有机氯农药进入人体后,代谢产物与未代谢部分都能蓄积在人体组织中,诱导肝细胞微粒体氧化酶系,从而改变体内生化过程。特别是滴滴涕对三磷酸腺苷酶有抑制作用,影响人体健康。被血液和组织吸收后,表现为对细胞的毒性作用,导致物质代谢障碍和生化过程障碍,进而引起器官和组织的功能障碍。有机氯农药对鱼类、鸟类和哺乳动物的生殖能力有一定影响。

由于生物富集作用,在粮食、蔬菜、水果、鱼肉等食品和人体材料中都能找到有机氯农药的痕迹。各种生物样品中有机氯农药的测定,关键是样品处理。一般是采用有机溶剂提取,浓硫酸净化以消除或减少对分析的干扰,然后用气相色谱法电子捕获检测器进行测定。

1. 样品处理

(1)提取。称取具有代表性的样品(蔬菜、谷类、豆类、肉类、蛋类)约 200 g,于捣碎机中捣碎,混匀。准确称取匀浆 5 g,于 50 mL 具塞锥形瓶中加丙酮 10~15 mL,在振荡器上振荡 30 min,过滤于 100 mL 分液漏斗中,残渣用丙酮洗 4 次,每次约 4 mL,用少许丙酮洗净漏斗和滤纸,合并滤液 30~40 mL,加石油醚 20 mL,摇动数次,放气。振摇 1 min,加 20 g/L 硫酸钠溶液 20 mL,振摇 1 min,静置分层,将下层水溶液丢弃。用滤纸擦干分液漏斗颈内外的水,然后将石油醚缓缓地放出,经盛有约 10 g 无水硫酸钠的漏斗,滤于 50 mL 锥形瓶中。再用石油醚少许冲洗原瓶 3 次,洗净滤纸和漏斗,将石油醚浓缩,移入 10 mL 具塞试管中,定容至 5 mL 或 10 mL。

(2)净化。向 5 mL 提取液中加 0.5 mL 浓硫酸,盖上试管,振摇数下,打开塞子放气,再振摇 0.5 min,以 1 600 r/min 离心 15 min,或放置冰箱中过夜,上层清液供气相色谱分析。

2. 测定

见第七章的相关部分。

第十章　微生物学检验绪论

第一节　检验的任务与内容

预防医学微生物学检验技术是预防医学的重要内容之一,其任务是:一方面,从病原微生物可能存在的人群中或环境中检测微生物的分布、种类、数量、毒力等,以探明感染性疾病的传染源、传播途径、易感人群、流行情况,为制定预防及控制对策提供依据;另一方面,通过检测环境样品的微生物指标,对环境、食品、用品等进行卫生评价。

一、传染性疾病疫源检验

疫源检验即为寻找传染源的微生物学检验。又可分为流行病学调查和自然疫源地疾病监测两类的检验。

(一) 流行病学调查的检验

1. 突发传染病的传染源调查

在进行突发传染病的传染源调查时,先要对病人作出实验诊断,进而找到传染源。这两步对有的疾病的流行病学调查来说容易做到,有的可能查无结果,有的则需相当长的时间才能确定。如在美国初发的军团病,在我国发生的酵米面食物中毒,都是经过了数年才确定病原菌。

症状是临床诊断的依据。有的疾病症状相同,如腹泻,但其致病微生物种类繁多。又如恶性疟疾和利什曼氏病等由原虫引起疾病的症状是多种多样的,常和细菌或病毒感染相混淆。因此,在进行传染源调查的检验时,应注意下列各点,全面考虑,以确定待检病原的种类,以期取得正确的结果。

(1) 本地区发生传染性疾病的既往史和医学地理的记载。

(2) 发病当时的季节和存在的传染媒介。

(3) 发病人员的职业和活动情况。

(4) 共同涉足的场所和饮食的相关性。

(5) 病人的血象、主要症状和次要症状。

(6) 有针对性地采集样品。胃肠道疾病采集可疑染菌的饮料、食品、呕吐物和排泄物。呼吸道疾病采集病人和密切接触者的咽喉棉拭涂擦检样、含漱液、痰和可能产生含菌气溶胶的检样,如毛皮、土壤、积尘、空调系统的冷却水等。发疹和神经系统的疾病采集病人的血样、可疑病原的宿主和媒介昆虫等。

（7）全面考虑可能引起疾病暴发的病原体，尽可能采用多种检验方法。以感染性肠炎为例，就可能由病毒、细菌（厌氧的产气荚膜梭菌、艰难梭菌；兼性厌氧的肠杆菌科细菌，霍乱弧菌、副溶血性弧菌和微需氧的弯曲菌等）、原虫等几类病原体引起。因此，进行分离培养时就要满足其气体环境，并使用合适的培养基，如弧菌用 TCBS 琼脂、弯曲菌用 Skirrow 血琼脂、沙门菌和志贺痢疾菌使用 SS 琼脂，致病大肠菌用 DHL 琼脂、厌氧菌用葡萄糖血琼脂等。

（8）对于不具备检验条件的病原体，应请求支援或委托各种微生物的专业实验室和检验中心检验。

（9）疑难和严重病例的检样，应低温保存待查的备份，如采自病人的血清、尸检的组织等，以便复检。

2. 传染媒介监控检验

本地区曾暴发过的非自然疫源地疾病，且传播媒介清楚，为预防导致感染进行检验。

（1）海产鱼贝类的检验。海产鱼、贝类可能携带的病原体有甲型肝炎病毒、副溶血性弧菌、河弧菌等。

（2）淡水鱼、贝类和老疫区井水的检验。可能受污染的病原体有沙门菌、致病性大肠杆菌。O-1 群和非 O-1 群霍乱弧菌、最小弧菌、嗜水气单胞菌、温和气单胞菌、类志贺邻单胞菌等致腹泻病原菌。

（3）地方性多发性食物中毒媒介的检验。酵米面和变质银耳可能含有椰毒假单胞菌酵米面亚种产生的外毒素米酵菌酸，由此引发的食物中毒多发于东北地区。在新疆地区的发酵食品中有时被肉毒梭菌污染并产生肉毒毒素，引起食物中毒。

（4）饮食行业服务员病原的检验。定期进行肝炎病毒、痢疾杆菌、沙门菌的带菌检查。

（5）供血员和血库血与血制品的检验。主要监测的病原为肝炎病毒和艾滋病 HIV 病毒。

3. 多发传染病的监控科研性检验

（1）全球性科研的监测。由世界卫生组织发起的国际性监测。如我国 1984 年参加的 WHO 腹泻病的控制规划，在我国开展了以霍乱、副霍乱腹泻为重点的腹泻病原学的研究。对病原种类、血清型别和流行趋势的判断都需要病原体的检出和鉴定。

（2）国家级的监测。由我国流感中心牵头的流感监测系统就是以病原学为基础的互通情报、预测流行趋势的科研监测系统。

（3）地区性的监测。我国很多地区自 1985 年开始对艾滋病进行 HIV 抗体检测，预防医学科学院病毒研究所等少数单位在做病原学的分离研究。

（二）疫源地的监测检验

国家卫生管理部门下达某些自然疫源性疾病的监测任务，由地区防疫站或地方病研究所定时例行监测和作病原体检验。被检测的主要疾病病原是鼠疫、流行性出血热、流行性乙型脑炎、钩端螺旋体。其他疾病的自然疫源地的病原学监测则视需要进行。

1. 检验时机

（1）定期检验：地方病防治研究所或有自然疫源地的省或县卫生防疫站对监控区内主要病种的宿主、媒介携带病原体情况有计划安排的监测检验。

（2）疫情监测检验：如在鼠疫自然疫源地内发生鼠间鼠疫流行时的监测检验。目的在于了解疫鼠分布的范围、宿主的类型、菌株毒力强弱情况。

（3）选址前的勘查检验：在预定的主要工程建设和军事演习等大量人员集结地，如果是静息的自然疫源地，或是自然疫源地的毗邻区，在开工或演习前，应对该地的啮齿类动物，寄生的蚤、蜱、螨等进行病原微生物检验，根据检验结果，作出相应的决策，以保证安全。

2. 检验的实施

疫情监测检验和选址前的勘查检验，按疫情范围、工作量的大小，由地区或本系统的卫生防疫单位实施，或报请上级部门，组织临时的防疫检验，由专业人员实施。

二、国境口岸检疫检验

国境口岸（简称口岸）是指我国和国际通航的港口、机场，以及陆地边境和国界江河的口岸。1986 年，我国颁布了《中华人民共和国国境卫生检疫法》。1989 年，由卫生部发布了该法的实施细则，在细则中指明了卫生检疫机关在口岸的工作范围和检疫对象，对传染病的监测的含义作了明确的规定。

（一）传染病的监测

根据《中华人民共和国国境卫生检疫法实施细则》，传染病监测的定义是指对特定环境、人群进行流行病学、血清学、病原学、临床症状，以及其他有关因素的调查研究，预测有关传染病的发生、发展和流行。根据这一定义，进一步规定了口岸检疫检验的范围、对象和病种。

1. 口岸检疫的范围

口岸检疫的范围即定义中的特定环境。此环境包括为口岸服务的涉外宾馆、饭店、俱乐部，为过往交通工具的司乘人员提供饮食服务的单位、设施和实施检疫监测的卫生监控场所。

2. 口岸检疫的对象

口岸的出入境人员、各类交通工具运输设备和可能作为检疫传染病媒介的行李、货物、邮包等是口岸检疫的对象。

3. 口岸检疫的病种

法定的口岸检疫的病种是鼠疫、霍乱和黄热病。禁止外国人入境的病种有艾滋病、性病、麻风病、开放性肺结核。

4. 口岸检疫检验的项目

口岸检疫检验的项目总体上包括病原体的分离、鉴定、人群和疫源动物血清学调查等。鼠疫和霍乱可用显微镜检验配合使用分离培养加噬菌体试验的快速方法检验,性病、麻风病、开放性肺结核可使用显微镜形态学检验,黄热病和艾滋病可用血清学方法检验。

(二) 口岸检疫检验的实施

口岸检疫的实施,依据由国务院设立的出入境检验检疫机关执行。检疫的检验主要是就地进行。由检验检疫机关或其他医疗卫生单位接收受检人员或指派检疫人员到现场对受验者进行诊察和检验。口岸检疫病种的诊断标准按卫生部对"规定管理的传染病诊断标准"的要求分疑似病例和确诊病例两个层次。疑似病例的标准含接触史、症状和血清学或其他由国家级单位确定的快速诊断方法达到诊断标准等内容。确诊病例则要求从病人或尸体中分离出有毒的病原菌。

口岸是国际通道的特殊组成部分,对罪犯、毒品、传染病和病原微生物等要筛阻、惩治,不能使之越境为害,对正常的过往又不能使之发生梗阻。口岸检疫人员必须精通业务,要像口岸军警明辨罪犯一样,及时、快速地发现病人和传染源。进行微生物检验和警察搜寻毒品一样,只用于少数的特殊情况。

第二节　生物安全性及其防护

生物安全性(biological safety)是指生物学技术(biotechnology)在从事研究、开发、生产及实际应用等全过程中所涉及的安全问题。如微生物在其分离、培养、鉴定过程中可能对环境、物品的污染,也可能引起试验操作人员或其他人的感染传播问题。由于基因工程技术的出现,使人类对生物体的操控能力大大加强,但同时可能出现各类基因在动物、植物、微生物和人类之间相互转移,从而有可能将人工合成的基因转入到生物体内实现表达,开创出众多旷古未有的,具有新的性状、新的特征的物种和产品;但同时又可能产生人类当前的科技知识水平尚不可预见的生物危害(biohazard)及可怕的后果;还可能污染自然环境、破坏生态环境和打破生态平衡,危害人类健康。应在从事生物学实验技术操作或研究工作的全过程中科学设计、严格管理,避免对人类造成危害。要在人类健康和环境充分安全的基础上促进生物学技术的安全发展,因此,加强实验操作的防护尤为重要。

实验室生物安全,是指避免危险生物因子(biological agents)造成实验室人员暴露,向实验室外扩散并导致危害的综合措施。

按照国家标准《实验室生物安全通用要求》(GB19489—2004)中规定的实验室建筑结构和布局、生物安全柜(biological safety cabinets,BSC)的配合使用,操作人员不必穿着密封身体的防护服装就可得到有效的保护。排出的空气经高效滤器过滤也可保障近邻的安全。当然,在没有保证安全的实验室条件下,处理传染性强的实验材料时,服装、免疫和药物预防仍然是实验室生物安全必不可少的。

一、微生物危害程度的分级

根据微生物是否致病、致病力的强弱、危害人体的严重性、传染性的大小、当地人群的免疫水平、有无免疫制剂和特效治疗药物等可分成不同的危害等级,不同国家的分类虽有差别,但一般可归为 4 大类。我国参照 WHO《实验室生物安全手册》[第二版(修订版)]中的分级,将其分为 1、2、3、4 级,1 级为最低危害级,4 级为最高危害级。

1. 1 级——低个体危害,低群体危害

1 级微生物是指在通常情况下不会引起人类或动物疾病的生物因子。或是有致病性的无毒变异株。可用于学生实习或作有毒菌模拟实验的菌、毒株。

2. 2 级——中等个体危害,有限群体危害

2 级微生物是指能够引起人类或动物疾病,但一般情况下对人、动物或环境不构成严重危害,传播风险有限,实验室感染后很少引起严重疾病,并且具备有效治疗和预防措施的微生物。

3. 3 级——高个体危害,低群体危害

3 级微生物是指能够引起人类或动物严重疾病,比较容易直接或间接在人与人、动物与人、动物与动物间传播的有特殊危险的致病微生物。虽有特异免疫制剂和特效治疗药物,但如果感染能引起重症并可能有致死的后果。

4. 4 级——高个体危害,高群体危害

4 级微生物是指能够引起人类或动物非常严重疾病的病原体,以及我国尚未发现或已经宣布消灭的病原体。实验室感染机会多,感染后病情严重,无特效治疗。可致死的微生物。或可能引起严重的流行、需动员大量人力、物力进行防疫的病原体。

二、实验室感染

实验室感染是指在从事实验室工作时,因接触病原体所致的感染。自从依照 Koch 法则开始了传染病的实验诊断,实验室感染也就随之产生了。

1980 年,日本学者大谷明对实验室感染作了回顾性统计和综述,择录其中部分内容供借鉴。

(1) 伴随病原菌发现的实验室感染(见表 10-1)。

(2) 微生物种类和实验室感染。

　　在实验室感染中频发的病原体有布鲁菌、土拉热带弗朗西斯菌、肝炎病毒、虫媒病毒、恙虫病立克次体等。据大谷明对他从业的日本国立预防卫生研究所的统计,从1947—1972年至少有69例由微生物引起的实验室感染,其中,细菌和真菌感染33例,立克次体感染14例,病毒感染22例。另外Pike(1976)将1976年以前美国和美国以外国家实验室感染的可查数字进行了分类统计(见表10-2),实际感染数还远不止于此。

表 10-1　　继病原菌发现后的实验室感染

1882	Loffler 和 Schultze 发现马鼻疽菌	1884	Loffler 获得白喉菌纯培养
1898	因注射器导致马鼻疽实验室感染	1898	使用吸管导致白喉菌实验室感染
1883	Koch 发现霍乱弧菌	1887	Bruse 发现马耳他布鲁菌
1894	使用吸管导致霍乱弧菌实验室感染	1887	由注射器引起实验室布氏菌病
1884	Gaffky 发现肠伤寒菌	1889	北里发现破伤风菌
1885	肠伤寒菌实验室感染	1893	由注射器引起破伤风实验室感染

三、实验室感染原因及其预防

　　实验室的感染包括微生物气溶胶经呼吸道感染和微生物污染操作人员的手后通过消化道感染。不仅危害工作人员,还有可能危及四邻。对其最有效的预防措施是依靠实验室进出空气要经过高效滤器的特殊结构和生物安全柜的使用,以及严格的实验室生物安全管理制度。

　　1. 保证生物安全的技术措施

　　(1)培养。培养接种应用无弹力的铂丝接种环。避免因弹动使菌液溅落形成气溶胶。移种纯培养的细菌后,应将接种环先插入酒精灯的内焰,使残余菌块胶着于接种环后再移入外焰,以免直接插入外焰时,因高温骤热使菌块崩散。特别是移种脂质含量多的结核菌更易在火焰灭菌时崩散,故应将接种环插入沸水烧杯中灭菌。

　　(2)混匀。制作细菌悬液时,用吸管吹吸混匀时不要产生气泡。正确操作是,伸入容器底部吸液,沿器壁排出,使吸管尖端留有余液,不要排空,再插入底部吸液,反复混匀。用手摇或拍打试管或烧瓶混合时,必要加塞进行。

　　(3)研磨。最好是使用组织研磨器。如用乳钵磨细感染组织块,先加少量溶液或助研剂,研棒不要离开研钵,研匀后加所需全量液体。且忌用研棒捣击,哪怕是轻微动作也会产生气溶胶。

　　(4)移液。移液管上端要塞上松紧适度的棉花,灭菌后使用。连接合适的吸球,或用洗耳球接触吸液。移液的操作要领同混匀。但要熟悉操作要领,握好吸球,避免过松或过紧,造成液体旁落。

　　(5)开封。开启熔封的玻璃种管和拔下试管上胶塞时,避免压力和气流的急骤

表 10-2 微生物实验室感染统计表 (Pike，1976)

微生物名称	细菌感染														病毒感染						立克次体感染					真菌感染					衣原体感染	
	布氏杆菌	伤寒杆菌	土拉热杆菌	结核杆菌	链球菌	钩端螺旋体	炭疽杆菌	回归热螺旋体	葡萄球菌	鼻疽杆菌	霍乱弧菌	鼠疫杆菌	脑膜炎球菌	其他	肝炎病毒	委内瑞拉马脑炎病毒	B病毒	马尔堡病毒	黄热病毒	其他	Q热立克次体	落矶山斑点热立克次体	斑疹伤寒立克次体	恙虫病立克次体	其他	皮肤真菌	粗球孢子菌	组织胞浆菌	芽生菌	其他	鹦鹉热衣原体	其他
感染例数	423	256	225	176	78	67	45	45	29	20	12	10	8	275	234	141	21	31	40	582	278	63	56	35	141	161	93	71	11	17	116	12
死亡例数	5	20	2	4	4	10	5	2	1	7	4	4	1	—	1	1	15	9	9	19	1	11	3	8	—	—	2	1	2	—	10	—
总计	1 669（死亡 69）														1 049（死亡 54）						573（死亡 23）					353（死亡 5）					128（死亡 10）	

注：统计数字来源于 1976 年以前美国和美国以外可查数字（原文无年代上限）。

变化。真空菌种管可先将管头烧热,滴加无菌蒸馏水使产生裂纹,再包上无菌纱布或脱脂棉折断。胶塞要旋转拧开,不要一下拔开。

(6)离心。离心管套要底垫完好,使用和转速匹配的离心管,并加盖。

(7)注射。注射菌液于实验动物时,要带线手套、口罩、眼镜等作个人防护。排气时,针头上要加上有脱脂棉的小试管。推针蕊时遇到阻力,要拔下注射器,排出堵塞,不要用力推注以免液体从结合部溅出。

(8)搬运。工作区内室间移动培养微生物的器皿、管、瓶时,要装在不会滑脱的金属容器内。移出室外要按菌种的危险等级要求,如是3级和4级菌、毒种要装入金属箱内密封,表面消毒,履行交接手续后搬出。

2. 生物安全的制度措施

(1)无P3、P4实验室,进行3级以上菌、毒种的实验操作时,要在有缓冲间的无菌室或生物安全柜进行。

(2)工作前后要开紫外线灯消毒。

(3)无菌室的操作台面要铺无菌巾。

(4)按实验菌种的危险等级和感染途径作好个人防护。

(5)无菌室要常备消毒液。染菌器材要装入加盖容器,定时灭菌。

(6)无菌室闲置期也要防止昆虫侵入。

(7)根据需要作免疫防护。

(8)有皮肤划伤或轻度发热的人员不得进入无菌室工作。

四、生物安全保障

1. 结构保障

与微生物危害等级相对应,微生物实验室也分为4级,即P1～P4(P是physical containment即物理遏制的缩写)。要求用物理手段遏制实验室内微生物的逸出和外部微生物的进入,从而保障了实验室四周的安全,也创造了实验内部的无菌环境,给无菌操作提供了保障。为防止实验室内人员因带菌操作感染,要加用生物安全柜。生物安全柜分三级。二级又分A和B两种型号。表10-3为微生物危害等级和实验室、生物安全柜等级的对应要求、实验室建筑和布局要点,以及相应的工作制度要求。从表中可看出有特殊要求的是P3和P4实验室。两级实验室共同的特点是在进排气口安装高效微粒空气(high efficiency particulate air,HEPA)滤器。此滤器可滤除空气中0.3 μm以上的粒子,其有效率可达99.99%。病毒颗粒虽然有小于0.3 μm的,但从经验上得知,用HEPA滤器可充分的滤除感染性气溶胶。

1) P4实验区

P4实验室设有更衣和淋浴的前室,即通过间,前室有气幕。实验室装有用肘和脚操作的洗手设备,与清洗室连通的双扉高压蒸汽灭菌器,气体灭菌器和装有紫外杀菌灯的传递窗。室内封闭设备使用Ⅲ级生物安全柜。

表 10-3　生物安全保障对应要求

微生物危害等级	实验室等级	BSC 等级	实验室建筑设备要求	工作制度要求
4 级	P4	Ⅳ级	1. 独立建筑或与邻区有隔离带 2. 房间耐水,除装有高效滤器的通气口外,密封 3. 有气幕的出入口 4. 负压 5. 高效滤器进气口一层,排气口 2 层 6. 双扉高压锅	1. 进入全更衣 2. 退出淋浴更衣 3. 非指定人员不得进入 4. 排水和搬出品要 120 ℃灭菌或密封后表面消毒
3 级	P3	Ⅲ级	1. 双层门或气幕的出入口 2. 实验室表面可洗刷、消毒 3. 由外向内的气流方向 4. 排气经高效滤器	1. 用实验专用外衣和鞋 2. 工作人员和搬出物品的要求同上
2 级	P2	Ⅱ或Ⅰ级	在一般微生物实验室中限定实验区或设无菌室	实验中禁止无关人员进入
1 级	P1	不需要	一般微生物实验室	对人员出入无限制

注:日本 2 和 3 又各分为 A 和 B。

2）P3 实验区

除室内密封设备使用Ⅱ级生物安全柜外,同 P4 实验室。

3）P2 实验室

P2 实验室设有洗手和消毒设备,为在处理基因重组体时不使气溶胶外泄,可使用Ⅰ级生物安全柜。

4）P1 实验室

P1 实验室为一般微生物实验室,为进行无菌操作可设前室,室内应设有盛装污染物的加盖容器,可用于仪器检测和显微镜检查。

5）放射性同位素管理区

放射性同位素管理区的进出口设有更衣室、沾染检查室和淋浴去沾染室,并有 RI 贮存室和废弃物库房。

2. 装备保障

在实际操作中,装备保障就是使用生物安全柜。生物安全柜的原理和工业生产用的超净工作台的原理是一致的,不同之处是超净工作台净化的气流由台内向外,可用于培养基的制作。生物安全柜要保护人体,净化的气流流向和超净工作台相反。生物安全柜分Ⅰ～Ⅲ级(见图 10-1)。

1) Ⅰ级生物安全柜

在Ⅰ级生物安全柜中,气流为由外向内的单向气流,只保护人体,不能保护实验材料受经空气带入微生物的污染,如图 10-1(a)所示。

2) Ⅱ级生物安全柜

在Ⅱ级生物安全柜中,有向内气流和经高效滤器的垂直气流,即可保护人体,又可保护实验材料不受污染。Ⅱ级 A 型总风量的 70% 为循环风,不能用于易燃易爆、有毒和放射性物质的操作。Ⅱ级 B 型设计的排风量为流过工作台总风量的 70%,可用于化学试验,但仍不能用于爆炸性气体,如图 10-1(b)所示。

3) Ⅲ级生物安全柜

Ⅲ级生物安全柜是全封闭型或手套箱型安全柜,如图 10-1(c)所示,其进气和排气都经高效滤器净化。柜内操作区保持负压,通过手套操作。出箱物品要直接进入高压蒸气灭菌器或消毒液浸泡。Ⅲ级安全柜,也可由金属柜架外蒙以耐压的塑料膜,构成软膜式负压隔离器(negative pressure flexiblefilm isolator),此型较硬结构型质轻、价廉。

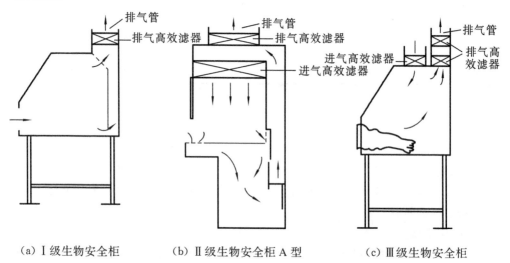

(a) Ⅰ级生物安全柜　　　(b) Ⅱ级生物安全柜 A 型　　　(c) Ⅲ级生物安全柜

图 10-1　生物安全柜

3. 保障

1) 培训考核上岗

从事微生物工作,特别是进行 3 级和 4 级微生物的操作的工作人员,除具有专业学历外,进入岗位前还要进行专业技术培训和考核,要掌握相关技术操作的要领,熟悉规章制度,适应工作环境。

2) 老带新

微生物技术操作,常需两人配合,应有一名有两年以上工作经验的人员和新手搭配,如遇意外事故,便于应急处理。

4. 接种和应急措施保障

1）接种

从事微生物检验的科研人员，如针对的微生物种类较固定，或临时进入疫源地或疫区工作，应作主动免疫接种，进行特异防护。

2）药物

从事 3 级和 4 级微生物工作的实验室要常备消毒液、洗眼药、含嗽消毒药和抗毒素血清，以供应急处理和救治。

5. 动物传染源的控制与防护

能成为传染源的实验动物，一类是病原体的携带者，一类是作病原性测定或制作免疫血清的动物。前者如大鼠携带汉坦病毒引起流行性出血热实验室感染和带病毒的非洲绿猴引起人的马尔堡和埃博拉病毒感染。后者如布氏菌病、土拉菌病和恙虫病都是多发实验室感染的病种。

1）实验动物的选用

（1）应从合法的有质量保证的实验动物供应单位购入一定规格、品系的实验动物。

（2）不得已分散购入的动物，如狗和猴等，要经一定时间的隔离饲养观察，必要时作特定的抗体或病原检验。

2）免疫动物的生物安全

用强毒菌的死菌作抗原免疫动物制备免疫血清前，要进行无活菌的安全实验，特别是形成芽孢的炭疽菌更应注意。

3）感染动物的生物安全

（1）用于致病性和毒力测定实验的小型动物应用硬质塑料笼具饲养，以减少致伤的危险。

（2）用 3 级和 4 级微生物，特别是可经呼吸道感染的微生物做动物实验时，要在 P3 实验室或Ⅲ级生物安全柜中饲养、解剖和检验。

（3）有传染性微生物动物实验用的笼具和铺垫物，要按病原体的抵抗力特点用消毒药浸泡或高压蒸气灭菌。

（4）解剖残体要高压蒸气灭菌或用完整的塑料袋盛装送焚烧炉火化。

（5）在室外现场或无特殊设备条件下剖检的感染动物，要根据特定病原体的要求进行个人防护。

第三节　实验室工作制度与微生物检验的质量控制

实验室的工作制度是进入实验室人员的行为准则。微生物检验的质量控制除技术措施外，也需制度加以规范。

一、实验室的工作制度

实验室工作制度可概括分为安全制度和质量控制制度,是根据实验室的任务、工作内容、实验室建筑和设备条件,由主管和专业人员共同制定的,并随着实验室的发展不断修订。它既有专业特点,又具有约束力,因此本节讨论内容,只供参考。

(一)安全制度

1. 通则

(1)责任制。实验室每个房间都应有安全责任人,在上、下班时都要进行安全检查。

(2)关好门窗。防蚊蝇、风雨和防盗。

(3)防火。有完好的防火设备,使用煤气和电热器时不能离人,防烧干、烧焦、引燃和漏气。最早入室遇有异味,忌开灯,以防电火花引起煤气爆炸,要先开门窗通气。

(4)水的管理。断水预通知,断前关好龙头,以防因负压使污染空气进入管道,或送水时溢流。

(5)电源管理。最好有备用电源,以防连续用电的设备和实验品因断电受损。另一方面该切断的电源要及时切断,如使用后的或要闲置一段时间的电煮锅、水浴箱、恒温箱等,即可节电,又可防止控电元件失灵,仪器受损。

(6)保密文件,毒、菌种和其他剧毒品要专人保管,必要时实行双控制,即两把锁,两人开才能取出。密级实验文件的收发,要登录责任人、文件密级、编号、收发单位和日期。毒、菌种和剧毒品要记明名称、数量、包装和收藏与发出的情况。

(7)实验室和禁烟区,不得进食、吸烟。

2. 微生物实验室安全制度

1)P3 和 P4 实验室

参见本章第二节的相关内容。

2)P1、P2 实验室

(1)P1 实验室不从事致病菌实验工作,无特殊要求。

(2)P2 实验室从事一般致病菌实验工作,要在指定房间,或在大房间的指定区域内工作。

(3)工作前后要开紫外线灯消毒。

(4)常备消毒液,工作后洗手和用浸有消毒液的湿布擦拭台面。

(5)污染物要放入加盖容器内,严防小昆虫爬入细菌培养皿中。

(6)及时高压灭菌污染物品,保证灭菌效果。

(二)检验质量控制制度

1. 技术培训和考核制度

除具有微生物和检验专业学历或两年以上专业工作经验的人员外,其他人员要经过培训,考核合格后方可上岗工作。

2.仪器和试剂的校对制度

计量和温控仪器要定期核对,购入的脱水培养基和生化实验鉴定试剂,初次使用时或长时间保存后使用,要用指定标准菌株核对其效果。

3.实验记录制度

做好实验当日记录,记录文字和用语要清晰、明确,日后自己和他人都要看得懂。

4.结果质疑和核对制度

对阴性或阳性,低值或高值超出常见范围的结果,检查者应视为疑点,要重复实验,严禁带着着问号报告。核对的重点是检样、结果,报告单的姓名和编号的一致性,要经两人核对,以免张冠李戴。

5.技术方法的规范制度

实验室的常规技术要有技术操作规程。有国家或卫生部颁布标准的要遵照标准执行,没有标准的,实验室要按自己的设备条件和任务范围制定技术操作规程或以指定技术专著为依据。使用规范的技术方法,既便于检验结果的核对,也利于经验交流。借鉴前人的技术方法或追试性研究,应指出引证的文献,在结论中作出评价和个人的改进与发现。

二、微生物检验的质量控制

微生物检验的质量体现在结果准确、及时、阳性率高、再现性强,经得起追试和复核。为此,要有制度、人员技术质量、选用的技术方法和精确的仪器与试剂的保证。有关制度已作记述,现将检验质量控制的要点和考核、校对方法,记述如下。

(一)技术质量考核方法

在实际工作中,常用的几种基本技术考核评价的指标。

1.菌数测定技术

使用分散性和稳定性好的枯草菌 CMCC(B)63501 株制作芽孢悬液,请几名被试人员用直径 9～10 cm 的普通营养琼脂平板,作表面涂抹接种计数,重复做 5 次,求平均值和标准差,以标准差小、显微镜直接计数折算值接近的为佳。

2.生化实验重现性

用铜绿色假单胞菌 CMCC(B)1012 株,作生化实验 3 次,观察结果的重现性。正确结果是:分解葡萄糖和木糖产酸不产气;硫化氢阴性;氧化酶阳性;精氨酸、赖氨酸脱羧酶实验,前者阳性,后者阴性;七叶苷阴性。

3.模拟样品检出考核

选取合适的基质(如奶粉),加入指示菌,如普通变形杆菌 CMCC(B)49001 株。考核前先做预备实验,指定检验方法,确定检出最小菌数。然后,用最小菌数的 5 倍量、10 倍量加入模拟基质中,进行检出实验,对盲检结果的正误进行评定。

（二）常用仪器、设备的使用与管理

1. 恒温培养箱和恒温干燥箱

这两种设备耗电量大，特别是大容量恒温干燥箱，灭菌时要求 140～160 ℃的高温，为保证安全，连接电源的部件要和仪器的要求相匹配，机壳要接好地线。使用前，检查恒温调节器功能是否正常，调节到实验温度后要保持恒定方可使用。放入箱内物品，不宜超过箱内容积的 2/3，以利于空气对流，使箱内上下温度均匀。干燥箱内不能烘烤含挥发性易燃物的物品。高温干燥灭菌后不能立即开门，以免玻璃器皿因温差炸裂。

2. 冰箱

冰箱内不得存放乙醚、苯等易挥发、易燃溶剂，以免因电火花引起爆炸事故，不得存放强酸、强碱和腐蚀剂。存放于低温冰箱内的物品应分类置于金属筐内，分区垂直存取，以免找一物动全部，影响低温效果。低温贮存血清等液体要用硬质玻璃瓶或耐低温塑料瓶装，装时不得超过瓶的容积的 2/3，以免低温膨胀，造成瓶体破裂。

3. 离心机

用于制备和分析的超速离心机由专人使用和维护，一般离心机使用的要点是放置时要保持水平。离心管盛物后和套管要一起称量并对称等重放置转头。离心管要按使用转速和离心材料选择，转速在 4 000 r/min 以下的最佳选择是玻璃离心管，优点是透明度好，可耐各种消毒、灭菌方法。高速大容量离心微生物样品用加盖不锈钢离心管最安全，优点是不破裂、不产生气溶胶，缺点是不锈钢离心管不耐腐蚀。聚乙烯离心管除不能用于高热灭菌外，是应用范围最广泛的一种，除冰乙酸、硫酸、吡啶、苯胺、苯、氯仿、醋酸酐外，可用于其他多种化学品。聚乙烯离心管用于微生物样品时，可用甲醛浸泡或环氧乙烷灭菌器灭菌。

4. 显微镜

与显微镜检查质量密切相关的是标本的制备和染色方法的选择，如革兰染色涂片的厚薄、脱色时间的长短都会影响结果的判断。检查结核菌的抗酸染色，检查立克次体的吉梅尼茨染色也有类似的问题，初学者可通过加对照涂膜的办法来控制质量。革兰染色可用葡萄球菌和大肠杆菌的混合悬液作对照，抗酸染色和吉梅尼茨染色可用已知阳性标本作对照。

5. 天平

微生物检验室最常用的是普通天平。感量 100 mg，最大载量 500 g 以上的台秤和感量 5 mg，最大载量 1 000 g 的扭力天平即可满足需要。正确使用方法是先用水平仪调节天平的水平，再调节天平的零点。水平和零点调好后，即可称量。托盘的一边加砝码，另一边放称量物，平衡指针稳定在中间位置时，物重就是所加砝码的重量。实验室如装备感量 0.1 mg，最大载量 50 g 的分析天平，则应有天平室，起码要放置在牢固的专用水泥天平台上。天平台要远离热源、震源和产生腐蚀性气体的环境，避免阳光直射,一般加套黑红双层布套。使用天平前,要检查专用砝码、环码的数量和位置,查看旋转器上的读数是否指零,然后接通电源,调整零点,记录后开始称量。开启天平前应关闭天平门,开关升降枢纽时动作要轻缓连续,取放物品或加减砝码时,都必须先关好升降枢纽。当开启枢纽时,指针或光幕数字刻度移动缓慢且要在达到平衡时,方可逐渐全开。读数时,升降枢纽一定要处于全开位置,称量数据当时记录。电子天平的放置条件同分析天平,具体使用方法参见说明书。

(三) 对照或标准核对物的使用

在研究评定一种方法时,阳性和阴性对照是必不可少的。对照物就是参比物,标准核对物是性能评价的基准。一般检验方法如补体结合实验为正确判定结果,要设定参与成分和效价单位的对照,对照显示正确是判读结果的前提,否则实验无效。微生物检验用的试剂和计量仪器,也须用标准品核对校正,用于核对校正的物质为标准物。

1. pH 标准试剂

为定期核对电 pH 计的玻璃电极或 pH 比色和试纸颜色指示的准确性,可用表10-4 中试剂的 pH 值核对。

表 10-4　pH 值校对剂

名　　称	分子式	相对分子质量	25 ℃pH 值	浓度/(mol/L)
酒石酸氢钾	$KHC_4H_4O_6$	188.18	3.569	0.03
邻苯二甲酸氢钾	$KHC_8H_4O_4$	204.22	4.008	0.05
四硼酸钠	$Na_2B_4O_7 \cdot 10H_2O$	381.27	9.196	0.05
磷酸氢二钾	KH_2PO_4	136.09	6.865	0.025

2. 高压灭菌器内温度指示剂

高压灭菌器内的温度指示剂是将表 10-5 中的试剂密封于小玻璃管(长 2 cm,内径 1~2 cm)内制成。

表 10-5　熔点温度指示剂

名　　称	熔点温度	名称	熔点温度
安替比林(Antipyrine)	111~113 ℃	苯甲酸(Bezoic acid)	121~123 ℃
乙酰苯胺(Acetanilide)	113~115 ℃	二苯乙烯(芪)(Stilbene)	124 ℃
琥珀酸酐(Succinic anhydride)	118~120 ℃		

当高压灭菌器内温度上升至试剂晶体的熔点时,晶体熔化,虽冷却再凝固,其外形仍可和未熔前区别,其缺点是只能指示温度不能指示受温时间。国内商品有四环牌 121 ℃压力蒸汽灭菌化学指示卡和 132 ℃蒸汽压力灭菌指示管。

3. 培养基质量监控标准菌株

培养基的种类和质量直接影响目的菌的分离效果和分离成败,特别是由多种生化鉴定培养基组成的简易鉴定系统对不同菌种鉴定的正确率不同。以 Difco 公司为例,在它的商品说明书(Difco Manual)中对其生产的各种培养基的质量监控都指明了菌株,共有 30 种制成了监控菌种纸片(Bactrol Disks)随培养基销售。这些菌种都是 ATCC(American Type Culture Collection)的保存株,也可从 ATCC 索取或购入。1983 年,中国微生物菌种保藏委员会(CCCCM)编著出版了中国菌种目录,医学菌种由中国医学细菌保藏管理中心[Center for Medical Cultrue Collection (Bacteria) CMCC (B)]保管,CMCC(B)编号保存菌株,可从北京卫生部国家药品和生物制品检定所索取。普通菌种以 AS(Academia Sinica)编号保存,可从中国科学院微生物研究所索取。

4. 药物敏感实验用标准菌株

1977 年,WHO 试图使药物敏感实验的纸片法国际化,提出了以 Kirby-Bauer 法为基准试纸片规格的建议,同时提出三种细菌用于质量监控。3 种细菌有金黄色葡萄球菌 ATCC 25923 株,大肠埃希菌 ATCC 25922 株和铜绿假单胞菌 ATCC 27853 株。对 β-内酰胺酶系统的抗菌剂和 β-内酰胺酶抑制剂合剂的质量控制用大肠埃希菌 ATCC 35218 株。这几个菌株都可从 Difco 公司和日本三光纯药公司买到。

5. 消毒、除菌用标准菌株

对捆包物深部高压灭菌效果的测定用嗜热脂肪芽孢杆菌 AS 1 999 株的芽孢纸片法。将纸片夹于灭菌物品捆包的中间,灭菌后取出于 55 ℃培养 5 d,无菌生长为合格。对液体过滤除菌器滤效的测定用神灵色杆菌(chromobacterium prodigiosum)测定。此菌大小为(0.6～1.0) μm×0.5 μm。菌落红色,易于鉴别,不致病,使用安全。测试方法是使用该菌 24 h 肉汤培养液,再用肉汤稀释 25 倍使用,过滤负压不低于53.3 kPa,收滤液 50 mL,于 25～30 ℃室温下观察 5 d,如无细菌生长为合格。

(四)无菌操作

在微生物检验过程中,避免杂菌污染所用的试剂和培养物,保证微生物纯培养所采取的措施为无菌操作。无菌操作除技术要领外,尚需环境条件的保证和无菌器材的使用。使用 P3、P4 实验室和生物安全柜都是无菌操作的环境保证,利用这些条件,只要使用无菌的试剂和器材,就能达到无菌操作的目的。在 P1 和 P2 实验室工作就要防止以下 3 种来源的污染。

1. 防止尘源性污染的措施

防止尘源性污染是无菌操作的重点。定期进行实验室的熏蒸消毒,工作前用消毒液或清水喷雾降尘,喷湿地面、擦拭工作台面或铺消毒湿布,控制人员走动,防止微尘飘浮、流动。进行技术操作要掌握以下要领。①移液和接种时要利用火焰灭菌,靠近酒精灯或燃气喷灯的火焰操作,利用火焰的净化作用和上升气流,防止带菌尘粒进入容器。②倾注平板培养基或作画线分离培养时,应利用皿盖遮挡防尘。③接种管装或瓶装的培养基时,开塞和加塞时都要用火焰灭菌管口或瓶口。④用无菌的吸管、滴管、注射器吸取无菌液体或液体纯菌培养物时,不要在空气中空抽,要直接插入待吸物中吸取。⑤吸管和滴管上端口塞上棉花后干热灭菌,或在蒸汽灭菌后烘干使用。

2. 防止人源性污染

换鞋、更衣进入实验室,戴口罩、帽子、消毒手套,穿消毒隔离衣,既可防止操作人员呼吸道的常在细菌或体表散落微粒污染培养物,又有防止操作人员被受试微生物感染的双重作用。

3. 防止实验动物和实验材料自身的污染

用敏感动物或鸡胚接种后分离病原体时,要防止动物体表和体内正常存在的微生物污染样品,干扰病原微生物的检出。接种前接种部位要用碘酒和酒精消毒。解剖前应先用消毒液浸泡,然后擦去多余的消毒液再解剖。

微生物检验使用的实验材料,如培养基,和接种培养用的玻璃器材都是经过灭菌处理的,但经过贮存再使用时,以及灭菌后又经过用无菌手续分装或倾注的平板培养基,都有再受轻微污染的可能。所以,培养基在使用前应做预培养的无菌实验,剔除有细菌生长的。吸管和滴管打开包装使用时,再通过酒精灯的火焰一次,消除表面可能的污染。

以上记述只有提示意义。因为工作制度的范围和细节会因实验室的不同而不同。质量控制既是某个实验室自我完善的措施,又可能是行业的、政府行政的,甚至是国际性的行为。如几个检验室联合对某项新技术、生化鉴定系统作评价,美国对检验室发放营业执照的考核,以及 WHO 为认定某个实验室可履行联合国委托任务的资格考核等,都各有其限定的内容,如美国对细菌专业考核的模拟检样所含的细菌必须包括肠道杆菌科菌种、革兰染色阳性杆菌、革兰染色阳性球菌、革兰染色阴性球菌和其他阴性杆菌。

第四节　样品的来源、种类、采集、保存与运送

一、样品的来源和种类

样品即供检出微生物或其相关物质的材料。相关物质含构成微生物的核酸、脂多糖、蛋白质及针对微生物的特异性抗体。从预防微生物的角度可将微生物分为卫生指标微生物和病原微生物两类,检出这两类微生物的样品来源和种类也不同。

(一)检出卫生指标微生物的样品来源和种类

卫生指标微生物是指示环境和日用品的生物洁净度的微生物,可以是单位容积或质量中所含各类微生物的总数,也可以是某种代表可能受病原菌污染的微生物,如埃希大肠菌和溶血性链球菌。样品的来源及种类和被检验的对象是一致的,如空气、水、饮料、食品、营养品、药品和化妆品、日用品等。

（二）检出病原生物的样品来源和种类

传染病的实验诊断，传染源的调查，自然疫源地的监测，流行病学的调查和研究，都是为了检出特定的病原微生物或其相关物质。样品来源主要是人、宿主动物、媒介昆虫，也包括水、土壤、食品等。以主要疫源地的疾病为例，其样品来源和种类如表10-6所示。

表 10-6　疫源地疾病样品来源和种类

病种	样品			
	宿主	媒介	临床样品	解剖样品
森林脑炎	花鼠、林姬鼠等	蜱	血、脑脊液	脑
流行性出血热	黑线姬鼠、褐家鼠等	鼠	血清	肺、肾
登革热	猴、鸟、蝙蝠	伊蚊	血清	肝、脾、胸腺
乙型脑炎	猴、马、蝙蝠、鸟	三带喙库蚊	血液、脑脊液	脑
斑疹伤寒	家鼠	体虱、蚤	血液	脾、肝、肾
北亚斑点热	啮齿类、鸟、哺乳类	蜱	血液	脾、肝
恙虫病	啮齿类、鸟	螨	血液	肝、肺、脾
鼠疫	啮齿类	蚤	痰、血液	脾、肺、骨髓
炭疽	牲畜	空气、水、草、食品	痰、粪渗出液	血、脾、肝
土拉热	啮齿类、羊等	蜱、食品、土、水	血、淋巴液	脾、肝、肺
钩端螺旋体病	猪、啮齿类	污染物、水	血、尿、脑脊液	肝、肺、脑

二、样品的采集

（一）卫生指标微生物样品的采集与送检

卫生指标微生物样品检验的目的是对水、食品、室内空气及其他物品作出卫生学评价，检查结果应准确客观。样品的采集、保存和运送是否恰当，直接关系到检验结果正确与否，因此，这些是做好检验工作的前提。对于不同的样品有不同的具体采样要求，原则上需要注意以下几点。

（1）采集的样品必须有代表性，采样量、采样部位应依检样归属类别的标准要求执行，注意采用随机抽样法，并按批号抽样。

（2）由于检测的是样品实际污染状况，因此应严格避免由于采样对样品造成新的污染。所有采样用具、容器需严格灭菌，并以无菌操作采样。

（3）固体粉末样品，应边取边混合；液体样品应振荡混匀；涂擦取样的棉拭子在擦后剪断，投入稀释液充分振摇，作为原液。

（4）注意对样品的详细标记，以防错乱。

（5）在送检时为避免样品变质和样品中微生物的增殖或死亡，原则上送检时间越快越好。

（6）不能及时送检的样品，如系食品和水样一般要求在低温条件下保存；药品和化妆品仅要求放在室温阴凉干燥处，不必冷藏或冷冻，以防引起产品质量的变化。

（7）样品在检验前应保持原包装状态，严禁开启，包装已开启的样品不得作为供试品。液体样品要保证包装完好，防止运输过程中外溢或散漏。

（二）病原微生物样品的采集

1. 宿主样品的采集

（1）家畜样品的采集。参照后述 3 和 4（临床样品和解剖样品的采集）。

（2）野生大动物和鸟类。请当地猎人协助捕获后，按检验需要抽心血、取脏器和体外寄生虫，分别送检。

（3）啮齿类的采集。疫源监控按鼠密度调查方法捕捉。在鼠寄居洞口、鼠行路或人行小路两侧，每间隔 2～5 m 放一笼子，傍晚放，清早收，捕获笼用布袋套装送检验室，检菌前鉴定鼠种、寄生蚤并作记录。

2. 媒介样品的采集

（1）空气采样。空气采样可和空气质量监测可吸入颗粒物同时进行，也可用 JWL-1 型空气生物采样器采样。JWL-L 采样器是根据惯性撞击原理设计的采集空气中细菌和病毒的高效采样器。

（2）水样。采水点应选稻田、塘水，疫区的井水和邻近畜舍、厕所的积水点，最好是非日光直射处的表层水。采集量视工作条件和样品处理方法决定。直接增菌可采 250～1 000 mL，如先作絮凝或离心浓缩处理，以每个采样点取 100～200 mL 为宜。为查水中的钩端螺旋体，可将豚鼠或地鼠的腹部去毛，用针尖在皮上划痕后置笼中，将笼悬挂水中浸泡腹部 4 h 或每天浸 30 min，连续浸 3 d，此法每个疫点可用 3～5 只动物。

（3）土壤。鼠疫和炭疽疫源地的洞穴和草场可见病死的鼠、畜污染。洞穴挖开时见有鼠骸，取土 10～20 g，草场根据调查的线索多选几个点，每点采土 10～20 g，加 2～3 倍水充分振荡，待自然沉淀后，取上清液检验。

（4）食品。胃肠道感染、毒素中毒、土拉热、鼠疫、炭疽等症为确定传染源只能从食品残留物上取样。如怀疑是兽肉或脏器，先观察有无病变，可取病变部位供检，采样量一般不超过 10 g，如无明显病变，可选点采样，总量 50 g 为宜。用荧光抗体从牛奶中检出 Q 热立克次体的实验研究表明，取样量宜为 10 mL。

（5）昆虫。为分离病原体要保持昆虫的存活，并保持其肢体完整，以利于种类的鉴定。运送的容器要透气并保持所需的温度、湿度和避免挤压。①恙螨。将寄生有恙螨的耳壳或皮肤剪下，放在培养皿内（将小皿置于盛水的大皿中以防逃逸），待恙螨自动爬下后，用毛笔或解剖针尖沾水挑取。②蚤。蚤在活动物体上不易游离，可随捕获鼠装布袋内送检,检蚤前将其放入密闭容器中用乙醚和鼠一同熏死,蚤死前自然脱落,或梳下死蚤,供当时检菌,或保存于 1/20 万的甲基紫、2％的盐水中,于 3 d 内检验。鼠洞蚤可用掏蚤勺掏出洞土,用镊子夹脱脂棉球沾取土内的蚤,和棉球一起装入加塞采样管中,也可用长 100～150 m 的探蚤管采集。探蚤管是一端套有绒布套的橡皮管,将绒布端插入洞深处,并略加振动,稍停一会儿抽出,置于白绒布上,同上法取蚤。③蜱。蜱的采集参见土拉热弗朗西斯菌一节所记,饱血蜱内病原体量多,更适于检出病原体。

3. 临床样品采集

(1) 血液。根据病种适时采集血样,供检出病原体或分离血清用于特异抗体的检查。检出 IgM 抗体可作早期诊断,或采取发病 5 d 内和恢复期双份血清作追溯性诊断。为检出病原体,应在用药前抽血2.5 mL 注入内盛0.5 mL 0.2％肝素的小试管中,尽快用磷酸盐缓冲盐水做 10 倍稀释,以消除血中抗体对病原体分离的影响。如只供分离细菌的血液,可加入 1/10 量的 4％柠檬酸钠溶液抗凝。为分离登革热病毒和汉坦病毒可不加抗凝剂,分离血清供检。作血片、暗视野检查或用微量法检查抗体,可采耳垂血或指血。用间接红细胞凝集法检查森林脑炎等病毒病的抗体可用滤纸片吸血,干燥保存供检。滤纸片用 270 g 滤油纸裁成1.7 cm² 的纸条可吸取全血0.14 mL,含血清量0.1～0.115 mL,室温干燥后可保存 50 d。

(2) 尿。取中段尿,体检的门诊者多自取,连同化验单一起送检。住院病人或须作病原检查的门诊病人,要用清水洗净尿道口及其局部,排尿 20～30 mL 后用灭菌瓶接取 10～30 mL,不能自主排尿者,可用导尿管或膀胱穿刺法采取。

(3) 粪便。脓血便应采取脓、血和黏液部分;水样便应用灭菌器材吸取后装于试管内;为作厌氧菌检查,粪便应装入氧螺瓶;为检出弯曲菌,应用装有卡-布二氏运送培养基的采样管采样,采样管盖上带取样小匙,用小匙取样后插入培养基底部,同时加盖送检。为群体带菌者检查时,可用特制的采便管或 pH 值为 8.1 磷酸缓冲溶液处理的棉棒插入肛门内约 5 cm,转动几次采样。

(4) 痰。漱口后,将痰咳于无菌容器中,块状痰可用生理盐水洗几次,用乳钵匀化后供检。

(5) 分泌物。咽喉分泌物、溃疡面的脓汁或渗出液等,用灭菌棉棒涂擦局部采取,装入肉汤小试管中,向管壁挤压做成悬液,加胶塞封闭送检。咽喉材料也可再用10 mL 肉汤或 2％脱脂奶含漱后吐入大试管中和咽喉棉拭样品混合检查。

(6) 穿刺液。腺型疾病取腺体穿刺液,用穿刺针头连接 2～5 mL 注射器采取。取样时左手固定腺体,从腺体边缘和皮肤成 45°角进针,当针尖达到腺体后,放低针管垂直刺入,吸出腺液0.5 mL 左右。如液量过少时,可吸入少量肉汤洗出,供检。需采取脑脊液时,要作腰椎穿刺取样。使病人靠床边,背向外侧卧于诊查床上,腰背面和床垂直,头向胸部前弯,双膝向腹壁弯曲,扩张脊椎间隙。穿刺部位取 3～4 或 4～5 腰椎间隙,最好先取低位穿刺,以备失败时再取上位。术前作皮肤局部消毒,穿刺点盖消毒洞巾,操作者带灭菌手套,用 1% 普鲁卡因作局部麻醉,深达棘突韧带。穿刺时用左手拇指固定穿刺点皮肤,右手拇指及弯曲中指持穿刺针,针尾顶掌心。将食指伸出抵于病员皮肤,以防穿刺针过深,成人刺入 4～6 cm,儿童 2～4 cm,刺入中感到阻力突然消失,则表示针已进入蛛网膜下腔。慢慢抽出针芯可见脑脊液随针芯流入针管。失败时应在插入穿刺针芯后拔针,重新更换椎间隙穿刺。一般采量为 2～5 mL。采完后插入空刺针芯,拔出穿刺针,穿刺部位盖无菌纱布,并用胶布固定。病人要去枕平卧 6 h 以上。

4. 解剖样品采集

从动物和人的尸体材料中检出病原微生物,对传染源的追溯,自然疫源地的判定,都有重要意义。

(1) 解剖的准备和注意事项。①准备。小型啮齿类动物可送检验室解剖,牲畜和人的尸体在掩埋或火化场就地解剖。解剖时将墓穴土堆在上风向处作解剖台。根据怀疑病种的尸体特征选定局部解剖部位,并按需要准备器械,一般应有解剖刀、肋骨剪刀、骨锯和外科镊子,装检样的无菌器皿和固定病理检查组织块用的内装 10% 甲醛溶液的广口瓶,加热消毒锅和消毒液等。解剖者要穿隔离衣、长筒胶靴,戴眼镜、口罩、胶手套、塑料围巾。②注意事项。解剖者和助手应站在尸体的上风向处,夏季应在防蝇条件下工作。需作病理诊断时,按要求解剖并作好观察记录。

(2) 解剖和采样。解剖前观察并记录外观状态,如新鲜程度、皮肤黏膜、淋巴结、尸僵程度和自然孔有无血性渗出物等。剖开后应观察皮下有无出血,胶样水肿。淋巴结、肝、脾是否肿大和有无其他病变。肺部有无充血,肝样实变、化脓和结节性病灶等。供分离病毒的组织要在死后 5 h 内取样,如不开颅,可用穿刺长针由鼻孔插入,一直刺到脑干和间脑部位吸出脑组织少许。剖检森林脑炎尸体时可采取丘脑和小脑部分,其他型脑炎可采海马回部位的脑组织块。如取脏器组织,先用灼热的金属压舌板接触一下采样部位,瞬时烙焦表面,清除杂菌,用剪刀剪取深部组织块。尸体如已腐烂,可锯一段带骨髓的股骨送检。

(3) 解剖后处理。为了不使尸体和解剖时的污染物成为传染源,最好火化。如掩埋时应离村庄和交通要道 1 km 以外,深挖 2 m 以上土坑,坑内和尸体周围撒生石灰,先填入可能被污染的土,后用净土填平。所用的器材和隔离衣,凡耐热的都煮 40 min 消毒。橡胶和塑料制品用 1%～5% 含氯消毒剂浸泡 6 h 以上。装样品的容器封口后,表面用碘酒涂搽消毒后送检。

三、样品的保存和运送

取样后,越早检验,分离病原体的效果越好。血和脑脊液应在采样当时制片、干燥、固定和染色。需增菌培养的检样,可直接加入培养基内。疫源地调查、监控的检验室应设在现场。如使用检验车,因机动性强,可缩短采样到检验的时间。样品的保存和运送是限于条件,不能即时检验时所采取的措施。

(一)样品保存

样品保存的目的是为了尽可能维持样品的原状,限制样品中繁殖快的杂菌生长,从而不影响或有利于病原体的检出。

1. 小型啮齿动物和媒介昆虫的保存

在保存小型啮齿动物和媒介昆虫时,应尽量满足其生存条件,注意温度、湿度和通气。包装容器须保证:①不能外逃;②不泄漏粪、尿;③能隔断寄生虫和血吸虫,外边的不能进入笼具内,寄生的不能逸出。

2. 离体检样的保存

(1)保温。脑膜炎奈瑟氏菌不耐低温,脑脊液需保温于 35～37 ℃送检。

(2)厌氧。检出厌氧菌的样品,要隔绝空气。可用注射器抽取的样品,排出混入的气泡,将针头刺入橡皮塞,保存在针筒内送检。

(3)冷藏。供一般细菌检查的样品在 8 ℃以下保存,使用加冰的广口保温瓶装运即可。分离虫媒的立克次体和病毒的样品,温度越低,保存期越长。可用化学制冷剂(硝酸铵和等量尿素在广口保温瓶中混合,再加等量的水)、干冰或液氮罐中保存。

(4)放于保存液中。①分离病毒的组织块可放于 50% 甘油缓冲溶液(pH 值为 8.0)中,在 5 ℃条件下可保存数周;也可用由 0.5% 水解蛋白,2% 小牛血清,青、链霉素各 500 单位/mL,制霉菌素 50 单位/mL 组成的溶液保存。②分离鼠疫菌等革兰染色阴性菌多用卡-布二氏半固体培养基运送。用经 1/15 mol/L、pH 值为 8.1 的磷酸盐缓冲溶液处理过的棉棒采样后,插入培养基的底部,拧紧管口螺旋盖运送。在此培养基中,样品可保存一周,且不影响细菌的检出。

(二)样品的运送

1. 一般检样运送

一般检样是指消化道和呼吸道的检样,常由病人自带化验单送化验室检验。

2. 特殊检样的运送

特殊检样是指甲类和乙类传染病的检样及脑脊液、厌氧菌的检样,须由采样者或指定专人送检。

3. 病人标本送检单

送检或病历号	病人标本送检单	
姓名	送检或病历号	检验室编号
(此联贴在样品容器上)	姓名　　　性别　　　年龄	
病人标本送检单存根	住址	
送检或病历号	发病日期	临床初步诊断
姓名	标本名称	送检目的
性别　　　年龄	采样日期	送检日期
送检者	送检单位	
(此联由送检单位保存)	送检者	

4. 疫源地监控样品的运送

疫源地监控的检样,须按不同样品保存和包装的要求盛装,指派专人,携带送检单,乘专用交通工具,尽快送交检验室。

5. 外环境样品送检单

样品名称	数量		状态	
采样地点			采样日期	
采样时的情况				
送检单位	送检人员编码	送检日期	编号	
回　　条	样品名称　　　数量		编号	
	收到时状态			
	收验日期		收样单位印章	
	收验人员			

6. 送检单填写说明

(1) 一种样品附一张送检单。

(2) 数量指盛装样品的件数,如采样瓶、样品管、鼠笼等,容易计数的可记明每件的装量。

(3) 状态,指样品的死活或新鲜程度。

(4) 采样地点,除记到最小的行政区域,如乡村的屯,城镇的街道外,尚应在采样时情况栏中记明采样点的标记物和距离标记物的方位。

第五节　检验原则与结果报告

一、检验原则

微生物检验的原则是:准确、快速、敏感、低耗和安全。

(一)准确

检验结果的准确性是微生物检验的首要原则。准确体现在不漏检,即检样中含有检出的对象时,不能检不出;不误报,即不能报出假阳性或假阴性结果。要做到准确应遵循下列要点。

1. 检验程序的针对性和综合性

检验程序是指检验的计划和步骤,包括该做的试验项目和项目的先后次序。对单一病种的自然疫源的疫源检验或指示菌明确的质量监测使用标准检验方法的检验程序,即要检验鼠疫菌就按鼠疫菌该有的性状做实验,要检查大肠菌群数就按大肠菌群的检验方法做实验,无须考虑其他。对致病菌不明确的传染源进行检验,如对腹泻的病原菌进行调查,就要用兼顾各种病原微生物的综合程序,以防漏检。

2. 使用敏感动物

使用豚鼠或小鼠等对多种病原体敏感的实验动物可弥补培养方法的不足。对被杂菌污染严重的检样或菌量少,难于培养的细菌,先用划痕擦皮法或皮下接种法,豚鼠常可收到良好的结果。敏感动物接种有筛除非致病菌,使致病微生物侵袭繁殖的效果。

3. 使用选择性抑菌剂

针对性使用选择培养基分离目的菌,同时使用非选择培养基可提高分离阳性率。用青、链霉素预先处理样品分离病毒可排除杂菌干扰。

4. 兼顾气体和温度培养条件

外科用敷料制成品的质量评定,或腹泻病源检索,都要同时用需氧和厌氧两种条件培养细菌。

5. 考虑生长缓慢的菌种

有些细菌初代分离生长缓慢,如军团菌和布氏杆菌,应培养足够的时间;观察生化反应结果也要想到迟发酵菌。

6. 注意鉴别培养的必需项目和判定结果的时间

7. 应用有质量保证的试剂和仪器

8. 设定必需的对照

(二) 快速

缩短从接收检样到出检验报告的时间,始终是检验工作的努力方向。由于从检样中分离到致病微生物的纯培养是确诊报告的根据,因此,快速的着眼点在于缩短初步报告或称疑似诊断的时间。达到快速目的有以下两种途径。

1. 检验标记处理的权衡法

即从微生物的分类鉴定标记中挑选出可以与近缘菌区别的少量特征,作为判定的依据,举例如下。

(1) 分离培养,同时做相应噬菌体实验,初步判定菌种。

(2) 荚膜染色和串珠实验,初步判定炭疽菌。

(3) 抗酸染色,用于检痰,诊断开放性肺结核。

(4) 革兰染色,用于尿道脓性分泌物显微镜检查,发现细胞内阴性双球菌可诊断淋病。

2. 用快速检验方法

快速检验方法和前项的区别在于应用的广泛性,以一种技术方法程序,只要改变试剂就可用于多种病原体的检验,对特定的病原体也属于权衡法。这些方法除可缩短初步报告的时间外,尚有敏感的特点。

3. 敏感

敏感是量的概念,是指扩展检出检样中待检物质的下限。在准确项中所列各项都含有提高敏感性的因素,在此指采用特定的技术方法达到敏感的要求,如下列各种技术。

(1) 免疫荧光及免疫酶技术。

(2) 免疫电镜技术。

(3) 间接红细胞凝集及协同凝集技术。

(4) 聚合酶链反应技术。

4. 低耗

低耗是指在保证检验效果的前提下,尽量减少人力和物力的消耗。

(1) 周密计划,合理安排。集中使用同样设备的实验,合理地增加批次检验的样品数,做到物尽其用。

(2) 使用脱水、耐贮存的培养基。培养基是检验工作中的大量消耗品,自制或选购成品脱水培养基,可减少使用时的制作手续,既节省人力和水、电,又有利于质量控制。

(3) 有计划地预约实验动物。实验动物常需一定的品系、规格,向动物室作好预约计划,既可满足质量要求,又可减少饲养消耗。

(4) 保存好诊断血清和特殊试剂,延长使用期。

(5) 照章使用贵重仪器、专人负责保管,作好维护保养,并有效地使用,避免闲置。

(6) 日常消耗品也要精打细算,避免浪费。

5. 安全

遵守实验室安全制度,见本章第二节和第三节的相关内容。

二、结果报告

结果报告是检验者(乙方)在完成对样品的检验后,向送检者(甲方)告知所作的判断。结果报告的形式和繁简,因检验的性质、样品的批次和数量的不同而不同。个体或单一的检样用报告单的形式提出。对多批次、数量多的样品则需以统计总结的形式做书面报告。不论哪一种形式都要对送检者提出的要求作出明确的回答。如阳性(有)或阴性(无)。阳性时如问及数量、性质及建议都须作出答复。结果一经报出,乙方对甲方就要承担责任,因此,须了解和结果报告相关的要求和知识。

(一) 责任

报告单或书面报告中要有检验者、复核者、签发者签名,并加盖检验报告专用印章。

（二）根据

出具报告的根据，一是送检单提出的检验项目的要求，二是检验方法和所得的结果。

（三）记录

记录是出具报告结果的根据。记录中要明确记录送检单的编号、样品编号、送检单位、检样出处、样品状态、接收日期、检验日期、检验人员、复核人员、检验项目、检验方法、检出内容、逐日结果、最后判定、报出结果的日期等。

（四）报告结果的层次和时间

检疫和疫源检索都要求尽快报告检验结果。为争取时间分初步报告和确诊报告两个层次。初步报告是在得到病原微生物的纯培养前，根据快速检验的结果所作的报告，如呈阳性作初步报告，在 18 h 内完成。对纯培养作分型鉴定后作确诊报告，在 48 h 内完成。鼠疫菌根据镜检形态特征，在分离培养的同时做噬菌体实验，也可在 24～48 h 作初步报告，经动物接种测定毒力后作确诊报告，强毒菌可在 5 d 内完成，弱毒株的动物实验需观察 10 d。

（五）资料的保留

疫源检验分离的微生物纯培养，即菌种和毒种等是十分重要的资料，除可作为复核的依据外，还有深入研究价值，要接种半固体高层培养基或敏感细胞传代保留或真空冷冻干燥长期保存。其他有保存价值的阳性结果如染色片、PCR 和其他电泳照片，电镜照片等也应保留。

第十一章　细菌生物学检验基本技术

第一节　细菌的形态学检查

细菌形态学检查是利用各种显微镜对细菌形态、基本结构、特殊结构、染色性、排列方式及数量的直观检查。通过这种直观检查,可及时对标本中细菌含量、种类作出大致判断,为进一步分类、鉴定和研究提供参考依据。

一、显微镜

显微镜已有三百多年发展史。随着科学技术的进步,显微镜放大倍数不断提高,功能逐渐完善。目前,根据其照明技术、成像技术和特殊功能要求制造的显微镜不少于十几种,有普通光学显微镜(明视野)、暗视野显微镜、荧光显微镜、相差显微镜、干涉显微镜、微分干涉反应显微镜、偏光显微镜、倒置显微镜、实体显微镜、比较显微镜、激光扫描显微镜、紫外光显微镜、红外光显微镜、X射线显微镜、数控摄像与计算机连接使用显微镜及非光学的电子或质子显微镜等。细菌形态学检查常用显微镜有以下三种。

(一)普通光学显微镜(light microscope)

用普通光学显微镜观察细菌活体时,由于其本身折光性与背景折光性相似,故不易看清。因此,普通光学显微镜多用于细菌染色标本观察,也可在弱光下用于观察不染色活菌(有鞭毛菌)的运动情况,其构造较为简单,由目镜、物镜(低倍镜、高倍镜、油镜)、明视野聚光器、反光镜、光源等光学系统及底座、镜臂、载物台、物镜转换器、镜筒、调节器(粗调、微调)等机械系统组成。光学系统用于放大和成像,机械系统起支持和调节功能;在目镜和油镜组合下,物体被放大900~1 000倍,可满足对细菌基本形态的观察。使用油镜使用时要注意,操作者应先从镜头侧面观察镜头并旋动粗调,当看到镜头与玻片上镜油轻轻接触后眼睛移到目镜,边观察边用微调调整物像至清晰,此法利于快速找到物像,也可防止镜头与玻片碰触,损坏镜头或压碎玻片。

(二)暗视野显微镜(dark-field microscope)

暗视野显微镜常用于不染色活菌或活螺旋体标本检查,其构造与普通光学显微镜相似。与普通光学显微镜相比,它的主要不同在于将明视野聚光器改换为暗视野聚光器。在暗视野聚光器中央,有一不透光挡板,以挡住明光直接射入物镜而形成黑暗背景,而在挡板周围留有光线进入的缝隙。使用时,在较强光源下由于来自缝隙的斜射光照射在菌体上,形成菌体本身的反射光,该光进入物镜使暗背景上呈现出明亮菌体物像,观察其明亮物像的形态和运动方式有鉴别意义。在使用方法上应注意对不同制式暗视野聚光器(浸渍型、干式型、心型、抛物面型及明暗视野两用型等)采用不同操作规程。

(三) 相差显微镜(phase contrast microscope)

暗视野显微镜虽能看到活体标本的外形和运动方式,但其内部情况观察不到。而使用相差显微镜既能看到活体细胞外形和运动方式,又能观察其内部某些细微结构及这些结构的数量。它是在光学显微镜基础上,装上具有环状光栅的聚光器和具有相差板的相差物镜及辅助设备(滤光片、隔热玻片、辅助镜,即聚焦望远镜等)构成。它可以将肉眼看不见的光相位(光程)变化,转换成看得见的光振幅(光强度)变化,使活细胞中某些结构以不同光强度形式显现出来。

用相差显微镜观察标本时,由环状光栅发出的光,经聚光器变化为平行光,该光通过样品细微结构时分直射光和衍射光。直射光聚集于物镜的第二焦面上形成环光栅的像,然后均匀分布在样品的像平面上。衍射光在通过物镜的第二焦面时,其绝大部分绕过环状光栅的像聚焦到样品像平面的某点上。如果在物镜的第二焦面上放置相差板,就可改变直射光与衍射光的相位。因为相差板上除涂有吸收膜外还涂有相位膜,作用是推迟直射光或衍射光的相位,使直射光和衍射光的振幅为二者振幅之和或差。当二者相位相同,则合光的振幅加大,物体变亮;如二者相位相反,则合光的振幅减小,物体变暗,从而得到明暗对比的细节影像。

在使用相差显微镜时应注意,当采用不同放大倍数物镜时,要配合使用相应的聚光器环状光栅,并要取下目镜换上辅助调整两环(物镜相板的暗环和聚光器环板的亮环),即先上下移动辅助镜使两环轮廓清晰,固定辅助镜后,用插入聚光器转盘两侧后孔内的调节扳手调节使两环重合,然后取下辅助镜重新换上目镜进行观察。

上述三种显微镜均属精密光学仪器,其保养应做到不压、不震、不摔、不用手触摸光学玻璃及避潮、避热、避酸碱、避灰尘。保管要做到专人、专柜、专锁。使用相差显微镜时,应建立使用登记制度,并定期进行维修检查,使其处于良好的工作状态。

二、细菌形态学检查方法

虽然早在 1676 年荷兰科学家列文虎克就已经通过他自制显微镜观察到了细菌的形态,但由于当时显微镜放大倍数不够,缺乏很好的细菌分离培养条件,尤其是染料化学技术落后,所以细菌形态和结构研究进展较慢。后来,随着光学仪器和染料化学进一步发展,以及人们对固定和媒染技术的了解,才促进了本学科的发展。由此可见,细菌形态学检查除要求显微镜具有好的性能外,染色质量好坏是另一重要环节。细菌形态学检查法分为不染色检查法、染色检查法和负染色检查法。

（一）不染色检查法

不染色检查法是在不染色条件下，用普通光学显微镜、暗视野显微镜或相差显微镜观察活体微生物（如真菌、螺旋体、细菌等）形态、某些内部结构及运动情况的方法。不染色检查法常采用悬滴法与压滴法。

1. 悬滴法

将特制凹玻片凹周涂少许凡士林，用接种环或尖吸管取菌液滴加于盖玻片中部，将凹玻片凹窝对准盖玻片菌液处扣上，让凡士林贴封四周并迅速翻转使盖玻片在上，菌液悬于盖玻片上，静置片刻后，于显微镜高倍镜或油镜下观察。由于悬滴法用凡士林封固四周，可使标本较长时间观察不致干燥，利于示教之用。

2. 压滴法

将菌液用接种环或尖吸管滴加于载玻片中央，直接将盖玻片盖压其上，于镜下观察，观察时应避开气泡。压滴法操作简单，不需特制凹玻片，但因液体易干，故观察时间不宜过长。观察烈性传染病标本（如霍乱弧菌）时应小心操作，防止液体外溢，造成实验室污染。

上述两法用普通光学显微镜观察细菌时，要适当降低聚光器、缩小光圈以减弱光亮度。并应将有鞭毛菌的定向运动与无鞭毛菌或杂质的布朗运动区分开来。

（二）染色检查法

染色检查法是通过对细菌进行染色，以便用普通光学显微镜就能清楚地看到细菌形态的检查方法。此法在细菌鉴别上较不染色法有更广泛的应用。

1. 常用染料

染料分天然染料和人工染料。细菌染色使用的主要是人工染料，人工染料多是从煤焦油中提取的苯的衍生物。能使苯衍生物带色的集团称为色基（chromophore group），如偶氮基（ —N═N— ）、硝基（ —NO₂）等。色基越多带色越深。带有色基的苯衍生物称为色原（chromogen），色原并不能与被染物牢固结合，只有当它带上有化学亲和力的电离集团，使其具有与被染物牢固结合的成盐特性时，才有染色意义，这种电离集团称为助色基（auxochrome group）如羟基（ —OH ）、氨基（ —NH₂）等。大多数染料均为盐类，依据助色基解离后的带电情况，要将染料分为碱性和酸性两种。碱性染料常以氯化物的形式存在，电离后带正电荷，酸性染料电离后带负电荷，如下所示。

碱性染料 　　碱性复红

$$\text{酸性染料} \quad \begin{array}{c} CH_3 \\ H_2N \end{array} - \hspace{-0.3cm}\bigcirc\hspace{-0.3cm} - C \hspace{-0.3cm}\bigcirc\hspace{-0.3cm} \begin{array}{c} SO_3^- \ Na^+ \\ NH_2 \\ SO_3 \\ NH_2 \end{array} \quad \text{酸性复红}$$

细菌的主要成分是蛋白质,蛋白质是由氨基酸组成。氨基酸是两性离子,在等电点时,它所带正电荷与负电荷相等,由于蛋白质等电点较低,在中性溶液中使细菌带负电可与带正电的碱性染料结合,因此,细菌染色常用碱性染料,如美兰、结晶紫、碱性复红等。

2. 染色的一般原理和程序

1856 年,William perkins 发现了苯胺紫,并开创利用为人工合成染料。细菌染色原理至今尚未完全清楚,一般认为细菌着染过程有些属物理作用,有些属化学作用,有些则可能是两种机制都起作用。物理作用主要表现在渗透作用、毛细管作用、吸收沉淀作用及离子交换作用。化学作用是染料与细胞内某些物质结合生成新的化合物,这种化合物不易被脱色剂脱色。但目前还未证明被染色细菌体内有因染料而生成的新化合物。正因为人们对染色原理没有完全掌握,不能运用原理来很好地控制它,所以在相当程度上需凭工作经验,尤其是某些特殊染色。细菌染色是一项技术性较强的工作,因此,学习某种染色方法时,需要从细菌结构、染液配制、培养条件、药物作用、电解质含量、菌龄、染色温度及时间等诸多方面进行考虑。只有在工作中不断积累经验,才能对各种不同标本的染色做到得心应手。细菌染色方法虽然各不相同,但通常遵循以下程序:染色材料准备→涂片制备→染色。

染色材料准备要注意染液配制、玻片处理、标本采集等几个环节。染液配制应了解染料性能并按顺序配制,陈旧染液发生沉液或霉变,要及时过滤或重新配制,有些染液应现用现配。玻片处理则要求其表面达到无脂。对于标本的采集,要求临床标本要新鲜,人工培养标本应注意培养条件和培养时间。

涂片制备是在玻片上制备菌膜的过程。通常是用接种环将细菌涂成 1～2 cm 大小菌膜,待自然干燥后经固定处理再行染色。固定的目的在于:①杀死细菌;②使细胞质凝固和增加细菌通透性;③使菌膜较牢固地固定于玻片上,避免其在染色过程中脱落。固定可采用加热法、冻干法、和化学法。加热法是常用的方法,即将菌膜背面玻片迅速通过火焰最热部分 3 次。上述涂片→干燥→固定的过程,称为常规制备涂片。

染色是增加被染物折光性的过程。根据形态学检查要求,可将染色法分为单染色法和复染色法。单染色法是用单一染料进行染色的方法,其过程简单,可用于观察细菌形态、排列和数量。复染色法是鉴别染色法,其过程较复杂,除具有单染色法用途外,还能反应细菌染色性和表现细菌某些特殊结构。该法可采用初染→媒染→脱色→复染过程,如革兰染色;也可采用初染→脱色→复染过程,如抗酸染色。媒染是通过媒染剂使染料与被染物附着更加牢固及附着量增多。脱色是通过脱色剂脱去被染物颜色,通过脱色可以人为控制某种染料与细菌某些结构结合度。复染又称对比染色,是由于脱色作用带有选择性,即将经脱色处理的细菌,用不同前种颜色的染料对其被脱色部分再染色,以增加对比度。

3. 常用染色方法

1) 碱性美蓝液和石炭酸复红液单染色法

【染液】碱性美蓝液(甲液:美蓝 0.3 g 溶于 95％乙醇 30 mL 内。乙液:氢氧化钾 0.01 g 溶于蒸馏水 100 mL 内。甲、乙两液混合备用)。

石炭酸复红液(先将碱性复红 1 g 溶于 95％乙醇 10 mL 内,然后加入 5％石炭酸水溶液 90 mL 混匀,为石炭酸复红液原液。该液用蒸馏水稀释 10 倍为石炭酸复红稀释液)。

【方法】将上述某种染液覆盖于菌膜上,常温染 1～3 min,水洗,待干或吸水纸印干,镜检。

【结果】菌体呈蓝色或红色。

2) 革兰染色法

革兰染色法自 1884 年由丹麦科学家 Gram 创立以来,至今仍是细菌学最重要的鉴别染色方法。按照此法可将细菌分为革兰阳性(G^+)菌和革兰阴性(G^-)菌两大类,它在细菌鉴别、抗菌药物选择和细菌致病性研究方面有重要意义。

目前有如下解释。①G^+菌细胞壁肽聚糖层厚,脂质含量少,乙醇可使肽聚糖层孔径变小造成细胞壁通透性降低,阻止结晶紫脱出。G^-菌肽聚糖层薄,其外膜、脂蛋白、脂多糖等脂质含量高,乙醇溶解脂质使细菌壁通透性增高,易于结晶紫脱出,可被复染液着色,称通透性学说。②G^+菌等电点较 G^-菌为低,在相同 pH 值条件下 G^+菌带负电荷比 G^-菌多,故结合碱性结晶紫染料多,称为等电点学说。尽管革兰染色原理尚未完全清楚,但上述学说对保证染色可靠性有实际意义。如溶液 pH 值对等电点的影响、药物对细菌壁结构的改变及菌龄等,均可影响染色结果。

【染液】初染液:将结晶紫(甲基紫)2 g 溶于 95％乙醇 20 mL 内,加入 1％草酸铵水溶液 80 mL,24 h 后过滤备用。媒染液即卢戈(Lugol)碘液(先将碘化钾 2 g 溶于 5 mL 蒸馏水,加入碘 1 g 待完全溶解,再加蒸馏水至 300 mL,置棕色瓶内存放)。脱色液即 95％乙醇。复染液即石炭酸复红稀释液或沙黄液(2.5％沙黄乙醇液 20 mL 加 80 mL 蒸馏水)。

【方法】常规制备涂片。初染:将初染液覆盖菌膜,染 1 min,水冲洗。媒染:滴加媒染液数滴染 1 min,水冲洗。脱色:滴加脱色液后,频频倾动玻片约 0.5 min,见无紫色脱下立即用水冲洗。复染:滴加复染液染 1 min,水冲洗,待干,镜检。

【结果】G^+菌呈蓝绿色,G^-菌呈红色。

【注意事项】脱色对染色成功至关重要。脱色好坏受涂片厚薄、玻片倾动快慢、玻片上余水对酒精浓度影响及脱色时间长短等几方面制约,其掌握有待经验和练习。

3）抗酸染色法

抗酸染色法是用于区分混合标本中分枝杆菌属细菌（如结核杆菌、麻风杆菌）的鉴别染色方法。

【原理】目前认为尽管分枝杆菌脂质含量多不易被着色，但完整分枝杆菌中含有分枝菌酸，能在加热条件下与渗入细胞内石炭酸复红牢固结合，其细胞壁有阻止染料脱出作用。因此，能抵抗盐酸酒精脱色使菌体成红色，称为抗酸性细菌。非抗酸性细菌不含分枝菌酸，不能抵抗盐酸酒精脱色，菌体被美蓝复染成蓝色。放线菌、类白喉杆菌某些菌株、芽孢、酵母菌孢子及少数动物细胞也具有抗酸性，但根据其形态、排列、来源不难加以鉴别。

【染液】初染液即石炭酸复红原液。脱色液是在 95％乙醇 97 mL 中加入 3 mL 浓盐酸制成。复染液即碱性美蓝液。

【方法】将结核病人痰液、麻风病人鼻分泌物或麻风病人皮肤刮取物，按涂片→干燥→固定过程制备涂片。初染：将滴加初染液玻片在火焰上方加热，见染料液有蒸气冒出，将玻片稍远离火焰染色 5 min，其间防止染液沸腾或干涸。脱色：用水冲去染液后，滴加脱色液，倾动玻片至无颜色脱下，立即水冲洗。复染：滴加复染液染 1 min，水冲，待干，镜检。

【结果】分枝杆菌呈红色，杂菌和背景物呈蓝色。

【注意事项】①为提高阳性检出率，痰液可作集菌处理。②结核痰涂片镜检时，应按顺序查遍每个视野。③结核痰涂片阴性结果，要连续复查 3 次方能报告。④麻风杆菌较结核杆菌抗酸性弱，故脱色时间宜短。

4）异染颗粒染色法

细菌异染颗粒是某些细菌（白喉杆菌、鼠疫杆菌、结核杆菌等）常见的胞质颗粒。白喉杆菌异染颗粒多位于菌体一端或两端，称为极体，有鉴别意义。奈瑟（Neisser）法是常用染色方法。

【原理】由于异染颗粒成分以 RNA 和多偏磷酸盐为主，具嗜碱性，可与碱性美蓝结合。而菌体则通过染料俾斯麦褐加强对比度。

【染液】甲液：将美蓝 0.1 g 溶于 2 mL 无水乙醇，加 5％冰醋酸 5 mL，再加蒸馏水至 100 mL，过滤备用。乙液：将俾斯麦褐 1 g 溶于 10 mL 无水乙醇，加蒸馏水至 100 mL，过滤备用。

【方法】常规制片后滴加甲液染色 1 min，水洗。滴加乙液染色 0.5 min，水洗，待干，镜检。

【结果】菌体呈黄褐色，异染颗粒呈深蓝色。

【注意事项】由于异染颗粒是储存营养物质场所，因此，就人工培养菌而言，应注意培养基成分和培养时间。一般认为营养充分，颗粒多而大。营养缺乏，颗粒少而小，甚至消失。如白喉杆菌的培养，在培养基内加入适量葡萄糖、血清及甘油有利于异染颗粒形成。

5) 荚膜染色法

荚膜是某些细菌分泌于胞壁外的一层较厚的黏稠性物质。用普通培养基传代细菌荚膜易丢失。荚膜染色可采用动物组织或组织液涂片。黑斯(Hiss)染色是常用的染色方法。

【原理】由于荚膜含水量在 90% 以上，其结构疏松，与染料结合力弱，不易着染。故本法采用加温浸染菌膜，在不水洗条件下，用较高浓度硫酸铜液固定荚膜，造成菌体和背景物深染及荚膜浅染效果。

【染液】甲液：将结晶紫或碱性复红酒精饱和液 5 mL 与 95 mL 蒸馏水混合。乙液：20% 硫酸铜水溶液。

【方法】在自然干燥涂片上滴加甲液，微火加温染色 1 min，不水洗，直接滴加乙液冲去甲液，待干，镜检。

【结果】菌体和背景物呈蓝紫色或红色，荚膜呈淡蓝紫色或淡红色。

【注意事项】不能加热干燥或固定涂片，并避免水冲洗玻片，防止荚膜皱缩或脱失。

6) 芽孢染色法

芽孢厚而致密的壁使其具有折光性强，通透性低，不易着色，而一旦着色又不易脱色的特点。芽孢染色可利用芽孢折光性强、不易着色特点，采用常温单染色法，用菌体颜色衬托亮圆芽孢。本节推荐上海复旦大学微生物学教研室基础课小组提出的改良法。

【原理】本法是利用芽孢一旦着色不易脱色特点，通过将带芽孢菌与初染液一起在试管内进行较长时间加温染色，在芽孢壁通透性增加情况下，较充分吸收染料，然后取该液制成涂片。该涂片经水脱去菌体浮色后，用另一种染料复染菌体。

【染液】初染液：5% 孔雀绿水溶液。复染液：0.5% 沙黄水溶液。

【方法】初染：加水 2～3 滴于小试管(0.75 cm×10 cm)中，用接种环从培养基斜面上挑取较多菌苔于试管中，充分打匀，使成较浓稠菌液。加入初染液 0.3～0.4 mL。将此管于沸水加热 15～20 min。制备涂片：从试管中挑取菌液于洁净玻片上，并涂成薄膜，待干后，通过火焰 3 次进行固定。脱色：用水洗，使菌体脱色。复染：加复染液染色 1 min，水洗，待干后镜检。

【结果】芽孢呈绿色，菌体呈红色。

【注意事项】①菌液中应含较多芽孢菌以保证涂片质量。②可采用先取菌液制备涂片，再进行初染→脱色→复染过程。但由于初染过程是用火焰直接加热玻片，应掌握好加热温度和加热时间。

7) 鞭毛染色法

鞭毛是细菌的运动器官。由于其直径只有 10～20 nm，在一般染色时不能看到，故须先用媒染剂增粗鞭毛，再经复染使其着色。现推荐北京医科大学微生物学系在 Bailey 法和镀银法基础上提出的改良法。

【原理】虽然鞭毛很细,但由于鞭毛是由较多弹力纤维蛋白构成的丝状体,本法利用鞭毛丝状体表面在有适量丹宁酸、铁和过氧化氢条件下能附着许多染料的特点,使鞭毛顺利着色。甲液:丹宁酸 4.5 g 于 100 mL 蒸馏水内加热溶解后,加入三氯化铁 2 g。该液置于 4 ℃下,可保存 1 月左右。临用前于液内加入 1∶50 过氧化氢(蒸馏水配制)1 mL。乙液:取硝酸银 2 g 溶于 100 mL 蒸馏水,取 20 mL 作为回滴液,在剩余 80 mL 液中滴加氢氧化铵,待白色沉淀消失后,滴加回滴液至薄雾状出现。该液密封,避光,4 ℃保存 1 个月左右。临用前用回滴液滴至雾状出现,便可使用。丙液:取碱性复红 4 g 溶于 30 mL 无水乙醇中,再加入 70 mL 蒸馏水。该液密封,在 4 ℃下可保存半年以上。除上述 3 液外,另外准备 pH 值为 2.0 的稀酸液(蒸馏水加少量浓盐酸配制)若干和蒸馏水或自来水若干。染色前将上述各液水浴加热 50 ℃左右备用。

【方法】涂片制备。细菌 18～24 h 液体培养物离心沉淀(3 000 r/min,10 min)。取沉淀物用蒸馏水洗 1 次(或直接自斜面培养物上挑取菌苔),用蒸馏水按 3×10^{12} 个/mL 浓度配成菌悬液,置于 37 ℃,10 min 后,加入终浓度为 2% 甲醛,固定 10 min。用接种环取上述菌液制成菌膜,自然干燥。染色过程主要分为三步。①涂片通过火焰稍加热,并趁热用甲液覆盖菌膜。将玻片离开火焰轻轻倾动,见甲液由半透明变为不透明浓雾状(4 min 以上),用稀酸液冲去甲液,水洗。②加乙液后微微加热玻片,见菌膜变黄(3 s 左右),用稀酸冲去乙液,水洗。③加丙液后立即用热蒸馏水或自来水漂洗,然后常温水洗,待干,镜检。

【结果】菌体呈深红色,鞭毛呈浅红色。

【注意事项】①因甲液中过氧化氢和三氯化铁在空气中时间过长时其作用会降低,染色时,应随时少量添加两者。②甲液媒染时间过短会导致其作用达不到,时间过长鞭毛可能过粗,操作可在媒染时间上加以调整。

8)染色涂片保存法

染色涂片是微生物检验和实验教学的必要手段,也是研究工作不可缺少的资料积累。新染色涂片在室温待水分自然干透后,滴加少量中性树脂或加拿大胶于菌膜上,盖上盖玻片,压平,稍加热(排除气泡)放通风处待干,可作长期保存。为防止涂片损坏和褪色,应注意以下方面:①涂片应在专用片盒内避光存放,涂片观察完毕应及时擦去镜油;②特殊涂片应详细记录标本来源、染色日期、染色方法及改进染色措施;③教学用涂片应按细菌学教学顺序分类摆放。

(三) 负染色检查法

上述常用的细菌染色法,细菌、细胞在涂片固定或染色时常因加热或化学药品作用而引起形态发生变化,而负染色法可观察相对自然状态下的细菌、细胞形态。负染色检查法是指背景着色而被观察物不着色的染色检查方法,其背景染料常采用墨汁或酸性染料如刚果红、苯胺黑等。

【原理】上述染料与活体标本接触时,由于染料带负电荷与活体标本表面所带电荷性相似,故不具亲和力,不能将菌体着色(死菌可被某些酸性染料如刚果红着色)。而已着色的背景在显微镜下可衬托出透亮无色的菌体和荚膜的形态。

【方法】①墨汁法。用接种环取 1 环较浓稠的菌液置于洁净玻片上,在相距其 2~4 mm 处放置另 1 接种环,经生理盐水 2 倍稀释绘图墨汁,盖上盖玻片,镜检。背景呈墨褐色,菌体透亮。②苯胺黑-碱性复红法。将含 1‰甲醛的 0.5％苯胺黑水溶液 1~2 接种环置玻片上,取少量荚膜菌与之混匀,推片,干燥。滴加石炭酸复红稀释液染色0.5 min,水洗,待干,镜检。其背景黑色,菌体呈红色,荚膜为围绕菌体之圆圈。③刚果红法:将 2％刚果红水溶液 1~2 接种环置于玻片上,取少量菌苔与其混匀并涂成厚片,干后用 1∶100 盐酸酒精洗涤菌膜,待干,镜检。背景呈蓝色,活菌无色,死菌可着色。

【应用】①用于观察活体标本。如墨汁法观察新型隐球菌,高倍镜下可见圆形,厚壁,围绕菌体的荚膜芽生现象。②用于大致区别死菌和活菌数量。如刚果红法。

【注意事项】①菌液浓度与染液比例要适当。如真菌菌液浓度应低,细菌菌液浓度应高。②采用墨汁法要避免将强电解物质(如酸类)与其接触,因它能使墨汁中胶体絮集,产生堆积沉淀现象,影响观察效果。③用载玻片与盖玻片之间存有液体的湿片观察标本时,应防止液体外溢,必要时用蜡或凡士林封严四周。

(四) 其他专项染色法

为配合本书有关章节,现将几种专项染色法介绍如下。

1. 墨汁硫堇染色法

墨汁硫堇染色法常用于显示鼠疫菌荚膜,其原理采用负染色法。

【染液】①4％升汞水溶液。②石炭酸硫堇液(甲液:于 100 mL 50％酒精中加入 15 g 硫堇。乙液:1％石炭酸水溶液。临用前将 1 份甲液与 9 份乙液混合备用)。③绘图墨汁(市售),用前滤纸过滤。

【方法】于载玻片上加绘图墨汁和水各 1 小滴,再加少量经 37 ℃培养的鼠疫菌培养物,混合涂成薄膜。待自然干燥后,用 4％升汞水溶液固定 5 min,水洗,待干。将该片再用石炭酸硫堇液染色 5~10 min,水洗,待干,镜检。

【结果】黑色背景与蓝色菌体间的空白环为鼠疫菌荚膜。

2. 柯兹罗夫(Козпофскпй)染色法

柯兹罗夫染色法属复染色法,常用于布氏杆菌的检查。

【染液】①0.5％沙黄水溶液(称取 0.5％沙黄于乳钵中研细,加少许蒸馏水再研磨,最后溶于 100 mL 蒸馏水中备用)。②0.5％孔雀绿水溶液(称取 0.5 g 孔雀绿放乳钵中研磨,以下步骤同沙黄液配制)。

【方法】取干净脱脂玻片,将待检菌涂于其上,自然干燥或微火固定,滴加 0.5％沙黄液,缓慢加热,至出现气泡为止(约 3~5 min),流水冲洗,滴加 0.5％孔雀绿复染

30～45 s,流水冲洗,滤纸吸干,镜检。

【结果】布氏杆菌显红色,其他显绿色。

3.吉曼尼兹(Gimenez)染色法

吉曼尼兹染色法常用于立克次体染色。

【染液】①复红染液。甲液为混合10%碱性复红酒精溶液(10 g 碱性复红溶于100 mL 95%酒精)100 mL,4%石炭酸溶液(10 mL 石炭酸加入 250 mL 蒸馏水)250 mL 及 650 mL 蒸馏水,临用前置于 37 ℃ 48 h,备用。乙液为 pH 值为 7.45 的0.1 M磷酸盐缓冲液(0.2 M NaH_2PO_4 3.5 mL,0.2 M Na_2HPO_4 15.5 mL 及蒸馏水19 mL混合)。染色前将甲液 4 mL 与乙液 10 mL 混合后立即过滤。此液配好后在48 h 内可保留理想效果,如时间太久则出现沉淀,须重新用甲、乙两液配制。②0.8%孔雀绿水溶液。

【方法】将标本用火焰固定,用复红液染色 3～5 min,水洗,加孔雀绿染液后约染色1 min,水洗,待干,镜检。

【结果】立克次体呈红色,背景为绿色。

4.姬姆萨(Giemsa)染色法

姬姆萨染色法属单染色法,既用于立克次体染色,也可用于血和骨髓涂片,后者在染色过程中往往用酸性脱色剂进行脱色,可达理想效果。

【染液】①母液。Giemsa 染料 0.75 g 放于洁净乳钵内,缓慢加入 75 mL 甲醇,边加边研磨至染料完全溶解,置 60 ℃ 水浴箱为 3～4 h,不断振荡,取出后加入 25 mL中性甘油,充分混合,倾入棕色瓶。盖严瓶口,4 ℃ 保存,用前过滤备用。②使用液配制。1 份母液加若干份甲醇,视染色温度和时间而定。在涂片上进行染色滴定,确定实际应用时的稀释度和时间。冷染(室温),一般为 1∶3～1∶4 的染液染 30～40 min;1∶10～1∶15 的染液染 60～90 min;1∶20～1∶50 的染液则需 3～6 h。热染(将水浴煮沸的染液滴加于玻片上,每次染 5 min,反复 2～3 次),染色液比例一般为1∶20～1∶30。③固定液:甲醇或用乙醚加等量乙醇。

【方法】涂片用固定液固定 5 min,不必倾去固定液即可将预先滴定好的染液滴加于涂片上,根据滴定时确定的时间染色。最后用流水冲洗,滤纸吸干后镜检。

【结果】受立克次体感染的细胞,胞核染成紫红色,胞浆染成浅蓝色,立克次体染成紫红带浅蓝色。常呈微小的球杆状小体。斑疹伤寒立克次体在胞质中常散在分布。而恙虫热立克次体在胞质中常在核附近堆积。

【注意事项】Giemsa 染色成功与否往往受诸多因素影响,如不同厂商、不同批号染料的效果不尽相同;染液浓度、染色温度与染色时间关系甚大(浓度高、温度高、染色时间可短;浓度低、温度低、染色时间宜长);染色标本的细胞种类、涂片大小、薄厚、固定液性质及在染色过程中是否需要分色(用偏酸或偏碱的有机溶剂或磷酸盐缓冲液脱色);染液 pH 值范围(Giemsa 染料属中性染料,染液太酸则其颜色偏红,太碱则其颜色偏蓝)等。为获得理想染色结果,需先行试染,找到合适条件才行留用。本文推荐的上法尽管属于较早使用的方法,但其先行染色滴定的做法仍具较好效果。

第二节　细菌培养法

用人工的方法使细菌在适当的环境和营养中进行培养,细菌培养的目的是获取纯种、进行鉴定与研究以及菌种的保存与传代等。运用无菌操作技术,提供适当的营养基质(培养基),以及适宜的培养方法和条件是达到上述目的的关键。

一、无菌技术

细菌学检验必须采用无菌技术或无菌操作,以防止外界微生物的污染和病原菌的扩散。

(一)无菌技术操作要点

(1)无菌室在使用前,用紫外灯照射 30~60 min,进行空气消毒。

(2)在进行接种、倾注琼脂平板时均须在无菌室、超净工作台或接种罩内操作。

(3)用接种环分离和移种细菌时,使用前后均需采用火焰灭菌。

(4)打开或关闭无菌试管和烧瓶时,管口通过火焰 2~3 次,以杀灭可能吸附于管口或瓶口的细菌。开启后的试管和烧瓶应尽量靠近火焰,且瓶口部切忌向上和长时间暴露于空气中。操作时,不可造成含菌材料污染台面和其他物体。

(5)所用的物品均应进行严格的消毒,在使用过程中不得与未经灭菌的物品接触。

(6)对病人采血或进行穿刺、接种等,局部必须进行消毒;自动物体内抽血或移种时,应先剪去局部毛发后,再进行常规消毒。

(7)工作完毕,室内空气用紫外灯照射 30 min、实验人员认真消毒、洗手。

(8)不慎造成污染时,应及时用消毒液处理。

(二)接种工具

接种工具有接种环、接种针、玻璃涂布棒等(见图 11-1)。

接种环(针)在使用前后均应火焰灭菌处理。灭菌程序是手持接种环(针)的绝缘端,将镍丝直立于氧化焰(外焰)渐渐下移,使之烧红,再平持接种环(针),将金属柄往返在火焰中,通过 3 次灭菌,待冷却后使用。用毕立即将染菌的镍丝在还原焰(内焰)中加热,烤干接种环(针)端附着的细菌或标本,然后再移于氧化焰中灼烧灭菌,最后将金属柄往复在火焰中通过 3 次即可。如直接将接种环(针)在氧化焰中燃烧,则有污染环境或感染的危险。用完后的接种环(针)切忌随手弃置,以免灼焦台面或其他物体。玻璃涂布棒的灭菌方法是,将玻棒浸入 90% 酒精瓶中,取出在火焰上点燃玻棒上酒精,立即离开火焰,玻璃棒上的酒精燃尽,即达到灭菌目的,冷却后即可使用。

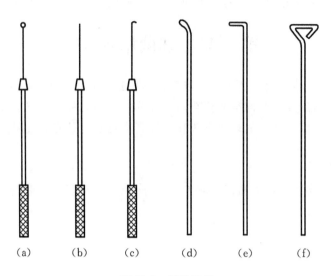

图 11-1　接种工具

(a) 接种环;(b) 接种针;(c) 接种钩;(d) 接种铲;(e) L形接种棒;(f) △形接种棒

使用后再蘸取酒精灭菌玻棒,勿使酒精沿玻棒倒流,以防烧手。批量使用可使用高压灭菌。

(三) 操作环境

为了避免空气中的细菌污染培养物,以及被接种物污染环境(如传染性强的细菌接种),一般应在接种罩、生物安全柜或无菌室内进行。

1. 接种罩

供接种(或转种)细菌用的玻璃或有机玻璃制成的空间,其样式可根据需要自行设计和选择。接种罩在使用之前,应先用消毒剂擦拭,或用紫外灯照射 30 min,以保证罩内无尘埃和细菌,操作结束后,也应立即清理内部,并作消毒处理。

2. 无菌工作台

无菌工作台又称为超净工作台或生物安全柜,是在接种罩的基础上设计出来的一种无菌空间,通过变速离心机将负压箱中经过滤后的空气带入静压器,再经高效过滤器进行过滤,从出风面吹出洁净气流,该气流以一定的、均匀的断面风速通过工作区时,将尘埃颗粒和生物颗粒带走,从而形成一个无尘、无菌的工作环境。

超净工作台在使用前打开紫外灯,消毒 30 min 后关闭,启动送风机。净化区严禁存放不必要的物品,以保持洁净气流不受干扰。应定期用电风速计测量工作区平均风速,使其保持在 0.32~0.48 m/s 之间;定期将预滤器中的纺布滤料拆下进行清洗或更换;定期应用尘埃粒子计数器测定工作台的洁净度和测定其平均菌落数,要求洁净度不超过 0.5 cfu/(皿 · h)。若加大风机输入电压也不能使净化工作区平均风速达到规定参数时,应更换高效过滤器。

3. 无菌室

无菌室是在实验室内安装的用于无菌操作的小室。无菌室内应有空气过滤装置、紫外线灯、照明灯、电源等设施。现已有各种系列装配的洁净室供应,其功能与各种参数大致与无菌工作台相同。无菌室内须保持整洁,进入无菌室,应穿隔离衣帽和专用鞋,用前须紫外灯照射 30~60 min 消毒,实验结束后,应清拭台面、地面,紫外灯照射消毒,使无菌室保持无菌状态。

二、培养基的制备

培养基(culture medium)是指人工配制的,供细菌生长繁殖的营养基质,是用人工的方法将多种营养物质按照各种细菌的需要而组合成的混合营养料。培养基的优劣,对细菌的分离和鉴定关系极大。从事细菌学检验的工作人员,必须对细菌的营养要求、代谢、培养基成分和制备方法以及如何使用、保存培养基有一个清楚的了解。

培养基的主要用途:①繁殖及分离纯种细菌;②传代和保存;③鉴别细菌的种属;④研究细菌的生理及生化特性;⑤制造菌苗、疫苗或其他微生物制剂。

目前,国内外已有很多商品化的干燥培养基出售,使用比较方便,但无论是商品化的培养基或自行配制的培养基,都应适应目的菌生长的需要。必要时,应使用标准菌株进行检验。

培养基的主要成分及其作用介绍如下。

(一) 营养物质

细菌在其生长繁殖过程中所需要的营养成分,因细菌的种类不同而异,有的对营养要求不高,仅需碳源、氮源即可;有的则要求较高,除碳源、氮源外,还需要鸡蛋、血清、血液等。

1. 蛋白胨

蛋白胨(peptone)是培养基中作为氮源最广泛应用的基本成分,它用于合成菌体蛋白质,酶类以及供细菌的生长繁殖,并具有缓冲作用。通常的商品蛋白胨是由胃蛋白酶消化蛋白质而制成的含胨、多肽及多种氨基酸的混合物,可供大多数细菌生长需要,其缺点是含某些氨基酸较少。胰蛋白胨(tryptone)是胰蛋白酶在碱性条件下消化蛋白质获得的分解产物,其特点是含有很多低级多肽和游离氨基酸,特别是色氨酸含量很多,适合作靛基质试验用的蛋白胨水。蛋白胨的特点是易溶于水,吸水性强,必须干燥密封保存。

2. 肉浸液

肉浸液是用新鲜牛肉(不含脂肪、肌膜、肌腱等的精肉)浸泡煮沸制成的肉汁。牛肉汁中包括含氮浸出物质(如肌酸、黄嘌呤、核苷酸等)以及非含氮浸出物质(如肝糖、磷酸己糖、乳酸等),可作为细菌的氮源和碳源。但因含氮物质较少,尚不能满足细菌生长的需要,在制作培养在时,需加入 1%~2% 的蛋白胨及 0.5% 的 NaCl。

3. 牛肉浸膏

牛肉浸膏(beef extract)是上述肉浸液加热浓缩而成的膏状制品。肉浸液中的不耐热物质如糖类等已被破坏,其营养价值不及肉浸液。因其不含糖,可作肠道细菌鉴别培养基的基础成分。牛肉浸膏使用方便,常用于制备培养基。

4. 酵母浸膏

酵母浸膏(yeast extract)是酵母细胞的水提取物浓缩而成的膏体,也可制成粉状,富含 B 族维生素,也含有机氮和碳化物。

5. 糖类

糖类为细菌生长繁殖碳源和能源的基本成分。常用的是葡萄糖和蔗糖,其他的糖类及醇类主要用于发酵反应以鉴定细菌。糖类不耐热,在高热时会被破坏,在碱性及与氮源一起高温的情况下,破坏更快,制备这类培养基时,通常不用高温灭菌,或与培养基中其他成分分别灭菌。

6. 血液

培养基中加入血液,可增加蛋白质、多种氨基酸、糖类、无机盐等营养成分,同时还能提供辅酶(如 V 因子)、血红素(X 因子)等特殊生长因子,供对营养要求高的细菌生长繁殖用。血液培养基还可以测定细菌的溶血作用,作为细菌鉴定的一项指标。

7. 鸡蛋和动物血清

鸡蛋和动物血清不是培养基的基本成分,但对一小部分细菌来说是必需的营养成分,它们可作为养料直接被利用,可利用此制备特殊培养基,如培养结核分枝杆菌的罗-琴氏培养基和白喉棒状杆菌的吕氏血清培养基等。此外,鸡蛋和血清还具有凝固剂的作用,便于观察细菌的菌落和生长情况。

8. 生长因子

细菌生长繁殖过程中需要多种生长因子,根据化学结构及代谢功能,可将其分为三大类,即维生素,氨基酸和嘌呤、嘧啶。细菌对这些物质的需要量不大,但如缺少,某些细菌就不能生长。通常在肝浸液、肉浸液、酵母浸液和血液中含有这些生长因子的大部分,但有时需要另外加入。

9. 无机盐类

细菌生长繁殖需多种无机盐类,如钾、钠、镁、铁、磷酸盐、氯化物等。其中,有的需要量极微,如锰、钴、钙、铜等。这些无机离子的作用是构成菌体成分、作为酶的激活剂和维持一定的渗透压。

(二)水分

细菌、细胞的 75%~80% 是由水组成的,水既是细菌营养、代谢过程中不可缺少的物质,又是良好的溶剂,许多营养物质溶于水中才能被细菌吸收。制备培养基常用蒸馏水或离子交换水,若自来水水质稳定,亦可用于培养基的配制。

（三）凝固物质

配制固体培养基的凝固物质有琼脂、明胶、蛋白、血清等，常用琼脂，有特殊目的时也用明胶等。琼脂是从石花菜等海藻中提取出来的一种胶体物质，一般不被细菌分解利用，故无营养价值，是培养基中的赋形剂。琼脂在 98 ℃以上融化，低于 45 ℃时则凝固成胶冻状态。培养基中琼脂的含量不同，其凝固能力也不同，因而可根据此制成凝固状态不同的培养基，当琼脂含量为 1%～2% 时可制成固体培养基，含量为 0.3%～0.5% 时可制成半固体培养基。由于各种牌号琼脂的凝固能力不同，配制时气温不同，在配制时可酌情增减。

（四）抑制剂和指示剂

抑制剂和指示剂不是细菌生长繁殖所需物质，而是用于选择、鉴定细菌和结果判断。抑制剂用于抑制非检出菌的生长或使其少生长，以利于检出菌（目的菌）的生长。根据所要抑制的细菌，选择不同的抑制剂。常用的抑制剂有胆盐、煌绿、亚硫酸钠、亚硒酸盐、四硫磺酸盐、叠氮钠、一些染料及某些抗生素等。选择抑制剂时需注意抑制剂应有选择性的抑制作用。指示剂是为了方便了解和观察细菌是否利用及分解培养基中的糖（醇）类等物质。常用的指示剂有：酚红、溴甲酚紫、溴麝香草酚蓝、中性红、甲基红、酸性复红等。美蓝为常用的氧化还原指示剂，一些新的氧化还原指示剂如四氮唑盐类等，也已广泛用于细菌快速培养和鉴定以及快速药敏试验方面。

三、培养基的种类

培养基的种类繁多，可根据不同的特点进行分类。

（一）按用途分类

1. 基础培养基（basal medium）

基础培养基是指仅含有细菌生长繁殖所需要的最基本的营养成分的培养基，如普通肉汤、营养琼脂等。

2. 营养培养基（nutrient medium）

营养培养基是在基础培养基的基础上再加入葡萄糖、血液、血清等，以满足对营养要求较高细菌生长繁殖所需要的营养，如血液琼脂培养基、血清肉汤培养基等。

3. 增菌培养基（enrichment medium）

增菌培养基多为液体培养基，主要目的是为了增加标本中目的菌的数量以提高检出率，该类培养基内一般均含有具选择性抑菌作用的抑制剂，如四硫磺酸盐增菌液。

4. 选择性培养基（selective medium）

选择性培养基是在培养基中加有除营养成分以外的抑制物质，使之具有选择性，有利于目的菌的检出和识别,而抑制其他非目的菌的生长或使其生长不佳。此类培养基多为固体培养基,如 SS 培养基,中国蓝培养基。

5. 鉴别培养基(differential medium)

鉴别培养基是利用各种细菌分解糖类和蛋白质能力及代谢产物的不同,在培养基中加入特定的作用底物,观察细菌在其中生长时对底物的利用,从而鉴别细菌的培养基,主要供细菌生化反应实验用,如糖发酵培养基、七叶苷培养基等。

6. 厌氧培养基(anaerobic medium)

厌氧培养基详见本节的相关内容。

(二) 按物理性状分类

根据培养基的物理性状,可将培养基分为液体培养基(liquid medium)、半固体培养基(semisolid medium)和固体培养基(solid medium) 3 种。液体培养基主要用于增菌,生化实验等;半固体培养基则主要用于观察细菌的动力,保存菌种等;固体培养基主要用于分离培养。固体培养基又分为平板、斜面、高层及高层斜面。

(三) 按成分分类

按制备培养基的成分又可以将培养基分为两大类,即合成培养基(synthetic medium)与天然培养基(undefined medium),两者最大的区别是前者各批次培养基的性质一致,而天然培养基成分不能完全明了或各批次物质的成分很难一致,如牛肉、肉浸液、鸡蛋等。

四、培养基制备的一般程序

培养基种类虽多,但其制备的基本程序是相似的,即调配、溶化、校正 pH 值、过滤澄清、分装、灭菌、检定 7 个步骤。

1. 调配

按培养的配方,准确称量,混悬于盛有少量蒸馏水的三角烧瓶中,再加入蒸馏水。有些成分应在调整 pH 值后才加入,如染料、指示剂、胆盐等。

2. 溶化

将调配好的混合物用电炉或微波炉融化(如在电炉上溶化应随时搅拌),溶化完毕后,补足失去的水分。大量制备培养基时不可在铜或铁的容器中溶化,因为当培养基中含铜大于 0.3 mg/L 时,细菌就不易生长;含铁超过 0.14 mg/L 就会妨碍细菌产生毒素。

3. 校正 pH 值

培养基溶化后,一般将培养基的 pH 值调整到比所需 pH 值高 0.1~0.2,因用 NaOH 调整时,经高压灭菌后,其 pH 值要降低 0.1~0.2(注:若用 Na_2CO_3 调整,在灭菌后则要升高 0.1~0.2)。一般的培养基 pH 值为 7.4~7.6,也有需要酸性或碱性的培养基,测定 pH 值可用 pH 试纸,也可用酸度计。

4. 过滤澄清

配成的培养基,若有沉淀或浑浊,需澄清透明后方可使用。液体培养基用滤纸过滤,固体培养基则用纱布中夹薄层脱脂棉过滤。

5. 分装

根据需要,将培养基分装在不同规格的三角烧瓶、试管等容器中,分装量不宜超过容器的 2/3,以免灭菌时溢出,具体分装有如下要求。①基础培养基。应经常贮备有基础培养基,以便随时分装或配制鉴别培养基,分装量根据使用的目的和要求而定。一般分装于三角烧瓶内。②琼脂斜面。分装量为试管长度的 1/5,灭菌后趁热放置成斜面,斜面长度约为培养基的 2/3。③半固体培养基。分装量为试管长度的 1/3,灭菌后趁热直立待凝。④高层琼脂。分装量视目的而定,一般接种或保存菌种时,可为试管长度的 1/4 或 1/3,若接种厌氧菌时,其分装量须为试管长度的 2/3,灭菌后趁热直立待凝。⑤琼脂平板。将溶化后的培养基冷至 50 ℃左右,以无菌操作方式倾入内径为 90 mm 的灭菌平皿底部,凝固后备用。倾注平皿时,切忌将平皿盖全部打开,以免空气中的尘埃或细菌落入。如制成的琼脂平板表面水分较多,则不利于细菌的分离,可将平板倒扣,37 ℃孵育约 30 min,待平板表面干燥后使用。

6. 灭菌

灭菌的方法主要有以下几种。

(1) 高压蒸汽灭菌法。凡耐热物质组成的培养基均可采用此法,培养基小量分装时灭菌条件为 121.3 ℃,15 min;分装量大时则条件为 121.3 ℃,30 min。含糖培养基只能用 113.0 ℃,15 min 的灭菌条件,以免糖类被破坏。高压蒸汽灭菌时,必须将容器内的冷空气排尽,否则压力表指示的压力与所需温度之间有差异,从而造成灭菌不彻底(如当只排出容器中 2/3 冷空气时,压力表上指示的压力为 103.43 kPa,121.3 ℃,但容器内的温度仅有 115 ℃)。

(2) 流动蒸汽灭菌法。凡含有不耐高温物质的培养基,可采用此法,即使温度达到 80～100 ℃,维持 30 min,每天一次,连续 3 d,两次之间应放于 37 ℃孵育。

(3) 血清凝固器法。含有血清、鸡蛋的培养基可用血清凝固器进行间歇灭菌,使血清或鸡蛋等凝固成所需的斜面或平板,具体操作是:第一天加热 75 ℃,维持 30 min;第二天 80 ℃,30 min;第三天 85 ℃,30 min。3 次灭菌之间均将培养基放在 37 ℃温箱培养一夜,即可达到灭菌目的。

(4) 过滤除菌:当培养基中含有不耐热的物质时,需采用此方法。

7. 检定(质量检查)

每批培养基制成以后需经质量检查后方可使用,基本要求有两点,即无菌实验和效果检查。无菌实验是将制好的培养基置于 37 ℃过夜,判定是否灭菌合格,效果检查是用已知菌种检查在培养基上生长繁殖及生化反应情况,符合要求者才可使用。

8．保存

培养基的贮存主要是防止干涸、变质和污染 3 个方面。因此，经检查合格的培养基，应注明名称、制作日期，存放于冷暗处或 4 ℃冰箱中，但不宜贮存过久，以少量、勤做为宜。

五、细菌的接种方法

由于待检标本性质、培养目的及所用培养基种类不同，需采用不同的方法进行细菌接种，常用的接种方法有以下几种。

（一）平板画线接种法

平板画线接种法是常用的分离培养方法，目的是使标本或培养物中混杂的多种细菌在培养基表面分散生长，各自形成彼此分开的菌落，以便根据菌落的形态和特征，挑选所需的单个菌落，经移种获得纯种细菌。

应用平板画线接种法时，接种环与培养基表面约呈 45°角，手腕要放松，不能用力过猛，以免划破培养基表面。为了分出单个菌落，画线时应尽可能有效地利用培养基表面，以达到充分分离细菌的目的。分离培养用的培养基表面应干燥，在使用前将平板置于 37 ℃孵箱内 30 min，这样既有利于细菌分离，又可使培养基预温，对某些娇弱的细菌（如脑膜炎奈瑟氏菌等）培养有利。平板画线接种有以下几种形式。

1．曲线画线接种法

曲线画线接种法多用于含菌量不多的标本或培养咽拭、棉拭所取的培养物。用接种环蘸取标本少许，或咽拭、棉拭培养物直接轻轻涂布于平板上 1/5 处，然后左右来回以曲线形式作连续画线接种，注意线与线之间既要留有适当的距离，又要尽可能地利用有效面积（见图 11-2）。接种后在皿底注明日期和标本号，置孵箱中培养，一般在 18~24 h 后观察结果。

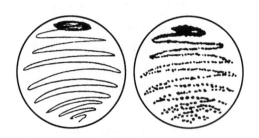

图 11-2　连续画线分离法及培养
后菌落分布示意图

2．分区画线接种法

分区画线接种法多用于含菌量较多的标本（如粪便标本），用接种环取标本或培养物少许，将其涂片于平板 1/4 区域，再作连续画线，画完一个区转动平皿 90°，将接种环通过火焰灭菌,每一区域的画线均接触上一区域的接种线 1~2 次,使菌量逐渐减少,以获得单个菌落(见图 11-3)。

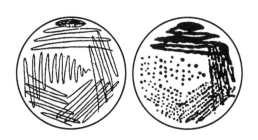

图 11-3　平板分区画线法及培养
后菌落分布示意图

3. 倾注平板法

当被检材料内若含有两种或两种以上的细菌时,可借溶化的琼脂将细菌冲散;待琼脂冷凝后,已分散的细菌被固定而在原地形成菌落。这样,也能达到分离获得纯种的目的。根据材料中菌落数的多少,倾注平板前可使用检样的原液也可将原液进行适度的稀释,以获得分散度好的单个菌落。此法常用于水或食品中活菌数的测定。

方法是将定量待检液(多为 1 mL)放入无菌平皿内,倾入已溶化并冷至 45 ℃的琼脂培养基,将平皿摇动,使稀释检样液与琼脂均匀混合,待凝固后,放孵箱培养。随后观察菌落生长及分布情况,或进行菌落计数。

4. 平板涂布接种法

平板涂布接种法可用于被检样本中的细菌计数,亦常用于纸片法的药敏测定。其方法是在凝固且干燥的琼脂平板表面,加上一定量的被检菌液,然后用无菌 L 型玻棒反复涂布几次,使被检物均匀分散在琼脂表面,经培养后即可观察结果。

(二)斜面接种法

斜面接种法主要用于纯培养和保存菌种,或细菌的某些鉴别实验。

1. 画线接种法

以无菌手续将接种环上的培养物由斜面底部向上画一直线,再由底部起向上作蛇形连续画线,直至斜面顶端(见图 11-4)。取出接种环,火焰灭菌管口,塞上塞子。置于 35 ℃孵箱中培养 18~24 h 即可观察结果,经培养后在斜面上形成均匀一致的菌苔,如不均匀一致往往表示菌种不纯。

2. 穿刺画线接种法

用接种针挑取待检细菌,插入斜面正中且垂直刺入管底部,抽出后在斜面上作蛇形画线。

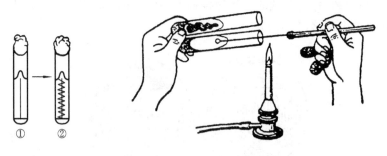

图 11-4　琼脂斜面培养基接种法

(三)半固体培养基接种法

半固体培养基可用于观察细菌动力和保存菌种。用灭菌接种针取菌少许,垂直刺入培养基中心直达近底部,然后将接种针沿原路退回,培养后观察结果(见图 11-5)。

(四)液体培养基接种法

液体培养基接种法可用于各种液体培养基如蛋白胨水、肉汤的接种。用灭菌接种环取菌,伸入培养基管中,在接近液面的管壁上方轻轻研磨,并蘸取少许培养基调和,使细菌混合于液体中。培养后观察结果(见图 11-6)。

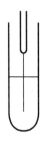
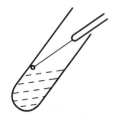

图 11-5　半固体培养基接种法　　　　　**图 11-6　液体培养基接种法**

六、细菌的培养方法

由于细菌的种类不同,对培养条件的要求也不同,细菌对培养条件的要求包括温度和气体。大多数细菌所需的温度均是 35 ~ 37 ℃,根据细菌对氧气的需求不同,可将细菌培养分为需氧培养法、二氧化碳培养法、厌氧培养法。

(一)需氧培养法

一般培养法均为需氧培养基,适合于需氧菌及兼性厌氧菌的培养。将接种物置于 35 ℃孵箱中培养 18~24 h,多数细菌均到达对数生长期。难于生长或生长缓慢的细菌(如结核杆菌)则需培养 3~7 d,甚至 1 个月才能生长。

(二)二氧化碳培养法

某些细菌(如脑膜炎奈瑟菌、淋病奈瑟菌、布鲁杆菌)初次分离时,需在 $5\% \sim 10\%$ 的 CO_2 环境中才能生长良好。造成 CO_2 环境的方法有以下几种。

1. CO_2 孵箱法

CO_2 孵箱,除同一般孵箱一样能调节温度外,还能调节箱中 CO_2 的含量,CO_2 的供应是靠与孵箱连接的 CO_2 钢瓶,瓶中定期充入 99.99% 的 CO_2,钢瓶上的真空表可指示 CO_2 的输出量并指示补充气体的时间。由于 CO_2 孵箱较昂贵,并非各检验室必备。

2. 烛缸法

将已接种的培养基,置于一定体积的磨口标本缸或干燥缸内,在缸盖、缸口均匀涂上少许凡士林,缸内放入点燃的蜡烛,然后盖严缸盖,蜡烛自行熄灭后,缸中 CO_2 含量约为 $5\% \sim 10\%$。可基本满足细菌培养的 CO_2 要求。用此法培养时,平皿盖上有水汽凝结,因此,在培养前宜在平皿内放一灭菌方形滤纸,并使其角恰好为平板边缘所固定。

3. 化学法

利用化学反应产生 CO_2,常用方法为 $NaHCO_3$-HCl 法,按每升容积称取 0.4 g $NaHCO_3$ 及 0.35 mL 浓盐酸的比例,分别将两药置于容器内,连同容器置于标本缸或干燥缸内,盖好缸盖,倾斜容器,使 HCl 与 $NaHCO_3$ 接触,即可生成 CO_2。

(三)厌氧培养法

由于厌氧菌对氧敏感,在其分离、鉴定及研究过程中,必须为之营造一个低氧化还原电势的厌氧环境,否则厌氧菌就不能生长,甚至死亡。

厌氧菌的培养基分为两类,即液体培养基和固体培养基。

1. 液体培养基

试管深层液体培养基含有还原物质,有助于厌氧菌生长,因而不需要再营造厌氧环境。但在培养时应进行如下工作。

(1) 接种前要煮沸培养基 $10 \sim 15$ min,以驱除液体中的氧气,使 Eh 降到 $0.01 \sim 0.1$ V 以下,然后急速冷却,立即接种。

(2) 由于液体培养基总是存在着对流现象,从而使表面的氧气扩散至全部培养基中,解决的办法是在培养基中加入 $0.05\% \sim 0.1\%$ 的琼脂,使对流现象减少到最低限度。由于深层液体培养基是在大气氧状态下,因此,不适宜于绝对厌氧菌的培养。

(3) 厌氧菌初代培养,需培养 48 h 后才能初步观察。若标本直接镜检为阳性,而 48 h 培养后不见生长,可从液体培养基中再转种平板培养基。

2. 疱肉培养基

疱内培养基的肉渣中含有谷胱甘肽及不饱和脂肪酸,前者可发生氧化还原反应,降低环境中的氧化势能,后者经肌肉中正铁血红素触酶作用后,能吸收水环境中的氧气,加之液面用凡士林封闭,造成缺氧状态。接种时,先将培养基表面凡士林融化,斜持试管片刻,使凡士林黏附于管壁一侧,种入标本,使之与培养基内的肉渣充分混合,再加热溶化凡士林,使之覆盖在培养基表面,置孵箱中培养。

3. 固体培养基

固体培养基在培养厌氧菌时,特别是在固体培养基表面培养时必须造成厌氧环境才能使细菌生长。造成厌氧环境的方法有多种,常用的有如下方法。

(1) 厌氧罐培养法。其原理是用物理或化学的方法除去密闭容器中的氧,造成无氧环境。常用的方法是抽气换气法和气体发生袋法。

①抽气换气法。该法可利用普通的真空干燥缸或厌氧罐(市售),将已接种的平板放入真空干燥缸或厌氧罐中,再放入催化剂钯粒和美蓝指示剂,美蓝指示剂由 10%葡萄糖、40%NaOH 和美蓝水溶液(0.1 g 美蓝溶于 60 mL 蒸馏水中)按 4∶0.1∶0.1 的比例混合即可。用真空泵抽成负压(-79.909 kPa),然后立即充入无氧的氮气,反复3 次,最后充入 80% 的 N_2、10% 的 CO_2 和 10% H_2 的混合气体。罐中的钯粒可催化罐中残余的氧与氢结合生成水,将氧去除。如果罐中达到无氧状态,则罐中放入的美蓝指示剂变为无色。每次观察标本需重新抽气换气,用过的催化剂应干热 2 h,使其恢复活力再重复使用。

②气体发生袋法。该法包括室温催化剂、美蓝指示剂、H_2、CO_2 发生袋及厌氧罐等部分,其厌氧环境是靠气体发生袋提供足够的 H_2 和 CO_2,经钯粒的催化作用,将罐中的 O_2 与 H_2 化合成水而建立的。气体发生袋中有一丸硼氢化钠氯化钴合剂、一丸碳酸氢钠柠檬酸合剂及一片滤纸条,用时剪去指定部分的一角,注入 10 mL 水,水沿着滤纸条渗到两试剂丸上,发生下列反应,产生的 H_2 和 CO_2 则缓缓地溢出袋外。

$$C_6H_8O_7 + 3NaHCO_3 \longrightarrow Na_3(C_6H_5O_7) + 3H_2O + 3CO_2$$

$$NaBH_4 + 2H_2O \longrightarrow NaBO_2 + 4H_2$$

加水激活后,应立即放入罐内,紧闭罐盖,气体产生于罐中,即造成厌氧环境,用气袋法简便易行,不需要抽气换气。

(2) 厌氧气袋法。用无毒、透明、不透气的复合塑料薄膜制成的厌氧培养袋进行厌氧培养。袋中有产生 H_2 与 CO_2 安瓿 1 只,已还原成无色的美蓝指示剂安瓿 1 只及钯催化剂。使用时,先将已接种的平板放入袋中,用弹簧夹夹紧袋口,使成密闭状态,折断袋内气体发生安瓿,待其化学反应结束后(一般需半小时),此时再折断美蓝指示剂安瓿,若指示剂仍保持其无色,则表示袋内已处于无氧状态,可进行培养。此法较简单,携带方便,可外出采样,也可进行床边接种。

(3) 厌氧培养箱法。一般厌氧菌的培养,用上述方法即可,但对高度厌氧的细菌,上述方法还不能满足其厌氧的需要。厌氧培养箱通过附带的橡皮手套,所有的操作都在箱内进行,箱中充满 N_2、H_2、CO_2 的混合气体,内部的氧由钯粒的触酶作用与氢反应而消失。此培养箱价格昂贵,一般供专业实验室使用。

七、细菌的生长现象

(一)固体培养基上细菌的生长现象

将细菌画线接种在固体培养基表面,因连续画线的分散作用,使许多混杂的细菌在固体培养基表面散开,大多经 18～24 h 培养后单个细菌分裂增殖成一堆肉眼可见的细菌集团称为菌落(colony)。一个菌落大多由一个细菌繁殖堆积而成,但有时也可能由 2 个或数个细菌繁殖而成。从固体培养基上挑一个菌落,移种到另一个培养基中,生长出来的细菌即为纯种,也称为纯培养(pure culture)。菌落特征代表了该细菌的特征,因而观察菌落,描述其特征,并初步识别,是检验人员极为重要的基本功。观察的方法是将培养基放在自然光或白炽灯光的前面,从不同角度进行观察。菌落太小,则可利用放大镜观察。细菌菌落的基本特征常从下述几方面加以描述。

(1)菌落形状:指菌落的几何形状及表面隆起情况,如圆形、不整形、扁平、凸起、凹面等。

(2)菌落大小:以 mm 计算。

(3)表面性状:光滑、粗糙、有无光泽等。

(4)边缘情况:整齐、不整齐、锯齿状等。

(5)颜色:白色、黄色、无色、灰色等。

(6)透明度:透明、不透明、半透明等。

(7)质地:硬、软、脂状、膜状等。

(8)黏度:奶油状、黏液状、膜状易碎。

(9)乳化性:指在生理盐水中,将一菌落在盐水中研磨形成均匀乳状或为颗粒状的程度。

概括起来常将菌落分为三型:光滑型菌落(smooth colony)即 S 型菌落;粗糙型菌落(rough colony)即 R 型菌落;黏液型菌落(mucoid colony)即为 M 型菌落。

(二)细菌在液体培养基中的生长现象

细菌在液体培养基中一般以培养 18～24 h 观察生长特性为好。其生长特性包括以下几方面。

(1)发育程度:以有无生长,微弱、中等、旺盛来表示。

(2)浑浊度:有无浑浊以及浑浊的程度(以混浊、中等混浊、微混浊、透明表示);均匀浑浊、有颗粒;絮状生长来表示。

(3)液体表面性状:有无表面生长及生长的性状,如膜状(厚薄)、环状、皱状或呈颗粒状。

(4)其他:有无色素,有无气味,有无产酸情况,有无气体产生。

（三）细菌在半固体培养基中的生长现象

半固体培养基主要用于细菌动力的观察,有动力的细菌除沿穿刺线处有生长外,在穿刺线的周围均可见如瓶刷状生长的小菌落;无动力的细菌仅沿穿刺线上有生长,周围的培养基透明清晰。

八、菌种的保存及保管

（一）菌种的保存

菌种的保存,特别是标准菌株的保存是细菌学检验,教学科研机构及有关生产单位的重要工作之一。细菌实验室,一般应保存一套按规定允许保存的标准菌种和菌株,保存的种类视工作需要而定。

在保存菌种的过程中,除了必须保证菌株的存活外,还应要求在保存过程中,保持其固有的各种生物学性状及抗原特性等,为此必须注意以下问题。

（1）控制传代次数:菌种传代次数愈多,其突变的几率也就会愈高。

（2）用典型菌落传代:为防止盲目传代,每次传种,均应做画线分离,选出具有典型性状的菌落进行传代,用于保存。

（3）通过易感动物恢复固有特性:对于已变异的病原菌,可采用接种易感动物的方式,将具有毒力的细菌重新选择出来,同时还可使一些表型变异的细菌恢复原有特性。

菌种的保存方法有以下几种。

1. 固体培养基保存法

固体培养基保存法为最简单的保存方法,但最大的不足是较易发生变异。为了延长培养基上的菌种保存时间,接种斜面时,仅由斜面底部划一直线即可。

普通琼脂斜面保存法:适合于营养要求不高细菌的保存。接种后,经 35 ℃培养 18~24 h 后,移于 4 ℃的冰箱中,可保存 1 个月,每月传代 1 次。为防干涸,在斜面底部可放少许无糖肉汤(但变形杆菌"OX"及伤寒沙门菌除外)。

血琼脂斜面保存法:适合于对营养要求高的细菌的保存,方法同上,但链球菌应半个月传代一次,肺炎链球菌等新分离的菌株应 2~4 d 传代 1 次。

鸡蛋斜面保存法:适合保存 Vi 抗原的沙门氏菌属细菌及含表面抗原的细菌,一般可保存 1 个月。

2. 半固体穿刺保存法

半固体穿刺保存法适合于肠道杆菌及葡萄球菌等一般细菌的保存。当细菌生长良好后,在其表面加一层无菌的液体石蜡,以全部浸泡后高出 1 cm 为宜,在 4 ℃冰箱中,一般细菌可保存数月。

凡需特殊培养的细菌,则分别选用各自适宜的培养基进行保存。各种培养基的适用范围,保存时间及保存温度(见表 11-1)。

表 11-1 各菌种保存的培养基、保存期限和温度

菌种	培养基	保存期限	保存温度
沙门菌属			
大肠埃希菌	普通琼脂斜面	1 个月,加石蜡可保存 3 个月	4 ℃
肺炎克雷伯菌	半固体	2 个月,加石蜡可保存 6 个月	4 ℃
含 Vi 的沙门菌	鸡蛋斜面	1～2 个月,加石蜡可保存 3～6 个月	4 ℃
副溶血弧菌	灭菌海水及 3% 氯化钠琼脂	1 个月	4 ℃
葡萄球菌	普通琼脂斜面及半固体	1 个月,加石蜡可保存 3 个月	4 ℃
链球菌	血琼脂斜面及血清半固体	1 个月,加石蜡可保存 3 个月	4 ℃
肺炎链球菌	血琼脂斜面及血清半固体	斜面可保存 2～4 d,半固体可保存 14 d	4 ℃
脑膜炎奈瑟菌	巧克力或血琼脂斜面、血清半固体	斜面可保存 2～4 d,半固体可保存 7～10 d	37 ℃
流感嗜血杆菌	巧克力或血琼脂斜面	4～5 d	37 ℃
百日咳鲍氏杆菌	鲍-金氏培养基	14 d	4 ℃
白喉棒状杆菌	吕氏血清斜面	14～30 d	4 ℃
结核分枝杆菌	罗-琴氏培养基	2 个月	4 ℃
布鲁菌	普通琼脂斜面及半固体	1 个月,加石蜡可保存 3 个月	4 ℃
厌氧芽孢杆菌	疱肉培养基	2～3 个月	4 ℃
霍乱弧菌	碱性琼脂斜面及半固体	10～14 d,半固体可保存 1 个月	室温

3. 干燥保存法

干燥保存法是将细菌体内的水分蒸发掉,使细菌处于代谢停滞的状态,从而达到长期保存的目的。干燥保存法有多种,如砂土干燥保存法,明胶保存等,其中,最好的方法是冷冻真空干燥保存法,此法是将生长旺盛的细菌在冻结状态下真空干燥保存,使细菌处于休眠状态。该法可免去细菌的频繁传代,也可防止在传代过程中可能造成的污染、变异或死亡,其保存期一般在 3～5 年,有的可达 10 年以上,是目前最有效的保存方法。以下介绍实验室可自行装备的简易真空干燥装置和菌种干燥方法。

(1) 准备安瓿管。选用中性硬质玻璃安瓿管,先用 10% HCl 浸泡 8～10 h,再用自来水冲洗多次,最后用蒸馏水洗 1～2 次,烘干。管口塞上棉花,于 121 ℃ 灭菌 30 min,冷后将印有菌种名称及接种日期的标签贴在管壁上,并用固体石蜡溶化后薄薄地封一层,以防标签字模糊。

(2) 制备脱脂牛奶。首先,将新鲜牛奶煮沸,除去表面油脂,用脱脂棉过滤,3 000 r/min 离心 15 min,再除去上层油脂(如用脱脂奶粉时,可直接配成 20% 乳液),分装,115 ℃ 灭菌 30 min,并做无菌实验。

（3）制备菌液。吸取 3 mL 无菌牛奶加入已培养 16～18 h 的斜面菌种管,用接种环轻轻搅动菌苔,再用手搓动试管,制成均匀的细胞悬液。

（4）分装菌液。用无菌的长颈滴管将菌液分装于安瓿管底部,每管装 0.2 mL。

（5）预冻。将装有菌液的安瓿置—40 ℃低温冰箱酒精槽内快速冷冻。安瓿快速冷冻只需 4～5 min,然后将安瓿放于干燥器内,置于—20 ℃低温冰箱或装有维持冷冻剂(1∶3 的盐冰混合剂)的槽内,可保持 6～18 h。

（6）真空干燥。完成预冻后,开动真空泵抽气。使气压降至 133.3 kPa 以下,维持冻结剂可于 4 h 后移去。继续于室温中抽气,直至变色硅胶由粉红色变为蓝色,再继续抽气,达到完全干燥。一般菌种干燥需 6～8 h。

（7）封管。待菌种完全干燥后,立即从干燥缸内取出安瓿,置于抽气管上抽成真空,约需 3～10 min。需用高频真空检测仪检查,若安瓿颈部呈现淡紫色荧光,即可边抽气边封口。置于 4 ℃冰箱内保存。

简易冷冻真空干燥装置如图 11-7 所示。

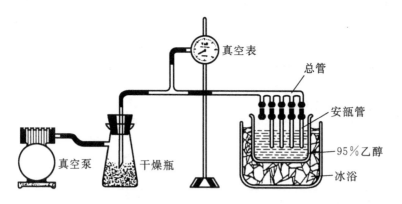

图 11-7　简易冷冻真空干燥装置

安装时,所有的连接处必须严密,所用管道以粗为好,并尽量缩短真空系统线路,以便通畅,安装完毕,应检查无漏气,以其压力能低到 26.66 Pa 为准。

（8）复苏培养。安瓿先用碘酒、酒精消毒,再置于火焰上烤热,滴加无菌蒸馏水,使安瓿尖端炸裂,然后用数层纱布包住折断。用无菌吸管取 0.2 mL 肉汤注入安瓿,使其全部溶解,移种适宜培养基。

4. 液氮超低温保存

液氮超低温保存是将菌种保存在—196～—150 ℃超低温的液氮中,在该温度下,细菌等微生物的代谢处于停滞状态,因此可降低变异率和长期保持原种的性状,还可保存用其他方法难以保存的微生物,该法是保存菌种的理想方法。

（1）材料。①菌种:待保存的各种菌种。②培养基:适合各菌生长的相应斜面培养基。③设备:液氮罐(或液氮冰箱)、控制冷却速度装置、安瓿管、铝夹、低温冰箱。④试剂:20%甘油、10%二甲基亚砜(DMSO)。

（2）方法和步骤。①准备安瓿管。同干燥保存法。②制备保护剂。配制 20％甘油或 10％DMSO 水溶液，于 121 ℃灭菌 30 min。③制备细菌悬液。将微生物接种于适合的培养基，适宜温度培养至稳定期，对产生孢子的微生物应培养到形成成熟孢子的时期。再吸取适量无菌生理盐水于斜面菌种管内，用接种环将菌苔从斜面上刮下，制成均匀的菌悬液。④加入保护剂。吸取上述菌液 2 mL 于无菌试管内，再加入 2 mL 20％甘油或 10％DMSO，充分混匀。保护剂的最终浓度分别为 10％或 5％。⑤分装菌液。将加有保护剂的菌液分装到安瓿管中，每管 0.5 mL，密封。⑥冻结。适于慢冻结的菌种，先放入－45 ℃低温冰箱将菌种管冻结 1 h，再放入液氮罐中保存。适于快速冻结的菌种，可将菌种直接放液氮罐进行超低温冻结保存。⑦保存。液氮超低温保存菌种，可放在气相或液相中保存。气相保存，即将菌种管放在液氮罐内液氮面上的气相部分（－150 ℃）中保存。液相保存，即将安瓿管放入桶内，再放入液氮（－196 ℃）中保存。⑧复苏培养。将安瓿管从液氮冰箱中取出，立即放入 38 ℃水浴解冻。由于安瓿管内样品少，约 30 min 即可融化。如要测定保存后的存活率，可吸取 0.1 mL 融化的悬液，定量稀释后进行平板计数，再与冻结前计数相比较，即可求出存活率。

（二）菌种的保管

保存菌种，必须制定相应的规章制度，以保证菌种的安全。

（1）一般细菌大多保存在 4 ℃冰箱中，但霍乱弧菌、绿脓假单胞菌及粪产碱杆菌需在室温保存，而脑膜炎奈瑟氏菌、淋病奈氏菌及初次分离的流感嗜血杆菌需保存于 37 ℃孵箱中。

（2）保管的菌种应做好鉴定记录，设专人负责，建立菌种登记本。

（3）非干燥菌种注意定期传代或必要的重复鉴定，以防菌种变异。

第三节　细菌的生化鉴定

细菌在生长繁殖过程中要进行一系列复杂的生化反应，其中，分解代谢是将复杂的有机营养物降解为结构简单的化合物，合成代谢则是将小分子化合物合成为复杂的菌体成分。分解和合成代谢同时进行，随之产生多种代谢产物，可以利用生化反应检测不同的代谢产物以及参与代谢过程的不同的酶类，达到鉴定细菌的目的。

一、糖类代谢实验

糖类是作为碳源和能量来源，提供细菌合成菌体成分所必需的原料，不同细菌分解糖类的能力及代谢产物不同，可作为鉴定依据之一。

1. 糖类发酵实验

由于不同细菌含发酵糖的酶不同，分解糖类的能力亦不同，有的能分解多种糖类,有的只能分解少数几种糖类,分解后的产物亦有差异,有的能产酸,有的产酸又产气,可利用这些特性来鉴定细菌。

常用于发酵实验的糖类物质有:葡萄糖(glucose),乳糖(lactose),麦芽糖(maltose),甘露糖(mannose),木糖(xylose),棉子糖(raffinose),山梨糖(sorbose),蔗糖(sucrose),鼠李糖(rhamnose),阿拉伯糖(arabinose),半乳糖(galactose),纤维二糖(cellobiose)等。糖醇类物质有:甘油(glycerol),侧金盏花醇(adonitol),阿拉伯糖醇(arabitol),木糖醇(xylitol),甘露醇(mannitol),卫茅醇(dulcitol),山梨醇(sorbitol),肌醇(inositol)。糖苷类物质有:水杨苷(salicin),七叶苷(aesculin)等。

糖发酵管培养基有以下几种成分。

牛肉膏	5 g	蛋白胨	10 g
氯化钠	3 g	磷酸氢二钠($Na_2HPO_4 \cdot 12H_2O$)	2 g
0.2%溴麝香草酚蓝溶液	12 mL	蒸馏水	1 000 mL
pH 值	7.4		

照上述成分配好后,按 0.5% 或 1% 加入所需糖类,分装于放有倒置小管的小试管内,115 ℃高压灭菌 15 min。

方法:无菌操作方式将纯化后的细菌接种到糖发酵培养基中,放培养箱中培养一定时间后观察结果。

结果解释:接种的细菌或分解培养基中的糖类产酸时,将使培养基中的指示剂呈酸性反应,培养基颜色发生变化,若产气可使液体培养基中的试管内出现气泡,或使半固体琼脂出现气泡、断开等现象,培养基无变化则表示细菌不分解其中的糖类。

在糖类发酵实验中需注意以下两方面。

(1) 糖发酵培养基中常用的指示剂 pH 值范围及显色变化见表 11-2。

表 11-2　糖发酵培养基中常用的指示剂 pH 值范围及显色变化

指示剂	有效 pH 值范围	颜色变化 酸性——碱性	
溴麝香草酚蓝(bromothymol blue)	6.0~7.6	黄	蓝
溴甲酚紫(bromocresol purple)	5.2~6.8	黄	紫
酚红(phenol red)	6.8~8.4	黄	红

培养基中糖类的浓度一般为 0.5%~1%,但以 1% 浓度较妥,以减少逆转反应。

(2) 除葡萄糖、甘露醇、肌醇、水杨苷、卫茅醇和侧金盏花醇等可在培养基常规灭菌前加入外,其他可配成 10%~20% 浓度的水溶液,经过滤除菌或 115 ℃(阿拉伯糖、木糖 110 ℃)灭菌 15 min 后,以无菌手续加入,以防高热将成分破坏。

2. 氧化-发酵实验(OF 实验)

实验目的:区分细菌的代谢类型。

反应原理:细菌在分解葡萄糖的过程中,必须有分子氧参加的称为氧化型,氧化型的细菌在无氧的环境中不能分解葡萄糖;细菌在分解葡萄糖的过程中,可以进行无氧降解的称为发酵型,发酵型细菌在有氧或无氧的环境中都能分解葡萄糖;不分解葡萄糖的细菌,称为产碱型。

Hugh-leifson 二氏培养基有以下几种成分。

蛋白胨	2 g	葡萄糖	10 g
NaCl	5 g	琼脂	4 g
K_2HPO_4	0.3 g	蒸馏水	1 000 mL
0.2%溴麝香草酚蓝溶液	12 mL		
pH 值	7.2		

将蛋白胨和盐类加水溶解后,校正 pH 值,加入葡萄糖、琼脂,隔水煮沸,溶化琼脂,加入指示剂,混匀后分装试管,121 ℃高压灭菌 15 min,制成琼脂高层。

方法:从斜面上挑取少许培养物,同时穿刺接种两支培养基,其中一支于接种后滴加溶化的无菌凡士林(或液体石蜡)于培养基上,高度不低于 1 cm,35 ℃培养 48 h。

结果解释:培养基变黄表示细菌分解葡萄糖而产酸,颜色不变为不分解葡萄糖,若两支培养基均为黄色为发酵型,均不变为产碱型或不分解糖型,若仅不加凡士林的培养基内变黄为氧化型。

3. 甲基红(methyl red,MR)实验

实验目的:主要用于肠杆菌科内细菌的鉴别。

反应原理:某些细菌分解葡萄糖的过程中产生丙酮酸,丙酮酸进一步代谢成为乳酸,乙酸,甲酸等,使培养基的 pH 值下降至 4.5 以下,加入甲基红指示剂出现红色为阳性;有些细菌分解葡萄糖产酸量少,或产生的酸进一步转化为其他物质,最终的酸类较少,培养基 pH 值较高,加入甲基红指示剂呈黄色为阴性反应。

葡萄糖蛋白胨水培养基有以下几种成分。

磷酸氢二钾	5 g	多胨	7 g
葡萄糖	5 g	蒸馏水	1 000 mL
pH 值	7.0		

溶化后校正 pH 值,分装试管,每管 1 mL,121 ℃高压灭菌 15 min。

方法:待检菌接种于葡萄糖蛋白胨水培养基中,35 ℃培养 2～3 d,每 2 mL 培养液加 0.04%甲基红酒精溶液 2～3 滴,观察结果。

结果解释:红色为阳性,橘红色为弱阳性,黄色为阴性。

4. V-P(Voges-Proskauer)实验

实验目的:常与甲基红实验同时使用,可用于区别大肠杆菌和产气杆菌。

反应原理:一些细菌在代谢过程中产生的丙酮酸可进一步脱羧后生成乙酰甲基甲醇,乙酰甲基甲醇在碱性溶液中被空气中分子氧所氧化,生成二乙酰(丁二酮),与培养基内蛋白胨的精氨酸所含的胍基发生反应,生成红色化合物,即为 VP 实验阳性。

$$2CH_3COCOOH \longrightarrow CH_3COCHOHCH_3 + 2CO_2$$

丙酮酸　　　　　　　　乙酰甲基甲醇

$$CH_3COCHOHCH_3 \xrightarrow[KOH]{-2H} CH_3COCOCH_3$$

乙酰甲基甲醇　　　　　　丁二酮(二乙酰)

丁二酮　　　　　　　　　胍　　　　　　　　红色化合物

Barritt 氏法

试剂:5%α-萘酚酒精(无水)溶液,40%KOH 溶液或 10 mol/L NaOH 溶液。

方法:待检菌接种葡萄糖蛋白胨水培养基中,35 ℃培养 48 h 后,每 2.5 mL 培养液中加入 5%α-萘酚 0.6 mL,再加入 KOH 溶液 0.2 mL,振摇,观察结果。

结果解释:红色为阳性,不出现红色为阴性。

5. β-半乳糖苷酶实验(ONPG 实验)

实验目的:迅速及迟缓分解乳糖的细菌 ONPG 实验为阳性,如埃希氏菌属、柠檬酸杆菌属、克雷伯氏菌属等;而不发酵乳糖的细菌如沙门氏菌、变形杆菌等 ONPG 实验均为阴性。因此,本实验可作为迟缓发酵乳糖的细菌之快速鉴定方法。

反应原理:有的细菌可产生 β-半乳糖苷酶,此酶可分解 o-硝基苯-β-D-吡喃半乳糖苷(o-nitropheny-β-D-galactopyranoside, ONPG),无色的 ONPG,经 β-半乳糖苷酶水解后,可生成黄色的邻硝基酚(o-nitrophenol),即使浓度很低也能检出。其反应式为

ONPG(无色)　　　　　　　邻-硝基酚(黄色)　　　　　　β-D-半乳糖

细菌分解乳糖必须有两种酶,一是半乳糖苷渗透酶(galactosidepermease),它可将乳糖通过细菌的细胞壁,送以细胞内,另一种是 β-半乳糖苷酶,存在于细菌的细胞内,它可将进入菌细胞的乳糖分解为葡萄糖和半乳糖。

分解乳糖的细菌具有上述两种酶,故可迅速分解乳糖。迟缓分解乳糖的细菌只有 β-半乳糖苷酶,而缺乏半乳糖苷渗透酶,或是其活性很弱,不能将乳糖很快运送到细菌细胞内,所以通常需要几天时间乳糖才被分解。如果采用 ONPG 实验,这种细菌迅速取得阳性结果。因为 ONPG 与乳糖的分子相似,且分子较小,不需半乳糖苷渗透酶的运送就可进入细菌细胞内,由细菌细胞内的 β-半乳糖苷酶将其分解为半乳

糖和黄色的邻位-硝基酚。但必须注意,ONPG 实验结果不一定与分解乳糖相一致,这主要取决于细菌产生的酶及其活性。

所需试剂如下。

(1) 缓冲溶液:6.9 g $NaH_2PO_4 \cdot H_2O$ 溶于 45 mL 蒸馏水中,用 30% NaOH 调整 pH 值为 7.0,再加水至 50 mL,保存于 4 ℃冰箱中备用。用前如有结晶可加温溶解。

(2) 0.75 mol/L ONPG 溶液:80 mg ONPG 溶于 15 mL 蒸馏水中,再加入缓冲溶液 5 mL,置于 4 ℃冰箱中保存。ONPG 溶液应为无色,如出现黄色,则不应再用。

方法:取 1 环三糖铁培养基的 18 h 生长的菌苔,于 0.25 mL 灭菌生理盐水中制成浓厚菌悬液,加入 1 滴甲苯,并充分振摇使酶释放,将试管置于 37 ℃水浴中 5 min,加入 0.25 mL 0.75 mol/L 的 ONPG 试剂,于 35 ℃水浴中孵育,于 20 min、3 h、18 h 和 24 h 观察结果。

结果判定:呈现黄色为阳性反应,通常可于 20~30 min 内显色。

注意事项如下。

(1) 为取得高浓度的酶和提高阳性反应速度,每次实验必须大量接种培养物(一接种环)。

(2) ONPG 实验的溶液必须有适当的缓冲,否则会出现假阳性或假阴性结果,过酸可出现假阴性,而过碱就会出现假阳性反应。

(3) 产生黄色素的细菌不宜做此实验,如必须做时可离心后判定结果。

二、蛋白质代谢实验

不同细菌分解蛋白质能力不同,可利用不同氮源来合成菌体蛋白质,可通过检测加入蛋白质分解代谢后的产物或 pH 值的变化鉴定细菌。

1. 吲哚(indole)实验(又称靛基质实验)

实验目的:用于肠杆菌科细菌的鉴定。

反应原理:细菌分解蛋白胨中的色氨酸,生成吲哚,吲哚可与试剂中的二甲氨基苯甲醛作用,生成玫瑰吲哚,为红色化合物,反应如下。

吲哚　　对二甲氨基苯甲醛　　　　　　　　玫瑰吲哚(红色)

L-色氨酸   吲哚   丙酮酸   氨

所需试剂如下。

（1）Kovac 氏试剂

对二甲氨基苯甲醛   10 g   浓盐酸   50 mL

戊醇或异戊醇   150 mL

（2）欧氏试剂

对二甲氨基苯甲醛   1 g   浓盐酸   20 mL

无水乙醇   95 mL

先将试剂溶于醇中，缓慢加入盐酸即成。

（3）蛋白胨水培养基

蛋白胨   20 g   蒸馏水   1 000 mL

氯化钠   5 g

pH 值   7.4

按上述成分配制，分装于小试管，121 ℃高压灭菌 15 min。

方法：纯培养物接种蛋白胨水培养基，35 ℃培养 24～48 h，沿管壁徐徐加入 Kovac试剂或欧氏试剂 0.5 mL，分为两层，观察。

结果解释：两层液体交界处出现红色为阳性，无色为阴性。

2. 氨基酸脱羧酶实验

实验目的：通过检测细菌对氨基酸之羧基的分解能力来鉴别细菌。

反应原理：细菌产生的脱羧酶可使氨基酸脱掉羧基，生成胺和 CO_2，胺可使培养基 pH 值升高，用指示剂显示这个变化。常用的氨基酸有三种，其脱羧反应如下。

（1）赖氨酸：赖氨酸经过赖氨酸脱羧酶作用生成尸胺和 CO_2。

L-赖氨酸   尸胺

（2）鸟氨酸：鸟氨酸经鸟氨酸脱羧酶的脱羧作用，产生腐胺和 CO_2。

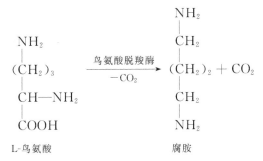

（3）精氨酸：L-精氨酸经精氨酸脱羧酶的作用，可产生精胺和 CO_2。

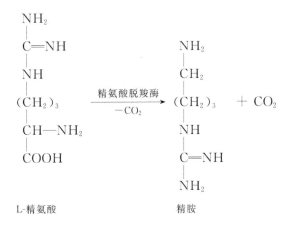

氨基酸脱羧酶培养基有以下几种成分。

蛋白胨	5 g	酵母浸膏	3 g
葡萄糖	1 g	1.6%溴甲酚紫乙醇溶液	1 mL
蒸馏水	1 000 mL		
pH 值	6.5		

上述成分配好后分为四等份，其中三份各自按 0.5% 比例加入赖氨酸，精氨酸和鸟氨酸，另一份不加氨基酸为对照，再调至 pH 值为 6.5，分装到小试管中，每管 3 mL，116 ℃高压灭菌 15 min。

方法：待检菌接种于氨基酸培养基及对照培养基，35 ℃培养 1～4 d。

结果解释：检测培养基由黄色变紫色为阳性，黄色为阴性，对照（不含氨基酸）为黄色。

3. 精氨酸双水解酶实验

原理：细菌分解精氨酸产碱不限于精氨酸脱羧酶，精氨酸双水解酶可使精氨酸经过两次水解，产生鸟氨酸、两分子氨和一分子 CO_2，其反应如下。

$$
\begin{array}{c}
\text{CHNH}_2\,\text{COOH} \\
|\\
\text{CH}_2 \\
|\\
\text{CH}_2 \\
|\\
\text{CH}_2 \\
|\\
\text{NH} \\
|\\
\text{CNHNH}_2 \\
\text{精氨酸}
\end{array}
\quad
\xrightarrow[\text{精氨酸脱酰胺酶}]{+\text{H}_2\text{O}}
\quad
\begin{array}{c}
\text{CHNH}_2\,\text{COOH} \\
|\\
\text{CH}_2 \\
|\\
\text{CH}_2 \\
|\\
\text{CH}_2 \\
|\\
\text{NH} \\
|\\
\text{CONH}_2 \\
\text{瓜氨酸}
\end{array}
\quad + \text{NH}_3
$$

$$
\begin{array}{c}
\text{CHNH}_2\,\text{COOH} \\
|\\
\text{CH}_2 \\
|\\
\text{CH}_2 \\
|\\
\text{CH}_2 \\
|\\
\text{NH} \\
|\\
\text{CONH}_2 \\
\text{瓜氨酸}
\end{array}
\quad
\xrightarrow[\text{瓜氨酸酶}]{+\text{H}_2\text{O}}
\quad
\begin{array}{c}
\text{CHNH}_2\,\text{COOH} \\
|\\
\text{CH}_2 \\
|\\
\text{CH}_2 \\
|\\
\text{CH}_2\text{NH}_2 \\
\text{鸟氨酸}
\end{array}
\quad + \text{NH}_3 + \text{CO}_2
$$

经气相色谱分析证明,沙门氏菌分解精氨酸系由于精氨酸双水解酶,而大肠埃希菌则系由于精氨酸脱羧酶。

培养基:含精氨酸的氨基酸脱羧酶实验培养基及对照培养基。

实验方法:自斜面培养物接种,作肠杆菌科的鉴定时可覆盖灭菌的液体石蜡,作假单胞菌属的鉴定时则不能覆盖液体石蜡,于 36 ℃培养。

结果:指示剂颜色转为碱性时为阳性,即溴甲酚紫转为紫色,酚红转为红色。

4. 苯丙氨酸脱氨酶实验

实验目的:通过检测细菌脱氨基能力的不同来鉴别细菌,该实验主要用于肠杆菌科细菌的鉴定。

原理:某些细菌产生苯丙氨酸脱羧酶,使苯丙氨酸脱去氨基,形成苯丙酮酸和游离氨,加入 FeCl_3 试剂与苯丙酮酸螯合后出现绿色产物,随后绿色可褪去。

$$
\underset{\text{苯丙酮酸}}{n(\text{PPA}^-)} + m(\text{Fe}^{3+}) \Longleftrightarrow \underset{\text{绿色}}{\text{Fe}_m(\text{PPA})_n} \Longleftrightarrow m\text{Fe}^{2+} + \text{X}_\text{A} \longrightarrow \underset{\text{无色}}{\text{X}_\text{B}}
$$

$$
\underset{\text{L-苯丙氨酸}}{\text{CH}_2\!-\!\underset{|\ \ \text{NH}_2}{\text{CH}}\!-\!\overset{\overset{\text{O}}{\|}}{\text{C}}\!-\!\text{OH}}
\;+\;\frac{1}{2}\text{O}_2 \longrightarrow
\underset{\text{苯丙酮酸}}{\text{CH}_2\!-\!\overset{\overset{\text{O}}{\|}}{\text{C}}\!-\!\text{COOH}}
\;+\;\text{NH}_3
$$

苯丙氨酸培养基有以下几种成分。

氯化钠	0.5 g	苯丙氨酸	0.2 g
琼脂	1.2 g	磷酸氢二钠（无水）	0.1 g
酵母浸膏	0.3 g	蒸馏水	100 mL
pH 值	7.4		

将上述成分混合，加热溶解，校正 pH 值至 7.4，用绒布过滤后分装，每管 3～4 mL，116 ℃高压灭菌 15 min，趁热制成斜面，冷藏备用。

方法：将被检菌浓厚接种于苯丙氨酸琼脂斜面上，于 35 ℃培养 18～24 h，滴加 100 g/L $FeCl_3$ 试剂数滴于斜面上，自上流下观察。

结果解释：须在 5 min 内作出判断，出现绿色为阳性。

5. 硫化氢实验

实验目的：检测细菌对含硫化合物分解能力的不同。

反应原理：某些细菌能分解培养基中的含硫氨基酸生成硫化氢，硫化氢可与加入培养基中的铅或铁离子生成黑色硫化物。

$$\underset{\text{半胱氨酸}}{\begin{matrix}CH_2{-}SH \\ | \\ CH{-}NH_2 \\ | \\ COOH\end{matrix}} \xrightarrow[-CO_2]{\text{半胱氨酸脱硫基酶}} \underset{\text{丙酮酸}}{\begin{matrix}CH_3 \\ | \\ C{=}O \\ | \\ COOH\end{matrix}} + H_2S + NH_3$$

$$H_2S + \underset{\text{醋酸铅}}{Pb(CH_3COO)_2} \longrightarrow \underset{\text{硫化铅}}{PbS}\downarrow + \underset{\text{醋酸}}{2CH_3COOH}$$

或
$$H_2S + Fe^{2+} \longrightarrow FeS\downarrow + 2H^+$$

硫化氢实验所需培养基有以下两种。

1）三糖铁培养基

三糖铁培养基成分如下。

蛋白胨	20 g	硫酸亚铁胺	0.2 g
牛肉膏	5 g	硫代硫酸钠	0.2 g
乳糖	10 g	蔗糖	10 g
琼脂	12 g	NaCl	5 g
葡萄糖	1 g	酚红	0.025 g
蒸馏水	100 mL		
pH 值	7.4		

培养基制法：将除琼脂和酚红以外的各成分溶解于蒸馏水中，校正 pH 值，加入琼脂，煮沸，以溶化琼脂。加入 0.2％酚红水溶液 12.5 mL，摇匀，分装试管，115 ℃高压灭菌 15 min，放置成高层斜面备用。

方法：待检菌接种三糖铁培养基，35 ℃培养 1～2 d。

结果解释:培养基变为黑色为阳性。

2) 醋酸铅试纸培养基

醋酸铅试纸培养基成分如下。

| 蛋白胨 | 10 g | 胱氨酸 | 0.1 g |
| Na₂SO₄ | 0.1 g | 蒸馏水 | 1 000 mL |

培养基制法:将上述成分加热溶解,使 pH 值为 7.0～7.4,分装试管,每管约 4～5 mL,115 ℃高压灭菌 20 min。

将滤纸剪成 0.5～1cm 宽的纸条,用 5%～10%醋酸铅将其浸透,烘干,置平皿内备用。

方法:待检菌穿刺接种培养基,悬挂醋酸铅纸条于培养基上方,以不被溅湿为适度,35 ℃培养 1～2 d。

结果解释:试纸呈黑色为阳性。

6. 明胶液化实验

实验目的:检测细菌能否液化明胶。

原理:细菌产生明胶酶可使明胶分解,失去凝固力,使其由半固体转化为液体形态。

$$蛋白质 + H_2O \xrightarrow[蛋白酶]{明胶酶} 多肽$$

$$多肽 + H_2O \xrightarrow{肽酶} 氨基酸$$

明胶培养基成分如下。

蛋白胨	5 g	牛肉膏	3 g
明胶	12 g	蒸馏水	100 mL
pH 值	7.0		

各成分混合后,放入流动蒸气灭菌器内,加热溶解,使 pH=7.1,用绒布过滤,每支小试管分装约 3 mL,116 ℃高压灭菌 15 min,制成高层备用。

方法:将待检菌穿刺接种于明胶培养基,20 ℃培养 5～7 d,观察其结果。

结果解释:半固体培养基不再凝固为阳性。

7. 尿素酶实验

实验目的:通过检测尿素酶来进行肠杆菌科细菌的鉴定。

原理:某些细菌产生的尿素酶可分解尿素产生大量的氨,使培养基 pH 值升高,可用酚红指示剂测出。

$$O=C\begin{smallmatrix}NH_2\\NH_2\end{smallmatrix} + 2H_2O \xrightarrow{尿素酶} (NH_4)_2CO_3 \longrightarrow 2NH_3 + CO_2 + H_2O$$

尿素　　　　　　　　　　　　碳酸铵

尿素琼脂培养基成分如下。

蛋白胨	1 g	氯化钠	5 g
葡萄糖	1 g	磷酸二氢钾	2 g
0.4％酚红溶液	3 mL	琼脂	20 g
蒸馏水	1 000 mL	20％尿素溶液	100 mL
pH 值	7.2±0.1		

除指示剂和尿素外,将各成分混合加热溶解,校正 pH 值至 7.2,加入酚红指示剂,混匀过滤,每瓶 49 mL,116 ℃高压灭菌 15 min,备用,以无菌操作每瓶加入过滤除菌的 20％尿素溶液 10 mL,混匀后分装灭菌试管,每管约 2 mL,37 ℃培养 24 h 证明无菌后,保存于 4 ℃冰箱内备用。

方法:将待检菌接种于尿素培养基,35 ℃培养 18～24 h,观察结果,阴性应继续观察 4 d。

结果解释:培养基变红为阳性,不变为阴性。

三、碳源和氮源利用实验

1. 柠檬酸盐利用实验

实验目的:常用于肠杆菌科细菌的鉴定。

反应原理:有些细菌能利用柠檬酸作为唯一的碳源,能在除柠檬酸盐外不含其他碳源的培养基上生长,分解柠檬酸盐,生成碳酸钠,使培养基变成碱性。

柠檬酸盐培养基成分如下。

氯化钠	5 g	硫酸镁($MgSO_4 \cdot 7H_2O$)	0.2 g
磷酸二氢铵	1 g	磷酸二氢钾	1 g
柠檬酸钠	5 g	琼脂	20 g
蒸馏水	1 000 mL	0.2％溴麝香草酚蓝溶液	40 mL
pH 值	6.8		

培养基制法:先将盐类溶解于水内,校正 pH 值,再加琼脂,加热溶化,然后加入指示剂,混合均匀后分装试管,121 ℃高压灭菌 15 min,放成斜面。

方法:被检菌接种于柠檬酸盐琼脂平板上,35 ℃培养 1～4 d,观察。

结果:培养基由淡绿色变为深蓝色为阳性,不变为阴性。

2. 丙二酸盐利用实验

实验目的:用于肠杆菌科细菌的鉴定。

反应原理:某些细菌利用丙二酸盐作为唯一碳源时,丙二酸钠可被分解生成碳酸钠,使培养基变碱性。

丙二酸钠培养基成分如下。

酵母浸膏	1 g	硫酸铵	2 g
磷酸氢二钾	0.6 g	磷酸二氢钾	0.4 g
氯化钠	2 g	丙二酸钠	3 g

0.2％溴麝香草酚蓝　　　12 mL　　　蒸馏水　　　　　　　　　1 000 mL

pH 值　　　　　　　　　6.8

培养基制法:先将酵母浸膏和盐类溶解于水,校正 pH 值后再加入指示剂,分装试管,121 ℃高压灭菌 15 min。

方法:被检菌接种于丙二酸盐培养基,于 35 ℃培养 24～48 h 后观察结果。

结果解释:培养基由绿色变为蓝色为阳性,颜色无变化为阴性。

3. 醋酸盐利用实验

实验目的:常用于肠杆菌科细菌的鉴定。

反应原理:细菌利用铵盐作为唯一氮源、醋酸盐作为唯一碳源时,可在醋酸盐培养基上生长,醋酸钠分解产生二氧化碳和水,二氧化碳和培养基中钠离子结合,生成的碳酸钠可使培养基变为碱性,指示剂由绿变蓝。

醋酸盐利用琼脂成分如下。

氯化钠	5 g	醋酸钠	2.5 g
硫酸镁($MgSO_4 \cdot 7H_2O$)	0.2 g	琼脂	13 g
磷酸二氢铵	1 g	1％溴麝香草酚蓝乙醇溶液	10 mL
磷酸二氢钾	1 g	蒸馏水	1 000 mL
pH 值	6.6～7.0		

培养基制法:除溴麝香草酚蓝外,称取其余各成分加于水中,加热溶解。校正 pH 值至 6.8,加入溴麝香草酚蓝混匀,分装试管。116 ℃高压灭菌 20 min,制成斜面。

方法:将被检菌接种于醋酸盐培养基上,于 35 ℃培养 7 d,逐日观察结果。

结果解释:斜面上有菌落生长,培养基变为蓝色为阳性。

4. 马尿酸钠水解实验

实验目的:用于链球菌的鉴定。

1) 三氯化铁法

反应原理:B 群链球菌具有马尿酸水解酶,可使马尿酸水解为苯甲酸和甘氨酸。

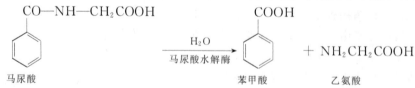

苯甲酸与三氯化铁试剂结合,形成苯甲酸铁沉淀。

马尿酸钠培养基成分如下。

马尿酸钠	1 g	肉浸液	100 mL

培养基制法:将马尿酸钠溶解于肉浸液内,分装于小试管内,并于管壁画一横线标志管内液面高度,121 ℃高压灭菌 20 min。

试剂:三氯化铁溶液(将 12 g$FeCl_3 \cdot 6H_2O$ 溶于 2％盐酸 100 mL 内)

　　方法:待检菌接种马尿酸钠培养基,35 ℃培养 48 h,离心沉淀,取上清液 0.8 mL,加入三氯化铁溶液 0.2 mL,立即混合均匀,10～15 min 后观察结果。

　　结果解释:出现稳定的沉淀物为阳性,轻摇后沉淀物溶解为阴性。

　　2) 茚三酮法

　　反应原理:马尿酸被细菌分解后,形成苯甲酸及甘氨酸,甘氨酸在茚三酮的作用下,经氧化脱氨基反应生成氨,CO_2 和相应的醛,而茚三酮则生成了还原型茚三酮,其中,形成的氨和还原型茚三酮与残留的茚三酮起反应,形成紫色化合物。

　　试剂:①1％马尿酸钠水溶液;②茚三酮试剂,3.5 g 茚三酮溶于 100 mL 丙酮和丁酮(1:1)混合溶液中,室温保存,半年内使用。

　　方法:0.4 mL 待检菌与等量的 1％马尿酸钠水溶液混合后,35 ℃培养 2 h,加入 0.2 mL 茚三酮试剂,振摇后观察。

　　结果解释:出现紫色为阳性。

四、呼吸酶类实验

　　1. 氧化酶实验

　　实验目的:主要可用于弧菌科,奈瑟氏菌属,假单胞菌属细菌的鉴定,与肠杆菌科细菌等革兰阴性杆菌进行区别,肠杆菌科细菌氧化酶试验阴性。

　　反应原理:氧化酶(又称细胞色素氧化酶)是细胞色素呼吸酶系统的终末呼吸酶,能使还原型的细胞色素 C 氧化成氧化型的细胞色素 C,氧化型细胞色素 C 又使对苯二胺氧化,生成红色的醌类化合物。

$$2 \text{分子还原型细胞素 C} + 2H^+ + \frac{1}{2}O_2 \xrightarrow{\text{氧化酶}} 2 \text{分子氧化型细胞素 C} + H_2O$$

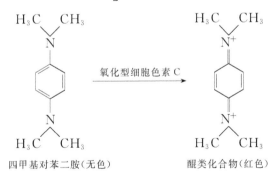

四甲基对苯二胺(无色)　　　　　　　醌类化合物(红色)

　　试剂:10 g/L 盐酸四甲基对苯二胺水溶液,或 10 g/L 盐酸二甲基对苯二胺水溶液,盛放于棕色瓶中,放置冰箱可在两周内使用。

　　方法:

　　① 取滤纸片蘸取待测菌落少许,加试剂一滴,观察颜色变化;

　　② 用滴管吸取试剂,直接将一滴滴在待测菌落上,观察颜色变化。

　　结果解释:阳性者立即呈现粉红色或红色,颜色逐渐变深至深紫色。

注意事项：

① 在实验过程中应避免接触使用含铁物质，以免出现假阳性；

② 试剂在空气中易于氧化，需及时配制新鲜试剂。

2. 过氧化氢酶（触酶）实验

实验目的：用于革兰阳性球菌的初步分群，其中，链球菌过氧化氢酶实验为阴性，葡萄球菌及微球菌为阳性。

反应原理：过氧化氢酶又称触酶，可使细菌代谢过程中的过氧化氢分解为水和氧。

$$2H_2O_2 \xrightarrow{\text{触酶}} 2H_2O + O_2$$

试剂：新鲜配制的 3% 过氧化氢水溶液。

方法：挑取 1 环固体培养基上的待测菌菌落，放于洁净玻片上或试管内，滴加 3% 过氧化氢数滴，观察结果。

结果解释：在 30 s 内有大量气泡产生者为阳性，无气泡产生者为阴性。

注意事项：

① 必须用 18～24 h 新鲜培养物，陈旧培养物可能使触酶失活，出现假阴性结果；

② 不宜挑取血琼脂上的菌落，因红细胞内含有触酶，会导致假阳性结果。

3. 硝酸盐还原实验

实验目的：本实验在细菌鉴定中应用广泛。

反应原理：某些革兰阴性杆菌在代谢过程中，能将培养基中的硝酸盐还原为亚硝酸盐，亚硝酸盐与醋酸作用，生成亚硝酸，亚硝酸与试剂中的对氨基苯磺酸反应生成对重氮苯磺酸，再与 α-萘胺结合，生成红色的 N-α-萘胺偶氮苯磺酸。

硝酸盐培养基成分如下。

硝酸钾	0.2 g
蛋白胨	5 g
蒸馏水	1 000 mL
pH 值	7.4

培养基制法：溶解硝酸钾与蛋白胨，校正 pH 值，分装试管，每管约为 5 mL，121 ℃

高压灭菌 15 min。

试剂:甲液	对氨基苯磺酸	0.8 g
	5 mol/L 醋酸	100 mL
乙液	α-萘胺	0.5 g
	5 mol/L 醋酸	100 mL

方法:待测菌株接种到硝酸盐培养基中,35 ℃培养 18～24 h 后,加入 0.1 mL 甲、乙液等量混合液于试管内,观察结果。

结果解释:出现红色为阳性,无颜色变化为阴性。

五、其他酶类实验

1. 卵磷脂酶实验

实验目的:用于细菌的鉴定。

反应原理:某些细菌产生卵磷脂酶,即 α-毒素,在有钙离子存在时,能迅速分解卵磷脂,生成混浊沉淀状的甘油酯和水溶性的磷酸胆碱。本实验可用以证明卵磷脂酶是否存在,在培育基中加入卵黄液(内含卵磷脂),接种待检菌后出现乳白色混浊环者表示卵磷脂被分解成甘油酯(脂肪),也表明该受试菌可产生卵磷脂酶。

卵黄琼脂培养基成分如下。

基础培养基	肉浸液	1 000 mL
	蛋白胨	15 g
	氯化钠	5 g
	琼脂	25～30 g
	pH 值	7.5

培养基制法:制备基础培养基,分装每瓶 100 mL。121 ℃高压灭菌 15 min,临用时加热溶化琼脂,冷却至 50 ℃,每瓶内加入 50%葡萄糖水溶液 2 mL 和 50%卵黄盐水悬液 10～15 mL,摇匀,倾注平板。

方法:将待检菌画线接种于卵黄琼脂平板上,于 35 ℃培养 3～6 h。

结果解释:产生卵磷脂酶的细菌,培养 3 h 后,在菌落周围形成乳白色混浊环,6 h 后可扩散至 5～6 mm。

2. DNA 酶实验

实验目的:细菌鉴定。

反应原理:DNA 酶可将脱氧核糖核酸(DNA)长链水解成由几个单核苷酸组成的寡核苷酸链。DNA 酶的测定方法有四种,下面仅介绍一种,即长链 DNA 可被酸沉淀,水解后产生的寡核苷酸则可溶于酸,在 DNA 琼脂平板上加入盐酸后,在菌落周围形成透明环。

DNA 酶试验培养基成分如下。

蛋白胨	20 g	琼脂	2.5 g
脱氧核糖核酸	2 g	1%氯化钙(CaCl$_2$·H$_2$O)水溶液	2 mL
氯化钠	5 g	1%溴麝香草酚蓝乙醇溶液	10 mL
磷酸二氢钾	1 g	蒸馏水	1 000 mL
pH 值	6.6～7.0		

培养基制法:氯化钙溶液配制后,先用 116 ℃高压灭菌 15 min,将其他成分混匀,缓慢加热溶解(避免形成不溶性丝状物),校正 pH 值,116 ℃高压灭菌 15 min,无菌操作加入氯化钙溶液 2 mL,摇匀,倾注平皿,制成平板。

方法:点状接种待检菌于 DNA 琼脂平皿上,35 ℃培养 18～24 h,用 1 mol/L 盐酸倾注平皿,观察结果。

结果解释:菌落周围产生透明环为阳性,无透明环为阴性。

附注:本法仅适用于革兰阴性菌(如布鲁菌)的鉴定。

3. 凝固酶实验

实验目的:常用于鉴别葡萄球菌。

反应原理:金黄色葡萄球菌可产生凝固酶,使血浆中的纤维蛋白原转变为纤维蛋白,附着于细菌的表面,产生凝固。凝固酶可分为两种,一种是与细胞壁结合的凝固酶,可用玻片法测定;另一种是菌体生成后释放于培养基中的游离凝固酶,可用试管法测出。

凝固酶实验主要有以下两种方法。

1. 玻片法

在玻片上分别滴加新鲜人或兔血浆及生理盐水各一滴,挑取待检菌的菌落,分别与血浆和生理盐水混合,立即观察结果,如血浆中有明显颗粒出现,而生理盐水中无自凝现象为阳性。

2. 试管法

在 3 支小试管内各加入 1∶4 稀释的新鲜人或兔血浆 0.5 mL,第 1 支试管内加入待检菌 18～24 h 肉汤培养物 0.5 mL,第 2 支试管内加入阳性菌株 18～24 h 肉汤培养物 0.5 mL,第 3 支试管内加入肉汤培养基 0.5 mL 作为阴性对照,轻振混匀,将 3 支试管放于 37 ℃ 水浴中 3~4 h,观察结果。

结果解释:待检菌株管和阳性菌株管出现凝固,阴性对照管不出现凝固,为阳性。

注意事项:应取用 18~24 h 新鲜培养物进行实验,同时应设立阳性和阴性对照。

第四节　药物敏感实验

一、概述

药物敏感实验(drug sensitivity test)简称药敏实验,是指在体外测定药物抑制或杀死细菌能力的实验。

药敏实验的目的:①指导临床医师准确选药,避免盲目追求大剂量治疗造成药物中毒,或严重感染时给药剂量不足而耽误治疗;②进行菌株耐药的流行病学调查,以了解致病菌耐药性的变迁情况,以便在宏观上控制耐药菌的发生、扩散和发展;③进行耐药菌监测,为医院感染控制部门提供防治耐药菌株的依据;④进行细菌耐药机理的研究,新药研究及评估;⑤监测耐药菌株的动态变化,为防治部门和药物生产部门提供信息,改进和调整药物生产。

(一) 药敏实验的方法

1. 纸片扩散法

纸片扩散法是将浸有抗菌药物的滤纸片贴在涂有细菌的琼脂平板上,抗菌药物在琼脂内向四周扩散,其浓度呈梯度递减,因而在纸片周围一定距离内的细菌生长受到抑制而形成一个抑菌环。纸片扩散法操作较简单,所费材料、人力、时间都很少,是目前使用最广泛的药敏测定方法。1977 年,世界卫生组织推荐以 Kirby-Bauer (K-B)方法作为标准化药敏方法,此法主要适用于生长较快的需氧菌和兼性厌氧菌的药敏测定。

2. 稀释法

稀释法是将某一浓度的抗菌药物进行一系列的不同倍数稀释(通常为双倍稀释)后,与一定浓度的被试菌株混合,经培养后观察最低抑菌浓度(minimal inhibitory concentration,MIC)。用肉汤培养基进行实验,根据试管内肉汤浊度判断结果者称"试管稀释法";用琼脂平板进行实验,以平板中有无菌落生长判断结果,称"琼脂稀释法"。以液体稀释法最常用,该法最大的优点是可以精确测得药物的 MIC,但需耗费较多的材料、人力和时间。稀释法是厌氧菌和苛氧菌的最佳测定法。

3. E 测定法(epsilometer test,E test)

E 测定法是在 1988 年由 AB Biodisk 公司推出的,该法是结合扩散法和稀释法原理设计的,对各种耐药表型均有良好的效果。其方法是将抗菌药物放置于 5 mm

×50 mm 的不透明薄型塑料带上,其浓度按 lg2 梯度递减,共含 15 个不同稀释度的抗菌药。平板反面是相应的药物浓度标记,将含药塑料带代替抗生素纸片,其余操作步骤与琼脂扩散法相同。每个直径 9 cm 的琼脂平板内可放含药塑料带 1～2 条,直径为 14～15 cm 的平板可放 4～6 条。过夜培养后在塑料带周围形成一抑菌圈,其边缘与塑料带交叉处的药物浓度标记即为该药对该菌的最低抑菌浓度(MIC)。本法与琼脂稀释法、微量稀释法和琼脂扩散法等测定结果的符合率均在 95% 以上。本法可用于营养要求高、生长缓慢或需特殊培养条件的病原菌的药敏检测,但价格较高。

4. 自动化药敏测定仪

70 年代以后,国外相继开发并上市的自动化药敏测定仪,如 Micro Scan(Auto Scan),ATB 系统,Vitek 系统等,其基本原理是利用光学测量法测定抗菌药物对细菌的作用,即透光量与菌液浓度成反比。其优点是快速,尤其适用于快速生长的细菌,药敏实验可在 3～5 h 内完成,重复性好,节省人力。但仪器和检测所用试剂盒或试剂卡价格昂贵,对生长缓慢或特殊条件的病原菌使用仍有一定限制,测定结果为半定量,不够精确。

5. 分子生物学方法

用 DNA 探针及 PCR 等分子生物学方法检测耐药基因,现在已逐渐被一些大型医院的临床细菌实验采用。如当金黄色葡萄球菌对苯唑西林 MIC 在 2～8 g/mL 水平(处于耐药的临界值时)耐药,有可能是由于含 MecA 基因,也可能是高产内酰胺酶的慢水解因素造成的。而这两种原因造成的耐药在临床上是两种完全不同的治疗方案,前者可用万古霉素作为首选药物,而后者可用复合抗菌药物治疗。又如耐万古霉素肠球菌中 VanA 、VanB 和 VanC 的区分,可用探针方法,因为前二者具有传播性,一旦检出,医院感染部门应对该病区作出处理。但分子生物学方法也有一定的局限性,如获得阴性结果只能排除所试探针相应基因,不能预示任何其他结果,所获阳性结果不一定能表达其耐药性,因为某些耐药性基因为沉默基因。

在上述方法中最常用的是纸片扩散法及稀释法,故本文作为重点介绍。

(二) 药敏实验的种类

根据测试菌株的种类不同,药敏实验又分为:需氧菌及兼性厌氧菌药敏实验,包括一般药敏实验和联合药敏实验;厌氧菌药敏实验;结核杆菌药敏实验;真菌药敏实验。

二、需氧菌及兼性厌氧菌的药敏实验

(一) 纸片扩散法(K-B 法)

K-B 法是将含一定量抗菌药物的滤纸片平贴在已接种被测菌的琼脂培养基上,纸片中的抗菌药物溶解于培养基内,并向四周呈球面扩散,药物在琼脂中的浓度随离开纸片的距离增大而降低。同时,含菌琼脂经孵育后细菌开始生长,当琼脂内的药物浓度恰高于该菌对待检菌的 MIC 时,该菌的生长就受到抑制,在含菌纸片的周围形成透明的抑菌环。

1. 材料

(1) 培养基:Mueller-Hinton(M-H)培养基。

有商品 M-H 琼脂干粉出售,按瓶装说明配制,灭菌后,温度冷至 45~50 ℃时倾注平板。厚度为 4 mm,即 9 cm 内径平板应倒入 25~30 mL,制成的 M-H 琼脂平板置于 2~8 ℃冰箱内可保存 7 d。营养要求高的细菌可在 M-H 琼脂中加入 5%脱纤维羊血。

(2) 干燥抗菌药物纸片:药敏用滤纸片要求 pH 值为中性,质量为 30 ± 4 mg/cm^2,纸片直径为 6.35 mm,纸的吸水性是纸质量与吸水量之比,为 1:2.5~1:3.0。制备时,取灭菌滤纸圆片,经浸泡各种药物溶液后,使每一片纸的含药浓度与标准符合,然后用冷冻干燥法抽干后备用。目前,各种抗菌药物纸片均有商品供应,药物纸片应保存于含硅胶的容器内,避免潮湿,依药物种类的不同,可分别于冰箱(10 ℃以下)内或−14 ℃以下保存。纸片需在使用前 1~2 h 从低温中取出,使其温度升至室温后再启开,以避免冷凝水浸湿纸片,且只能在有效期内使用,过期者应弃去。

2. 接种物的准备

选择琼脂平板上形态相同的菌落 4~5 个,用接种环挑其上部移至 4~5 mL 大豆蛋白消化液中,置于 35~37 ℃中培养 2~8 h,用生理盐水或肉汤校正菌液浓度与 0.5 麦氏管(1.175%$BaCl_2 \cdot 2H_2O$ 溶液 0.5 mL 加入 1%H_2SO_4 99.5 mL 中,充分混匀,其浊度相当于麦氏管第一管浓度的 0.5 倍,约为 1.5 亿菌/mL,每半年重配一次,每管分装 4~6 mL)相同。在肉汤培养基中生长不良的细菌,如流感嗜血菌,淋病奈瑟氏菌,可直接从培养 18~24 h 的平板上挑取菌落,在生理盐水或肉汤中制备接种菌液,使之达到约 1.5 亿菌/mL 的标准浊度。

3. 实验步骤

用无菌棉拭子蘸取已制备的菌液(将多余菌液靠管壁挤出)涂布于 M-H 平板表面,涂画三次,每涂画一次,平板转 60°,最后拭子绕平板一周,以保证接种物均匀分布(合格标准是经 35 ℃孵育 16~18 h 后细菌形成半融合生长),盖上皿盖,室温干燥数分钟。以无菌镊子或贴纸片机将含药纸片贴于含菌琼脂表面。纸片要贴得均匀,纸片与纸片中心距离不得小于 24 mm,纸片距皿边缘至少 15 mm,纸片贴在琼脂上不能再移动,因为有些药物立即就可扩散,从而影响药敏结果。纸片贴后 15 min,倒放在孵育箱中,淋病奈瑟菌需放在 CO_2 环境中,35 ℃培养 16~18 h。

4. 结果判读

平板倒置于黑色无反光背景上,从平板背面,借反射光,用卡尺、毫米尺或特制的模板量取包括纸片直径在内的抑菌环直径,测量范围以肉眼可见明显生长区边缘为测量起止点,结果以 mm 表示。在测量时,应注意以下几种情况。

(1) 肉眼观察未见细菌明显生长的区域为抑菌环边缘,在抑菌环边缘若有微弱生长的细小菌落即不完全抑制带可忽略不算。

（2）在抑菌环内有较大菌落生长时，可能是混合菌或污染菌或同一菌株中的耐药菌群。需再移种出来，重新鉴定，若为污染菌则判读结果有效，若为原被测菌，则不论抑菌环多大均应报耐药。

（3）若被检菌为普通变形杆菌和奇异变形杆菌，可在抑菌环内出现蔓延生长，只要抑菌环边迹十分清楚，则弥漫生长不算。

（4）若被检菌为葡萄球菌，为了不漏检抑菌环内呈薄层生长的耐甲氧苯青霉素的金黄色葡萄球菌（MRSA），须经透射光检查。

（5）若被检菌为沙雷氏菌，在含多粘菌素的纸片周围出现有菌生长环，接着此环外又出现抑菌环，即所谓双环现象，应视为耐药。

（6）若培养基中加有血液，须打开皿盖，借反射光，从正面量抑菌环。

（7）甲氧苄啶和磺胺药的拮抗剂会支持细菌生长，因而测定这类菌时，可忽略轻微生长（80%以上受抑制），以浓密生长的区域作为抑菌界限。

5. 结果判断

根据抑菌环的大小，按照 NCCLS 推荐的标准确定试验结果（见表 11-3）。

表 11-3　抑菌环直径标准与结果解释的标准

抗菌药物与细菌	纸片含量/μg	抑菌直径/mm				相当的 MIC/(μg/mL)	
		耐药	中介度	中度敏感	敏感	耐药	敏感
丁胺卡那霉素	30	≤14	15～16	—	≥17	≥32	≤16
氨苄青霉素							
测肠杆菌	10	≤11	12～13	—	≥14	≥32	≤8
测葡萄球菌	10	≤28	—	—	≥29	β-内酰胺酶	<0.25
测嗜血杆菌	10	≤19	—	—	≥20	≥4	<2
测肠球菌	10	≤16	—	>17	—	≥16	—
测非肠球菌链球菌	10	≤21	—	22～29	≥30	≥4	≤0.12
测嗜血杆菌和葡萄球菌	20/10	≤19	—	—	≥20	—	≤4/2
测其他细菌	20/10	≤13	14～17	—	≥18	≥32/16	≤8/4
奥格门丁	20/10						
测嗜血菌属		≤19	—	—	≥20	—	4/2
测葡萄球菌		≤19	—	—	≥20	—	≤4/2
测其他细菌		≤13	14～17	—	≥18	≥32/16	≤8/4
苯咪唑青霉素							
测假单胞菌	75	≤14	15～17	—	≥18	≥256	≤64
羧苄青霉素	100						
测肠杆菌		≤17	18～22	—	≥23	≥32	≤16
测假单孢菌		≤13	14～16	—	≥17	≥512	≤128

续表

抗菌药物与细菌	纸片含量/μg	抑菌直径/mm				相当的 MIC/(μg/mL)	
		耐药	中介度	中度敏感	敏感	耐药	敏感
头孢羧唑	30	≤14	15~17	—	≥18	≥32	≤8
头孢唑啉	30	≤14	15~17	—	≥18	≥32	≤8
头霉素	30	≤14	15~17	—	≥18	≥32	≤8
先锋霉素	75	≤15	—	16~22	≥21	≥64	≤16
头孢噻肟	30	≤14	—	15~22	≥23	≥64	≤8
头孢噻甲羧肟	30	≤14	15~17	—	≥18	—	≤8
头孢噻吩	30	≤14	15~17	—	≥18	≥32	≤8
头孢氨呋肟	30	≤14	15~17	—	≥18	≥32	≤8
先锋霉素	30	≤14	15~17	—	≥18	≥32	≤8
氨霉素	30	≤12	13~17	—	≥18	≥25	≤12.5
噜噁星	100	≤14	15~18	—	≥19	≥64	≤16
氯林可霉素	2	≤14	15~16	—	≥17	≥2	≤1
强力霉素	30	≤12	13~15	—	≥16	≥16	≤4
红霉素	15	≤13	13~15	—	≥18	≥8	≤2
庆大霉素	10	≤12	13~14	—	≥15	≥8	≤4
卡那霉素	30	≤3	14~17	—	≥18	≥25	≤6
甲氧苯青霉素							
测葡萄球菌	5	≤9	10~13	—	≥14	—	<3
硫苯咪唑青霉素	75	≤12	13~15	—	≥16	≥256	≤64
二甲胺皿环素	30	≤14	15~18	—	≥19	≥16	≤4
头孢羟羧氧酰胺	30	≤14	—	15~22	≥23	≥64	≤8
乙氧萘青霉素							
测葡萄球菌	1	≤10	11~12	—	≥13	—	≤1
萘啶酸	30	≤13	14~18	—	≥19	≥32	≤12
乙酰西梭霉素	30	≤12	13~14	—	≥15	≥32	≤8
呋喃妥因	300	≤14	15~16	—	≥17	≥100	≤25
苯唑青霉素							
测葡萄球菌	1	≤10	11~12	—	≥13		≤1
测肺炎链球菌的青霉素敏感性	1	≤19	—	—	≥20	—	0.06
青霉素 G	10						
测葡萄球菌		≤28	—	—	≥29	β-内酰胺酶	≤0.1
测淋病奈瑟菌		≤19	—	—	≥20	β-内酰胺酶	≤0.1
测肠球菌		≤14	≥15	—	—	16	—

续表

抗菌药物与细菌	纸片含量/ μg	抑菌直径/ mm				相当的 MIC/ (μg/mL)	
		耐药	中介度	中度 敏感	敏感	耐药	敏感
测其他革兰阳性球菌		≤19	—	20～27	≥28	4	<2
氧哌嗪青霉素	100	≤14	15～17	—	≥18	≥256	≤64
链霉素	10	≤11	12～14	—	≥15	—	—
磺胺	250 或 300	≤12	13～16	—	≥17	≥350	≤100
四环素	30	≤14	15～18	—	≥19	≥16	≤4
羧噻吩青霉素	75	≤11	12～14	—	≥15	≥128	≤64
甲氧苄啶	5	≤10	11～15	—	≥16	≥16	≤4
复方磺胺 TMP	1.25/23.75	≤10	11～15	—	≥16	≥8/152	≤2/38
妥布霉素	10	≤12	13～14	—	≥15	≥8	≤4
万古霉素	30	≤9	10～11	—	≥12	—+	≤5

注:①敏感(Sensitivesves,S)表示被测菌株所引起的感染可以用常用剂量的该抗菌药物治愈,禁忌证除外;②中敏(Middle sensitiveness,MS)表示被测菌株可通过提高剂量被抑制或在药物被生理性浓集的部位被抑制;③中介度是为了防止因技术因素引起的误差而设的缓冲地带,获此结果不应向临床医师报告,必要时重做稀释法;④耐药(Resistance,R)表示被测菌株不能被常用剂量所达到的血液或组织中抗菌药物所抑制,常用量预期无效。

6. 方法的局限性

(1) 纸片琼脂扩散法是由测定快速生长的致病菌标定的,所测的菌株包括肠杆菌科、葡萄球菌、假单胞菌属、不动杆菌及某些链球菌。该法经改良后测定流感嗜血杆菌、奈瑟氏菌、肺炎链球菌等,但对厌氧菌、在 M-H 琼脂上生长不良及菌株生长速率明显不一致的细菌,尚无明确的解释标准的方法。

(2) 纸片琼脂扩散法基本上可以检测出绝大多数耐甲氧苯青霉素的金黄色葡萄球菌,但有些耐药菌株用本法仍测不出来。

(3) 对甲氧苯青霉素耐药的金黄色葡萄球菌用纸片法测定对头孢菌素的敏感性,有时可表现为敏感或中度敏感,但临床实践证明这类菌对现有的头孢菌素均耐药。

7. 影响结果的因素

(1) 培养基的成分。①培养基的酸碱度以 pH 值为 7.2～7.4 最适宜,碱性可扩大氨基糖苷类药物的抑菌圈,酸性可扩大四环素族的抑菌圈。②琼脂是影响抗菌活性的主要因素之一,它因含有硫酸根,带有负电荷,可与蛋白分子或其他基团如多粘菌素、新霉素等反应,影响抗菌药物的扩散。此外,培养基中琼脂的含量从 1.5% 增至 2.5%,可使乙氧奈青霉素抑菌圈扩大,使多粘菌素和庆大霉素的抑菌圈缩小。

(2) 抗菌药物纸片。纸片含药量是影响抑菌环大小的主要因素,而纸片含药量又与纸片的重量、吸水性、直径、纸片本身的酸碱度及金属离子存在的多少有关。前三者都是影响纸片内每平方毫米抗菌药物的含量,后二者影响抗菌活性、稳定性及扩散系数。制备大批的抗菌药物纸片时,务必使每张纸片含有相同浓度的药物。抗菌纸片应妥善保存,保存不当可使药物效力降低而使抑菌环缩小,保存的条件以低温干燥为佳。

(3)菌量。加大菌量可使抑菌环缩小,反之可使抑菌环扩大,因此菌量宜固定。

(4)操作过程中的影响因素。①接种细菌后应在室温放置片刻,待菌液被培养基吸收后再贴纸片,但不宜放置太久,否则,在贴纸片前细菌已开始生长可使抑菌环缩小。②孵育温度以 35 ℃ 为最适宜,最多平板两只叠在一起,使其受热均匀,过多重叠会使平板的温度达不到 35 ℃。③测量抑菌圈应采用游标卡尺或精确度达 1/10 cm 的其他量具。④结果解释:每批实验都应做敏感对照菌株,只有对照菌株的敏感性落在规定的范围内,才能认为结果解释是可靠的。表 11-4 显示药敏实验纸片扩散法标准菌株抑菌环的允许范围。

表 11-4 药敏实验纸片扩散法标准菌株抑菌环的允许范围

抗菌药物	纸片含量	大肠埃希菌 ATCC25922	金黄色葡萄球菌 ATCC25923	铜绿假单胞菌 ATCC27853	粪肠球菌 ATCC29212 或 33186
丁胺卡那霉素	30 μg	19～26	20～26	18～26	—
氨苄青霉素	10 μg	16～22	27～35	—	—
奥格门丁	20/10 μg	19～25	28～36	—	—
苯咪唑青霉素	75 μg	—	—	24～36	—
羧苄青霉素	10 μg	23～29	—	18～24	—
头孢羟唑	30 μg	24～35	26～34	—	—
头孢唑啉	30 μg	23～29	29～35	—	—
头霉素	30 μg	25～29	22～28	—	—
先锋霉素	75 μg	28～34	24～33	23～29	—
头孢噻肟	30 μg	29～35	25～31	18～22	—
头孢噻吩	30 μg	23～29	23～29	—	—
头孢氨呋肟	30 μg	20～26	27～35	—	—
头孢噻甲羧肟	30 μg	25～32	16～20	22～29	—
头孢去甲噻肟	30 μg	30～36	27～35	12～17	—
先锋霉素 I	30 μg	17～22	29～37	—	—
氯霉素	30 μg	21～27	19～26	—	—
噜嗯星	100 μg	26～32	—	—	—
氯林可霉素	2 μg	—	24～30	—	—
强力霉素	30 μg	18～24	23～29	—	—
红霉素	15 μg	—	22～30	—	—
庆大霉素	10 μg	19～26	19～27	16～21	—

续表

抗菌药物	纸片含量	大肠埃希菌 ATCC25922	金黄色葡萄球菌 ATCC25923	铜绿假单胞菌 ATCC27853	粪肠球菌 ATCC29212 或 33186
卡那霉素	30 μg	17~25	19~26	—	—
甲氧苯青霉素	5 μg	—	17~22	—	—
硫苯咪唑霉素	75 μg	23~29	—	19~25	—
二甲胺四环素	30 μg	19~25	25~30	—	—
头孢羟羧氧酰胺	30 μg	28~35	8~24	17~25	—
乙氧萘青霉素	1 μg	—	16~22	—	—
萘啶酸	30 μg	22~28	—	—	—
乙酰西梭霉素	30 μg	22~30	22~31	17~23	—
呋喃妥因	300 μg	20~25	18~22	—	—
苯唑青霉素	1 μg	—	18~24	—	—
青霉素 G	10 μg	—	26~37	—	—
氧哌嗪青霉素	100 μg	24~30	—	—	—
链霉素	10 μg	12~20	14~22	—	—
磺胺异噁唑	250 或 300 μg	18~26	24~34	—	—
四环素	30 μg	18~25	19~28	—	—
羧噻吩青霉素	75 μg	24~30	—	21~27	—
妥布霉素	10 μg	18~26	19~29	19~25	—
甲氧苄啶	5 μg	21~28	21~28	—	—
复方新诺明	1.25/23.75 μg	24~32	24~32	—	24~32
万古霉素	30 μg	—	15~29	—	—

(二) 稀释法

培养基内抗生素的含量按几何级数稀释后,各管接种等量适度的细菌,经孵育后,观察能引起抑菌作用的最低抗生素浓度,即为该菌对药物的敏感度,也就是该药物的 MIC。

1. 液体稀释法

(1) 材料。①培养基:用 M-H 液体培养基,对营养要求高的细菌应增加强化剂,如 Fildes 强化剂等,因血清、血液可能影响实验结果,故最好不要加。②药物原液的配制:配制各种药物原液的溶剂应根据药物性质进行选择,稀释剂大多为蒸馏水。配制时,需用标准粉剂,并了解其活力,根据活力大小,算出标准粉剂的重量,标准粉剂计算公式如下。

$$A = B \times C / D$$

式中:A 为称量标准粉剂的质量,mg; B 为稀释剂体积, mL; C 为溶液浓度,μg/mL; D 为标准粉剂的活力,μg/mg。

原液以玻璃滤器或微孔滤膜过滤除菌,小量分装于试管内,标明抗菌药物名称、浓度、制备日期,于−20 ℃保存,少量应用液 4 ℃保存。各种药物保存的期限(见表11-5)。

表 11-5　各种抗菌药物原液的保存条件及期限

抗 菌 药 物	保存条件及期限	
	−20 ℃	4 ℃
青霉素族(包括所有半合成新青霉素、头孢菌素族、四环素族)	3 个月	1 周
链霉素、卡那霉素、丁胺卡那霉素、庆大霉素、妥布霉素、新生霉素、林可霉素、氯洁霉素、红霉素、万古霉素、杆菌肽、多粘菌素 B 及 E	3 个月	2 周
氯霉素、各种磺胺药、三甲氧苄啶	长期保存	

(2) 接种菌的准备。取已分纯的数个细菌菌落移种于 M-H 液体培养基中,35 ℃孵育4～6 h,链球菌或流感嗜血杆菌则接种于含血液的水解酪蛋白液体培养基,35 ℃孵育过夜。校正菌液浓度,使其相当于 0.5 麦氏管的混浊度,再稀释1∶200倍的备用。

(3) 实验步骤。①稀释药物。将药物贮存液用 M-H 培养基进行倍比稀释,每管液体为 1 mL。稀释的范围可根据该药物在血清中可达到的浓度以及治疗的有效浓度来考虑,并根据待检菌株的敏感度予以增加 1～3 个稀释度。②接种菌液。各含药管加入已校正浓度的待检菌悬液,每管 0.05 mL,混匀,如此每毫升药液中含细菌约为 10^5 个,同时接种质控菌株和不含抗菌药物只含待检菌的阳性对照管,不含抗菌药物和菌液的阴性对照管,置 35 ℃孵育 16～20 h,观察结果。③结果判读。凡药物浓度管外观清晰者视为无菌生长,无菌生长最高稀释度管的药物浓度即为待检菌的MIC。先读取阳性及阴性对照管,如果正确,再读取质控菌株的 MIC,如果 MIC 在允许范围内(见表 11-6),被检菌株的药敏结果才可信。④结果判断。稀释法药敏实验是以某种药物对特定细菌的 MIC 值报告,为使临床医师易于理解,也可以三级判断。①敏感(S):可按常规剂量治疗用药。②中度敏感(MS):被检菌对此类药物敏感度较低。③耐药(R):表示按常规剂量治疗无效。

若要进行最低杀菌浓度(minimal bactericidal concentration,MBC)测定时,分别取上述无菌生长管 0.01 mL 移种于血琼脂平板,经 35 ℃孵育过夜,观察结果,以能杀死 99.9%原始种入细菌的最低药物浓度为该菌的 MBC。

(4) 影响因素。①接种菌量:在液体培养基中不宜采用大量接种,因为极少数耐药菌的生长易造成误差。另外,接种菌量的多少与 MIC 增加许多倍可获得耐药的结果有关。②抗菌药物的配制:抗菌药物必须采用标准粉剂,不得使用口服药而影响其含量。配制的药物原液应在有效期内使用。③结果观测的时间:药敏实验的结果应在 12～18 h 内观察,如超过 18 h,细菌将由于被轻度抑制而重新开始繁殖,亦可由于某些抗菌药物不够稳定,孵育时间过长使其抗菌活性降低, 从而使 MIC 增高。④液

表 11-6　药敏实验稀释法标准质控菌株的 MIC 范围

抗 菌 药 物	MIC/(µg/mL)			
	金黄色葡萄球菌 ATCC29213	粪肠球菌 ATCC29212	大肠埃希菌 ATCC25922	铜绿假单胞菌 ATCC27853
氨苄青霉素	0.25~1.0	0.5~2.0	2.0~8.0	—
苯咪唑青霉素	2.0~8.0	1.0~4.0	8.0~32	2.0~8.0
羧苄青霉素	2.0~8.0	16~64	4.0~16	16~64
甲氧苯青霉素	0.5~2.0	>16	—	—
硫苯咪唑青霉素	1.0~4.0	1.0~4.0	2.0~8.0	8~32
乙氧萘青霉素	0.12~0.5	2.0~8.0	—	
苯唑青霉素	0.12~0.5	8.0~32	—	
青霉素	0.25~1.0	1.0~4.0		
氧哌嗪青霉素	1.0~4.0	1.0~4.0	1.0~4.0	2.0~8.0
羧噻吩青霉素	2.0~8.0	16~64	2.0~8.0	8.0~32
头孢羟唑	0.5~2.0	16~64	0.25~1.0	—
先锋霉素	1.0~4.0	8.0~32	0.12~0.5	2.0~32
头孢噻肟	1.0~4.0	>32	0.06~0.25	8.0~32
头孢噻吩	1.0~4.0	>128	1.0~4.0	
先锋霉素 1	0.12~0.5	16~64	4.0~16	
头孢羟羧氧酰胺	4.0~16	>128	0.12~0.5	8.0~32
丁胺卡那霉素	1.0~4.0	64~256	0.5~4.0	2.0~8.0
庆大霉素	0.25~1.0	4.0~16	0.25~1.0	1.0~4.0
卡那霉素	≤0.25	4.0~16	≤0.5	2.0~8.0
乙酰西梭霉素	1.0~4.0	16~64	1.0~4.0	—
妥布霉素	0.25~1.0	8.0~32	0.25~1.0	0.5~2.0
氯霉素	2.0~8.0	4.0~16	2.0~8.0	
氯林可霉素	0.06~0.25	4.0~16	—	
红霉素	0.12~0.5	1.0~4.0	—	
四环素	0.25~1.0	18.0~32	1.0~4.0	8.0~32
万古霉素	0.5~2.0	1.0~4.0		
萘啶酸	—	—	1.0~4.0	—
呋喃妥因	8.0~32	—4.0~16	4.0~16	
磺胺二甲异噁唑	32~128	32~128	8.0~32	
三甲氧苄啶	1.0~4.0	≤10	0.5~2.0	

体稀释法不适用于作磺胺药或三甲氧苄啶药敏实验,因为敏感菌株在被抑制前已可繁殖数代,从而使结果的终点不清,应用琼脂稀释法可获得满意的结果。

2. 琼脂稀释法

(1) 材料。①抗菌药物原液的配制:按各种抗菌药物性质配制成一组递减的药物原液,稀释方法见表 11-7,抗菌药物原液的保存同液体稀释法,药物与琼脂的比例为 1:9。②培养基:M-H 琼脂,分装试管,每管 13.5 mL。③含药琼脂的制备:以无菌手续分别吸取各稀释药液 1.5 mL 加入已融化并冷却至 50 ℃左右的 M-H 琼脂 13.5 mL 中,混匀(勿产生气泡),倾注 9 cm 直径的平板,即为含药琼脂,制成后应于 24 h 内应用;含药血琼脂平板的制备是在加入抗菌药物后,立即加入 5%脱纤维羊血。

表 11-7　琼脂稀释法中各种抗菌药物的稀释法

抗菌药物原液/ (μg/mL)	原液量/ mL	加蒸馏水量/ mL	药物稀释浓度/ (μg/mL)	琼脂中最后含药浓度/(μg/mL)	lg2
2 000	6.4	3.6	1 280	128	7
1 280	2	2	640	64	6
1 280	1	3	320	32	5
1 280	1	7	160	16	4
160	2	2	80	8	3
160	1	3	40	4	2
160	1	7	20	2	1
20	2	2	10	1	0
20	1	3	5	0.5	−1
20	1	7	2.5	0.25	−2

(2) 接种物的准备。将 4~6 个细菌形态相同的菌落接种于胰化酪蛋白大豆肉汤中,35 ℃孵育 4~6 h,校正浓度至 0.5 麦氏管浊度后立即用于实验。链球菌及流感嗜血杆菌则用 35 ℃孵育 18~24 h 的菌液,所用培养基同液体稀释法;质控对照菌株的准备同一般细菌。

(3) 实验步骤。取校正浓度的待检菌液滴于含菌琼脂表面,使每滴约为 0.001~0.003 mL,其液滴直径为 5~8 mm,同时接种已知 MIC 的标准菌株。如为蔓延生长的细菌,可用 12 mm×12 mm 金属环圈上接种区。在不含抗菌药物的对照平板上同法接种,细菌稠密程度是以接近融合生长为宜。接种后勿使移动,待接种点干燥后,再将平板翻转 35 ℃孵育 18~24 h。

(4) 结果观察。以完全抑制细菌生长的最低药物浓度为被检菌的 MIC,薄层极微弱生长或只生长 1~2 个菌落可忽略,若超过抑菌终点仍有数个明显菌落时应考虑实验菌的纯度而予以复试,阳性对照平板上应出现接近融合生长。

(5) 结果判断。见表 11-1。

(6) 稀释法与扩散法的比较。按 NCCLS 的出版物中"稀释法测定需氧菌的药敏实验"所定的结果解释,则 MIC 与纸片法的结果不一定相符。稀释实验至少可以确定两种敏感水平(敏感和中度敏感),可提示治愈各种感染所需的相应给药剂量。在纸片琼脂扩散法中,目前加一个中介缓冲域,对 β-内酰胺类抗生素来说,中介度也应表示细菌为中度敏感,大剂量或与另一抗生素合用,治疗将是有效的。稀释法与扩散法的比较见表 11-8。

表 11-8　稀释法与扩散法药敏实验的比较

比较内容	稀释法	扩散法
菌株的 MIC	直接测出	间接测出
手工操作方法	较繁	较简
用于扩散慢的药物	适用	不适用
用于生长慢的细菌	适用	不适用
测出值	倍比	连续

(三)联合药敏实验

在临床治疗中,常需两种或两种以上的药物同时使用,以增进疗效。适合联合用药的情况有以下几种。

(1)对单一抗菌药物不敏感,但可为某些有效的联合抗菌药剂所控制。

(2)病原菌不明的严重感染。

(3)某些药物虽可大量使用,但在血液中无法达到有效浓度,而联合应用后可获协同作用,使抗菌药物在低浓度时能有效。

(4)药物不易渗入的部位感染。

(5)某些需长期用药的疾病,联合用药可延长耐药菌株的产生。

1. 联合药敏实验的结果类型

细菌对抗菌药物联合敏感实验的结果可有四种类型。

(1)协同作用:两种药物联合使用的抗菌作用明显大于同样浓度的单药作用。

(2)无关作用:两种药物联合使用的抗菌作用与单独药物的作用相同。

(3)累加作用:两种药物联合使用的抗菌作用等于单独药物作用之和。

(4)拮抗作用:两种药物联合使用,其中一种药物的抗菌作用被另一种药物所削弱。

根据实验结果,选择协同或累加作用的两种药物,可延缓细菌耐药的产生,提高疗效,减小药物治疗量,降低药物毒性。一般情况下,不主张三种药物联合,但在特殊情况下如多种菌混合感染,两种药物不能控制时,可考虑三联用药。

2. 联合用药的原则

近年来,由于对抗菌作用机理的研究进展,为临床联合用药提供了一些理论根据,可指导临床抗菌药物的联合应用。

抗菌药物按作用机制分为两大类,即杀菌药物和抑菌药物,两种类型药物又各分为快效与慢效两种(见表 11-9)。

表 11-9 杀菌剂与抑菌剂的类别

杀 菌 剂			抑 菌 剂		
快效杀菌剂	β、内酰胺类	青霉素族	青霉素 G 氯唑青霉素 氨苄青霉素 羧苄青霉素 氧哌嗪青霉素	快效抑菌剂	四环素类	四环素 土霉素 强力霉素 二甲胺四环素 甲烯土霉素
		头孢菌素族	头孢噻吩		氯胺苯醇类	氯霉素 甲砜霉素
			头孢氨噻肟		大环内酯类	红霉素 麦迪霉素 柱晶白霉素
慢效杀菌剂	氨基糖甙类		庆大霉素 妥布霉素 丁胺卡那霉素 乙基西梭霉素	慢效抑菌剂	林可霉素类	林可霉素 氯林可霉素
					磺胺类	磺胺甲基异噁唑
	多粘菌素类		多粘菌素 多粘菌素 E		增效剂类	甲氧苄胺嘧啶

　　杀菌药物联用(快与快之间,快与慢之间,慢与慢之间)常可获得协同作用,是临床上最主要的联用方式。最常用的是 β-内酰胺类与氨基糖甙类的联用。此外,还有多粘菌素与 β-内酰胺类与氨基糖甙类的联合及某些 β-内酰胺类之间的联合;快效杀菌药物与快效抑菌药物之间有导致拮抗的可能;快效杀菌与慢效抑菌之间常为无关;慢效杀菌与抑菌之间常可获得累加或协同作用,两种药物联合使用的原则如图 11-8 所示。

　　3. 联合药敏实验的方法

　　联合药敏实验的方法颇多,一般可分为扩散法和稀释法。

　　(1) 扩散法。抗菌药物纸片的制备,培养基、菌液浓度均与 K-B 法相同。将两种含药纸片贴于已接种被检菌的 M-H 琼脂表面,两片之间的距离以 3~4 mm 为宜,置 35 ℃培养。由于两种药物对细菌的作用可能有四种结果(结果判读:含药纸片的外侧出现抑菌环或无抑菌环代表单独药物的敏感或耐药,两种纸片内侧的抑菌环代表联合作用),可按不同图形报告结果(见图 11-9)。

　　(2) 稀释法(棋盘法)。该法是由两种抗菌药物的不同稀释度加以组合,每一药物浓度都有单独的与另外一个药物不同浓度的联合,它能精确地测定两种抗菌药物在适当浓度的比例下所产生的相互作用。

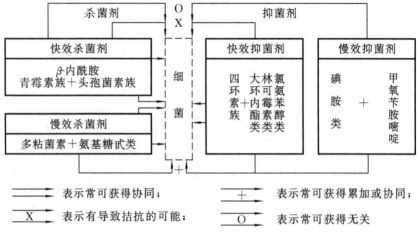

图 11-8　两种药物联合使用的原则

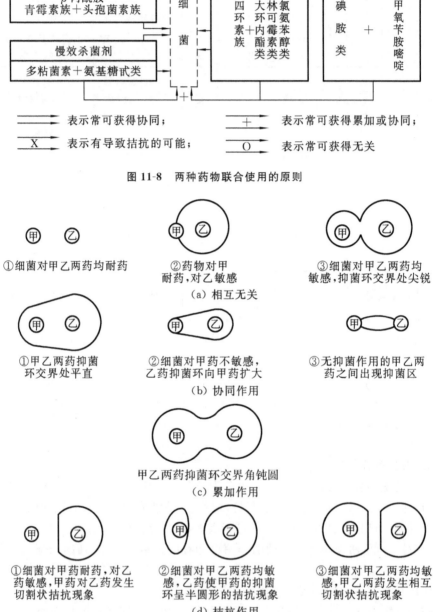

图 11-9　K-B 法联合用药可能出现的几种情况

本实验是以两种抗菌药物的各种稀释度分别加入同一试管,含两种药物的试管称为联合药敏管,加单一药物作为单独药敏管。在联合管与单独管中加入校正浓度后的待检菌液,观察联合药敏管与单独药敏管的抑菌情况,作出协同、累加、无关或拮抗的判断。

4. 联合药敏实验结果判断方法

(1) 计算联合抑菌分数(fractional inhibitory combination,FIC)的指数(indices),根据 FIC 指数的大小判断结果,FIC 的计算公式如下。

$$FIC=\frac{甲药联合时的\ MIC}{甲药单独时的\ MIC}+\frac{乙药联合时的\ MIC}{乙药单独时的\ MIC}$$

判断标准:FIC<0.5 为协同作用;FIC=0.5～1 为累加作用;FIC>2 为拮抗作用。

(2) 同位辐射图(isobologram)的绘制:将不同浓度甲药和乙药的单独 MIC 和联合 MIC 按顺序点在坐标纸上,如图 11-10 所示,若各点连成直线表示无关,呈弓形向上离开即为拮抗,呈弓形向下离开表示协同。

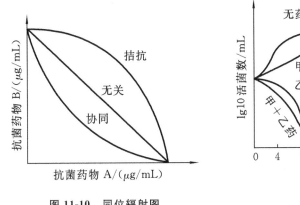

图 11-10　同位辐射图

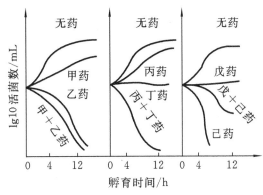

图 11-11　杀菌速度图

(3) 杀菌速度图:将以上各管孵育 4 h、12 h 及 20 h 等不同时期,自各单药 MIC 管及联合 MIC 管中分别取 0.001 mL 液体作次代培养,将所获结果(cfu/mL)点在坐标纸上,可得如图 11-11 所示的无关、协同、累加、拮抗作用的图形。

也可用琼脂稀释法,其操作同单药琼脂稀释法,不同之处是在平板里同时混合不同浓度的两种药物,药物浓度应增加一倍,分别取两种药物各 1 mL,充分混匀后,再加入冷却至 50 ℃ 左右的 M-H 琼脂,边加边摇平板,使药物与培养基充分混匀,待冷后将受检菌溶于琼脂表面。两个平板即为一个组合浓度。本法的最大优点是可同时测定多个菌株。

三、厌氧菌的药敏实验

目前,临床上对厌氧菌感染的治疗常凭经验给药,一般不做药敏实验。但在经验治疗失败时,为提供临床选择最有效的药物治疗,进行药敏实验仍是有重要意义的。

迄今,厌氧菌的药敏方法推荐使用稀释法,而不用扩散法,因为稀释法较扩散法结果可靠,稀释法分为液体稀释法与琼脂稀释法。

(一) 液体稀释法

1. 材料

(1) 培养基。布氏肉汤中加入 0.01% 的维生素 K_1,5% 的 Fildes 消化液。

(2) 抗菌药物的配制。用上述布氏肉汤稀释各种抗菌药物,青霉素和头孢菌素类从 128 $\mu g/mL$,稀释至 0.5 $\mu g/mL$,其他抗菌药物以 32 $\mu g/mL$ 稀释到 0.5 $\mu g/mL$。

(3) 接种物的准备。取已分纯的厌氧菌菌落数个,移种到硫乙醇酸钠培养基中,再厌氧环境中进行增菌培养,增菌的时间随菌种生长速度而异。生长迅速的厌氧菌如产气荚膜梭菌、脆弱类杆菌增菌 6 h,生长缓慢的厌氧菌如消化球菌、消化链球菌等则需培养过夜,使菌液浓度达 $10^6 \sim 10^7$ cfu/mL,稀释 10 倍,终浓度达 $10^5 \sim 10^6$ cfu/mL 备用。

2. 实验步骤

(1) 药物的稀释。排列 8～10 支试管,每管加入布氏肉汤 1 mL,然后在第 1 管中加入 1 mL 浓度为 128 $\mu g/mL$ 的青霉素或头孢菌素药物或 32 $\mu g/mL$ 的其他种类抗菌药物,混匀后,进行倍比稀释至第 7 管或第 9 管,最后一管弃去 1 mL 液体,第 8 管或第 10 管为无药的对照管。

(2) 加入菌液及培养。在每管中加入 1 mL 已校正浓度的菌液,混匀,置于 35 ℃,气体条件为 80% N_2,10% CO_2,10% H_2 的环境中培养过夜(如果对照管生长不良时则应延长孵育时间至 48 h),环境中应加冷催化剂钯粒和美蓝指示管。要求整个药敏操作要在厌氧操作箱内或在不断通入 CO_2 气流的情况下进行。

(3) 结果判读。最低药物浓度能抑制细菌生长者即为其 MIC。

(4) 质量控制。在进行实验时,以标准质控菌株作对照,用实验菌做平行实验,厌氧菌液体稀释法质控菌株 MIC 变异范围如表 11-10 所示。

表 11-10 厌氧菌稀释法质控菌株 MIC 允许范围

抗菌药物	MIC/($\mu g/mL$)		
	脆弱类杆菌 ATCC25285	多形类杆菌 ATCC29741	产气荚膜梭菌 ATCC13124
羧苄青霉素	16～64	16～64	0.25～1
头孢羟唑	32～128	32～128	0.063～0.25
先锋霉素	32～64	32～128	未测
头孢噻肟	8～32	16～64	0.063～0.25
头孢噻吩	4～16	8～32	0.25～1

抗 菌 药 物	MIC/(μg/mL)		
	脆弱类杆菌 ATCC25285	多形类杆菌 ATCC29741	产气荚膜梭菌 ATCC13124
氯霉素	2～8	4～6	2～8
林可霉素	0.5～2	2～8	0.031～0.125
灭滴灵	0.25～1	0.5～2	0.125～0.5
硫苯咪唑青霉素	1.6～6	8～32	0.063～0.25
头孢羟羧氧酰胺	0.25～1	4～16	0.031～0.125
青霉素	16～64	16～64	0.063～0.25
四环素	0.125～0.5	8～32	0.031～0.125
羧噻吩青霉素	16～64	16～64	0.25～1

（二）琼脂稀释法

1. 材料

含药琼脂的制备及接种物的准备均与需氧菌药敏实验的琼脂稀释法相同,不同之处是所采用的培养基为 Wilkins-Chalgren 培养基。

2. 实验步骤

在如上所述厌氧操作环境中,将已校正浓度的待检菌点种在含药琼脂表面,在 35 ℃厌氧环境中孵育 48 h,观察结果。在最低浓度的含药琼脂平板上无细菌生长者,即为待检菌的 MIC。实验时,同时做质控菌株实验,质控菌株同上。

第十二章　菌毒种的保存方法

自古以来人类与微生物之间就有着密切的利害关系,人类不断地利用有益的微生物,也不断地与有害的微生物进行着斗争,这些活动都通过微生物的种子——菌种来进行。微生物学工作者们在长期的生产实践中分离、筛选和保存了大量微生物菌种,它们是开展各项微生物学工作的物质基础。因此,菌种的保存工作是十分重要的工作,是利用微生物的先决条件。保存菌种的方法很多,总的来说可分成两大类:一类是保存生长在培养基上的菌种培养物,通过控制保存条件延长菌种的存活期,这类方法保存时间相对短些;另一类保存方法是除去培养基,保存菌体细胞,利用低温、干燥、无营养和隔绝空气等条件,使菌体细胞生命活动降至最低,处于"休眠"状态,从而延长菌种的保存时间。

不论哪种保存方法所保存的菌体细胞都不可能 100% 存活,在保存的菌种中通常有三种状态的细胞,即活细胞、因冷冻受损伤或较衰老的细胞和死细胞。受损伤或较衰老的细胞只有在重新转入新鲜的且营养丰富的培养基中时才能逐渐修复损伤,转入正常生长,否则也很容易死亡。因此,在复苏菌种时用最适宜的培养条件,可提高存活率。

本章将首先介绍几种常用的菌种保存方法,重点介绍冷冻真空干燥方法,最后再讨论不同类微生物中某些特殊菌株在保存中的特殊要求。此外,简单介绍国外菌种保藏机构。

第一节　菌种培养物的保藏方法

一、定期传代法

定期传代法是各实验室使用最普遍和日常工作中不可缺少的方法。它简单易行,无需特殊设备,在一般微生物实验室条件下即可进行,常用的方法包括斜面培养、液体培养和穿刺培养。穿刺培养保存的时间较前两者为长。

方法:将要保存的菌种分离纯化后,接种在该菌适宜的培养基上,置于最适温度下培养,待菌体长成后,将菌种管的棉塞换成橡胶塞并用石蜡封口,可保存于 4 ℃ 或室温下,定期传代。为避免菌种传代代数过多,当固体斜面或液体培养物用尽后,可从半固体穿刺培养物中接种斜面培养基培养后再保存。各类菌种固体斜面培养物保存条件及时限见表 12-1。

表 12-1 各类菌种斜面培养物保藏条件及时限

菌 种	培养基	保存温度	传种时间
细菌	一般多用普通肉汤琼脂或根据菌种规定选用培养基	4～6 ℃或室温	芽孢杆菌 3～6 个月,其他细胞每个月传种一次
放线菌	一般用高氏合成 I 号琼脂、察氏琼脂、PDA 琼脂或根据需要	4～6 ℃	每三个月传种一次
酵母菌	一般用麦芽汁琼脂或麦芽汁酵母膏琼脂	4～6 ℃	一般为 4～6 个月,某些菌种如芽殖酵母、阿氏假囊酵母、棉病囊霉等每 1～2 个月传种一次
丝状真菌	一般用 PDA 琼脂、察氏琼脂或麦芽汁琼脂等	4～6 ℃或 20 ℃	每 4 个月传种一次每 2 个月传种一次
担子菌	一般用 PDA 琼脂或综合马铃薯培养基	4～6 ℃或 20 ℃	每 3 个月传种一次每 2 个月传种一次

二、液体石蜡法

液体石蜡保藏法是在定期传代法基础上的进一步改良方法,其主要原理是在菌种培养物表面覆盖无菌的液体石蜡以隔绝空气,既可防止培养基水分蒸发,也可降低微生物菌种的呼吸作用,降低能量和物质代谢,延缓细胞衰老,延长菌种保藏时间。

方法:先将化学纯的液体石蜡置于三角瓶中,高压灭菌,然后置于 40 ℃烘箱中过夜,烘干水分备用,按定期传代法准备好菌种培养物,无菌操作加入准备好的液体石蜡,油面高出培养物顶部 1 cm 左右,将菌种管的棉塞换成无菌的橡皮塞并用石蜡封口,于 4 ℃或室温保存。一般菌种如酵母菌、芽孢菌、肠道菌、醋酸杆菌、青霉菌、曲霉菌等用此法保存效果很好,但对固氮菌、乳杆菌、明串珠菌、分枝杆菌、丝枝霉菌、根霉菌和毛霉菌等效果较差。

第二节 菌体细胞的保藏方法

菌体细胞的保藏方法与上节所述的不同,是将培养好的菌体细胞从固体培养基上冲洗或刮取下来或从培养基中离心下来,用保护剂制成菌悬液,用低温或低温下干燥的方法进行保藏,这类方法保存的菌种可达几年、十几年或更长。

一、低温或超低温保藏

用低温冰箱(−60～−25 ℃)或超低温冰箱(−70 ℃以下)保藏菌种是一种效果

较好的方法。它适用于细菌、真菌、放线菌和病毒等各类微生物的保藏。保存温度越低,保藏时间越长,而且不易发生变异。但这种保藏方法要求有一定设备,如低温冰箱、液氮罐,并需配制一定的保护剂。

方法:首先配制以下几种保护剂。

(1) 10%(V/V)甘油蒸馏水溶液。

(2) 10%(V/V)二甲基亚砜(dimethyl sulfoxide)蒸馏水溶液。

(3) 50%(V/V)甘油营养肉汤溶液。

(4) 10%(W/V)脱脂牛乳溶液。

以上各保护剂配制后经高压灭菌后置于 4 ℃冰箱保存备用。

菌悬液的配制:将菌种接种在适宜的培养基上培养后,用冲洗、刮取或离心方法分离菌体细胞,用保护剂配制成菌悬液、真菌的孢子悬液或真菌菌丝断片悬液,浓度不应低于 10^9 个/mL。菌悬液制备后混匀,无菌地分装于无菌的、带螺旋盖的 2 mL 塑料小管中,每管 1 mL。然后置于低温冰箱或液氮罐中保藏。

用低温冰箱保藏菌种时,一般在 $-40 \sim -25$ ℃下可保藏 $1 \sim 3$ 个月,在 -70 ℃下可加灌液氮,加灌液氮前后均需称重,在使用中可通过重量随时了解罐中液氮剩余情况,以保证及时加灌液氮。在加灌液氮时应小心防护,避免冻伤皮肤,平时罐口应注意密封。

在具有上述条件的实验室中,用此法保存菌种十分方便,复苏菌种也很简便。只需取出一支冷冻菌种的塑料小管,于室温下融化后接种在适宜的培养基中培养即可。但这种方法不便于运输或邮寄,通常要将菌种复苏后制成真空冷冻干燥菌种才能邮寄或运输。

二、真空冷冻干燥法

真空冷冻干燥法(lyophilization)简称冻干法,除了不生成孢子只产生丝状菌丝体的真菌外,其他各微生物菌种都可以用它来保存,冻干后的菌种保存时间可达数十年之久,而且便于运输和邮寄。

真空冷冻干燥技术起始于 1890 年,Altman 在做生理切片时,于 -20 ℃下,在真空干燥器中成功地干燥了一块组织,但当时并未得到重视。1910 年,Shechell 也发现在真空和冷冻条件下能对一些物质进行干燥,他的发现引起了大家的重视和认同,并很快用于补体、血清、狂犬病毒和细菌的冻干工作中。1911 年,Hammer 首先进行细菌的冻干,他证明在冷冻状态下进行干燥比在液体状态下进行干燥活动效率高。冻干技术的发现和应用刺激了冻干机的研究和设计,在 20 世纪 50 年代,很多学者大力从事制造冻干机的研究,发表了不少论文和专著。Louis Key 还以制冷学会和应用科学学会的名义在法国里昂举办为期两年的学习班,将冷冻干燥技术推上了高峰,曾有"黄金时代"之称。目前,冷冻干燥技术已十分成熟,普遍用于药品、生物制品及微生物菌种的保藏中。

（一）真空冷冻干燥的原理

含水物质首先经冷冻，冻结成固态的水，然后在真空条件下，不经液化阶段，由固态直接转化为气态从而除去水分，使物质干燥，这就是通常说的升华过程，因此，冷冻干燥法也被称为冷冻升华干燥法。

在冻干的过程中，水分的升华是由表及里进行的，制品的冻干界面也就由表及里逐步转移。冻干后制品体积和形状都保持着冻结时的状态不变，因此，干后制品有较大的内在空间，质地疏松，加水后易溶解，并保持制品原有特性或生物活性。

（二）冻干机的构造

无论哪种型号的冻干机都具有基本相似的构造，主要包括干燥箱、真空泵、蒸汽捕集器、冷冻机和必要的仪表。

1. 干燥箱

干燥箱是能保持真空的密封箱，其中的搁板能降温至 -35 ℃，升温至 50 ℃，制品在干燥前先在干燥箱中于 -35 ℃下预冻，以后在干燥箱中干燥。

2. 真空泵

在实际工作中，通常使用油封式机械真空泵，它应使干燥系统在 $5\sim15$ min 内真空度达 66.7 Pa 以下。真空泵的性能常是冷冻干燥成败的关键，如果真空度太低，水分升华太慢，已冻结的制品就会融化，干燥就会失败。

3. 蒸汽捕集器

蒸汽捕集器是吸附因升华产生的大量水蒸气的装置，升华的水蒸气在常温下很易结成水，必须在进入真空泵前除去，以免水汽混入真空泵油中，使真空泵不能正常运转。可用化学干燥剂（如 P_2O_5、$CaCl_2$）吸附水分，但它们价格贵、成本高，只适用于小型冻干机。更普遍的是用冷凝器来捕集水蒸气。冷凝器是一个真空密封容器，内部有很多盘管和带叶片的管道，通过冷冻机可使其温度降至 -50 ℃。它的位置处于干燥箱和真空泵之间，从干燥箱升华的水蒸气通过冷凝器时被冻结在盘管或叶片上。冻干完毕后，冷凝器中的霜冻通过加温化成水，由放水口流出。

4. 冷冻机

冷冻机一般用氟利昂制冷压缩机，它的作用是使干燥箱和冷凝器降温，并保持低温。

5. 仪表

各种仪表可显示干燥过程中降温、升温和真空度变化情况。

（三）冻干过程中水蒸气压、温度及冻干速度的关系

制品在干燥箱内，在 -35 ℃下冻结成冰后，干燥箱即停止降温，随即启动真空泵。在真空泵抽真空的同时制品开始升华，干燥箱内冻结制品的上方就产生了越来

越多的水蒸气,形成一定的水蒸气压,压力越高水蒸气流向冷凝器被捕集的速度就越快,升华作用就不断发生,干燥速度也就很快。但是,升华作用是一个吸热的过程,在升华的初始阶段是向制品本身和干燥箱吸热,这种吸热过程使制品温度逐渐降低,升华速度也就随之减慢,因此在冻干过程中要适当加温,提供升华热,制品中水分才能大量升华,这是干燥的第一阶段。当制品中95%水分被排除后,应迅速将制品温度升至该制品性质所允许的温度,如25~30 ℃,这时干燥转入第二阶段,即通过加热使剩余的5%水分干至制品要求的水分含量,如冻干菌种要求残留水分在1%~3%,一般控制在2%左右。

(四) 冻干微生物菌种的具体操作

1. 安瓿

冻干菌种所用安瓿有直管式的,也有底部为球形的球式的安瓿。安瓿应用清洁液浸泡、冲洗、彻底洗净并烘干,贴上杆菌菌种号,再经高压灭菌后备用。

2. 保护剂

冻干菌种的保护剂种类很多,但通常用脱脂乳粉和蒸馏水配制10%(W/V)脱脂乳液,经115.6 ℃灭菌20 min后使用,效果也较好。本节后一部分将具体介绍其他保护剂的组成成分。

3. 菌种

需冻干的菌种在适宜的固体斜面上培养至静止期(细菌一般培养24 h),将生长好的菌苔用接种环刮下,用配制好的无菌保护剂制成均匀的菌悬液,然后分装于安瓿中,每管约0.2 mL。

4. 冻干

分装好菌液的安瓿瓶约20支一捆,用无菌牛皮纸封口,然后置冻干机的干燥箱预冻2 h,并真空干燥。

5. 真空封口

冻干完的菌种,由冻干机干燥箱中取出,逐支地边抽真空边用火焰封口,封口完毕后,安瓿用真空监测仪检查每只菌种管的真空度。

以上冻干过程可归纳为以下简单地流程图(见图12-1)。

(五) 主要影响因素

1. 微生物的种类

不同微生物对低温的敏感性和抵抗力不同,冻干后的存活率也不相同。如芽孢杆菌的孢子冻干后存活率较高,革兰阳性球菌如化脓性链球菌(Streptococcus pyogenes)对低温抵抗力强,亦易冻干,而奈瑟菌(Neisseria)和弧菌(Vibrio)等对低温敏感,冻干后存活率较低。一般的肠道菌如沙门菌、志贺菌、变形杆菌等都有一定抵抗力,易于冻干。

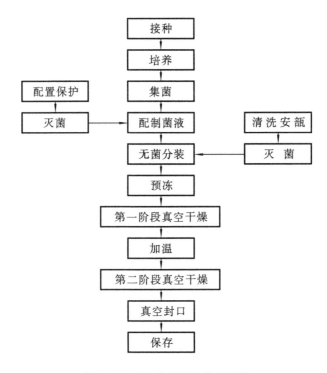

图 12-1　细菌冷冻干燥的流程图

2. 菌龄

菌龄对冻干后的细菌的存活率也有较大影响,处于代谢旺盛时期的菌体对不良条件抵抗力较弱,因此,一般采用静止期的培养物进行冻干,冻干后存活率较高。

3. 菌液浓度

冷冻或干燥对菌体细胞或多或少地都会引起一定的损伤作用,浓度较高的菌液可增加复苏后的活菌数量,有利于长期保存,在实际工作中,常用的菌液浓度为 10^9 个/mL 左右。

4. 保护剂

某些有机酸、氨基酸、糖类和蛋白质都可作保护剂。Merichi 等于 1970 年就研究了保护剂的作用机理。酸性保护剂的作用与其结构有关,在 α 碳原子上具有氢键或在 α、γ 碳原子上有 —COOH 基的化合物,冻干时这些基因团与菌体稳固的结合,取代了菌体表面束缚水的位置,这些化合物结合在细胞膜上可使用细胞膜稳定,防治冷冻或干燥造成的损伤。对碱性化合物,Merich 等强调了等电点的作用。革兰阳性菌的等电点为 pH=2,革兰阴性菌的等电点约为 pH=5。因此,革兰阳性菌与碱性化合物亲和力较强,结合牢固,保护作用也就优于革兰阴性菌。对中性的糖类来说,只有分子中具有 5 个以上羟基的五碳糖如葡萄糖、蔗糖、乳糖和木糖有保护作用,此外,有些天然保护剂如脱脂牛乳、血清等物质其组分较复杂,不同组分间起着相互协同的保护作用。牛乳中含 4.5%～5%乳糖,但如配制 5%的乳糖作保护剂,其效果不如牛乳为好,显然牛乳中的蛋白也起着保护作用,由此也提示了人们使用糖、血清等的保护剂对菌种冻干有很好的保护效果。

在冻干微生物菌种时常用的保护剂有以下两种。

(1) 10%脱脂牛乳(10 g 脱脂乳粉溶于蒸馏水至 100 mL)。

(2) 75%葡萄糖马血清肉汤溶液(无菌马血清 300 mL;葡萄糖 30 g;牛肉膏粉 1.3 g;蒸馏水 100 mL)。

应指出,本章第一节部分介绍的用于低温及超低温保存的保护剂中,凡含甘油和二甲基亚砜的保护剂不可用于冷冻干燥法,因为二者不易抽干且二甲基亚砜的蒸汽会破坏真空泵油,使真空泵不能正常工作。

(六) 菌种的复苏及干燥后检查

菌种在冻干并真空封口后,应及时进行菌种的复苏及冻干后检查工作,以了解菌种在冻干后的存活情况、是否被污染以及菌种的特征有无改变等情况。

随机抽取 1 支冻干菌种,在无菌室内先将安瓿瓶顶部用火焰烧热,在烧热处滴几滴无菌冷水,使其开裂,用无菌镊子轻轻敲下开裂处玻璃,安瓿即开启。用毛细吸管向安瓿瓶内加入约 0.2 mL 的生理盐水或液体培养基,轻轻吹打,使冻干物溶化,吸出全部菌悬液移植于该菌的适宜的斜面和液体培养基中,并取一小滴菌悬液滴在平板培养基上并画线分离,于适宜温度下培养,这一复苏过程亦可称为复水或再水化 (rehydration)。

平板培养物可观察菌落形态和有无杂菌生长,液体培养物可观察该菌在液体培养中的特性,斜面培养物可用于菌种其他特征的检定和传代。

若冻干效果不佳或存时已久,可能内中活细胞数减少,可将数支安瓿的菌悬液合并加入一支斜面培养基上培养,或加入适宜的液体培养基中增菌后再转种。

通过冻干后检查证实所冻干的菌种已符合要求,则此批冻干菌种可长期保存。否则,需检查原因,重新冻干。

(七) 保存

冻干菌种因菌种安瓿已抽真空,因此比较稳定,可于室温下保存,如有条件,置于 4～8 ℃保存效果更好。

三、其他保藏方法

除上述保藏方法外,还有一类保藏方法是将微生物菌体附着在某一载体上,干燥后保藏,河沙、土壤、硅胶、滤纸和麦麸等都可作载体,以上方法分别被称为沙管保藏法、土壤保藏法、硅胶保藏法、滤纸保藏法和麦麸保藏法。

方法:将上述载体彻底洗涤(河沙应用 20%盐酸处理),分装小管高度约 1 cm,彻底灭菌,然后将培养好的菌种用无菌生理盐水制成菌悬液(10^{10}个/mL),取 0.5 mL 滴入上述小管拌匀,置于真空干燥罐,用 $CaCl_2$、P_2O_5 或直接真空泵抽干,封口保存。

这类方法适用于有芽孢或孢子的微生物,如芽孢杆菌、酵母菌、放线菌和丝状真菌等。

第三节　各类微生物菌种的保藏

本节首先简述各类微生物菌种的一般保藏方法,然后重点讨论各类微生物中某些特殊菌株在保藏中的特殊条件。

一、细菌菌种的保藏

一般细菌菌种的保藏方法已如前述,有定期传代法、液体石蜡法、硅胶法、滤纸片法、低温或超低温法以及冷冻干燥法等。部分细菌因生长要求条件苛刻,不易培养也不易保藏,它们需要特殊的保藏方法和条件。

1. 脑膜炎奈瑟菌

脑膜炎奈瑟菌生长需要血,通常培养在巧克力营养琼脂培养基上,它产生自溶酶,生长晚期易自溶,在巧克力斜面上不能长期保存,必须每天传代。由于它对低温敏感,菌体长成的斜面不能放在 4 ℃冰箱内,只能放在室温保存。

脑膜炎奈瑟菌的一般保存方法是将菌种接种在卵黄液中,培养后置于 25 ℃温箱,只可保存 1 个月。

卵黄液的配制方法:用 75% 酒精消毒鸡蛋外壳,无菌操作分离卵黄,加入 10～12 mL无菌生理盐水混匀,56 ℃灭活 30 min,分装入小管,将菌接种于卵黄液,37 ℃培养后将棉塞换成橡皮塞,于 25 ℃保藏。

此外,此菌的活菌体对寒冷敏感,但在有保护剂的条件下在低温或超低温中冻结,菌体细胞仍可存活,因此,还可用常规的低温、超低温或冻干法保藏。

2. 淋病奈瑟菌

淋病奈瑟菌生长在含血的营养琼脂培养基上,营养要求苛刻,一般用加血的 GC 培养基或 M-H 培养基培养,在斜面培养基上也只能保存 3～4 d,必须 2～3 d 传代一次。还可用常规的低温或超低温和冷冻干燥法保藏菌种。

3. 肺炎链球菌

肺炎链球菌生长在含血的营养琼脂培养基上,能产生自溶酶,易自溶,一般在血斜面上也只能保存 2 d。常用的保藏方法是将肺炎链球菌接种在脱纤维血中,经37 ℃、5% CO_2 培养 18～24 h 后,于 4 ℃下可保藏 3 个月。用低温或超低温和冻干法保藏肺炎链球菌菌种时,用等体积纤维羊血与营养肉汤混合的保护剂,效果较 10% 脱脂牛乳为好。因血液营养丰富,因此必须严格无菌操作,防治污染。

4．流感嗜血杆菌

流感嗜血杆菌生长需要 X 因子（氯化血红素）和 V 因子（氧化型辅酶 I），主要的保藏是低温法和冷冻干燥法。可用 10％脱脂牛乳为保护剂，若加几滴 X、V 因子溶液，保藏效果更好。

二、真菌菌种的保藏

本节主要讨论丝状真菌（霉菌）的保藏，保藏方法有定期传代法、液体石蜡法、硅胶法、土壤法、液氮和冻干保藏法。

硅胶法和土壤法基本相似，主要保藏真菌的孢子，将孢子悬液混入灭菌的土壤或硅胶后混匀，干燥后密封保存。

液氮保藏法是将孢子或菌丝断片悬浮在 10％甘油中或前面介绍的含二甲基亚砜的保护剂中，分装入小管，先于－35 ℃下冷冻，然后再放入液氮中，可长期保存。

冻干法也是一种长期保藏的方法，但它也是主要保藏真菌的孢子，对虫霉目、腐霉科等只能形成菌丝、不产生孢子的真菌不易冻干成功。在冻干管启封后，应先加入无菌水，于室温下放置 30 min，使干燥的孢子复水，然后再将其接种到适宜的培养基中培养。

三、病毒毒种的保藏

病毒毒种的保藏方法主要是低温或超低温保藏法和冻干保藏法。

1．低温或超低温保藏法

低温或超低温保藏法是先将病毒接种在相应的动物内脏器官、体液或细胞上，取病毒感染力最高时的内脏体液分装无菌小管中，密封后置于低温或超低温下保藏，也可取感染的组织制成乳剂或取组织培养中病毒悬液加保护剂（脱脂乳、马血清或牛血清白蛋白等）后保存。

2．冷冻干燥法

冷冻干燥法可用于对大部分毒种的保藏，如虫媒病毒、粘病毒、疱疹病毒、痘病毒等都可用此法保藏，但肠道病菌（Enterovirus）都不易冷冻干燥成功。保护剂在冻干病毒时起着非常重要的作用，中国科学院微生物研究所菌种保藏工作者曾总结了病毒活疫苗保护剂的种类和含量，见表 12-2。

表 12-2　病毒活疫苗的保护剂的种类和含量

人体用	日本脑炎疫苗	1.谷氨酸钠 0.3％，牛血清白朊 0.11％
		2.乳糖 0.09％，谷氨酸钠 0.01％
	弱毒活麻疹疫苗	1.乳糖 5％，谷氨酸钠 0.048％，人血清白朊 0.2％
		2.蔗糖 5％，明胶水解物 10％，精氨酸 3％
		3.乳糖 5％，明胶 0.2％，谷氨酸钠 0.1％

续表

人体用	弱毒活风疹疫苗	1.明胶水解物 5%,蔗糖 4%,精氨酸 2.5% 2.乳糖 6%,明胶 0.14% 3.人血清白朊 1%,精氨酸 2%,乳糖 5% 4.精氨酸 3%,蔗糖 5%,明胶 0.2%,谷氨酸 0.1%
	干燥痘苗	1.蛋白胨 5% 2.谷氨酸钠 5%
动物用	猪瘟病毒活疫苗	乳糖 5%,PVP*(K-90)0.15%
	鸡瘟新城病毒	乳糖 5%,PVP(K-90)0.15%,马血清 1%
	活病毒预防液	脱脂乳蔗糖 0.4%,PVP*(K-90)0.2%
	鸡痘预防液	蛋白胨 5%,马血清 5%

* PVP 为 Polyvinlpyrrolidone,聚乙烯吡咯烷酮

第四节　微生物菌种保藏机构

菌毒种是国家的重要生物资源,各国政府对这部分资源都十分重视,很多国家成立了专门机构来保藏和管理。1963 年,国际微生物协会成立了"菌种保藏分会"。1968 年,在联合国教科文组织的筹办下在日本东京召开了第一届国际菌种保藏会议,将菌种保藏分会改组为"世界菌种保藏联合会(World Federation for Culture Collections,WFCC)"。在世界 59 个国家和地区,有大小微生物保藏中心 495 个,如美国的 ATCC(American Type Culture Collection);英国的 NCTC(National Collection of Type Culture);日本的 IAM(Institute of Applied Microbiology, University of Tokyo);澳大利亚的 DMUQ(Department of Microbiology,University of Queenland,Medical School)等都是国际上有名的保藏中心。

我国在国家科委(科技部前身)领导下也于 1979 年成立了"中国微生物菌种保藏委员会",下设七个菌种保藏中心,为我国微生物菌种的收集、鉴定、保藏、供应和管理发挥了重要作用。目前,为适应改革开放飞速发展的形势,在科技部的领导下,我国正对原有的菌种保藏机构进行整顿,改组和加强。我国较大微生物菌种保藏管理中心有:①普通微生物菌种保藏管理中心,中国科学院微生物研究所,北京,邮编:100080;②农业微生物菌种保藏管理中心,中国农业科学院土壤废料研究所,北京,邮编:100081;③医学细菌保藏管理中心,中国药品生物制品检定所,北京,邮编:100050。

这些保藏中心以及我国其他保藏中心将会继续在我国微生物资源的保护利用上发挥更大的作用,为国计民生作出更大贡献。

第十三章 免疫血清学检验技术

第一节 免疫沉淀反应

免疫沉淀反应(immunoprecipitation reaction)即可溶性的抗原(如血清蛋白、细菌培养液、组织浸出液等)和相应的抗体在溶液或凝胶中发生特异性结合,在适量的条件下,形成抗原抗体复合物。抗原抗体复合物是一种不可溶的沉淀物,可在接触面上形成沉淀线。沉淀物的产生取决于抗原与抗体的比例、分子量的大小、反应温度、电解质浓度及溶液的 pH 值。利用抗原和抗体形成沉淀反应的这一特征,利用已知的抗原(或抗体)检查相应的抗体(或抗原),从而广泛地用于疾病的诊断和抗体滴度的测定。

抗原抗体沉淀反应的方法不同、形式多样,可以在溶液中进行,也可以在凝胶板上进行。目前,广泛应用的各种高度灵敏和特异的标记免疫检测技术,如免疫荧光、放射免疫荧光分析及酶免疫技术等,都是在沉淀反应的基础上发展建立起来的。

根据实验中使用的介质和检测方法不同,免疫沉淀反应可分为液体内沉淀反应和凝胶内沉淀反应两种类型。

一、液体内沉淀反应

1. 絮状沉淀反应(flocculation test)

此法是将澄清、呈溶解状态的抗原、抗体溶液混合,在适量电解质存在的条件下,抗原与抗体结合后凝聚成肉眼可见的絮状或颗粒状的不溶性沉淀物。

絮状沉淀实验受抗原和抗体比例的影响较明显,常用于测定抗原抗体反应的最适比。

(1) 抗原稀释法(Dean-Webb 法)。将抗原作一系列稀释,与恒定浓度的抗血清等量混合,于室温或 37 ℃结合后,形成的沉淀物随抗原量变化而不同。离心沉淀后,分别测定沉淀物总量和上清液中游离的抗体或抗原量。沉淀物产生量最多,上清液中无反应过剩物时抗原与抗体的比例,即为最适比。并可根据抗原和抗体的分子量按下式计算抗原的结合价。

$$结合价=(Ab/Ag×抗原分子量)/抗体分子量$$

(2) 抗体稀释法(Ramon 法)。采用恒定量抗原与不同程度稀释的抗体反应。计算结果同上法,得出的是抗体结合价和抗体最适比。

(3) 方阵法或棋盘格滴定法(checkerboad titration)。将抗原和抗体同时稀释,以不同组合进行测定，可较正确地得出抗原、抗体最适比。

在生物制品学中，常用含抑制抗毒素单位的标准参考血清进行絮状沉淀实验，测定毒素或类毒素的絮状单位。过去曾用于诊断梅毒的康氏（Kahn）反应也是一种絮状沉淀实验，目前，已被 USR（不加热的血清反应素）实验等简便、快速的玻片絮状沉淀实验取代。

2. 环状沉淀实验（ring precipitation）

环状沉淀实验系 Ascoli 于 1902 年建立，用于检查兽类内脏、毛皮浸液等标本中的炭疽杆菌抗原。环状沉淀反应是抗原和抗体在小管中于接触面上形成肉眼可见的白色沉淀。在内径为 1～2 mm 的毛细管中小心加入抗体，尽量使界面不搅动，37 ℃竖直放置 1 h 观察结果。在两液的界面出现乳白色环状沉淀物为阳性反应，以沉淀带中团块大小来判定反应强弱。必要时应稀释抗原，以不同浓度的抗原与抗体反应以获得最适的抗原、抗体比例。此实验主要用于鉴定微量抗原，如肺炎球菌的多糖抗原的分型鉴定等，亦可用于免疫血清抗体效价的测定（稀释抗原）。环状沉淀实验的缺点是敏感性较低，而且对含有两种以上抗原抗体反应系统的混合物缺乏分辨力。

3. 免疫浊度测定（immunoturbidimetry）

免疫浊度测定是将现代光学测量仪器与自动检测系统相结合，应用于沉淀反应，可对微量的抗原、抗体及生物活性物质进行定量。该法有几类不同的测定方法，如透色比浊法、散色比浊法、免疫胶乳浊度测定法、速率抑制免疫比浊法等。免疫浊度测定法已推广应用于各种免疫球蛋白、补体、免疫复合物及其他血浆蛋白质如转铁蛋白、C 反应蛋白等的定量测定，以及用于临床治疗药物的监测。

二、凝胶内沉淀反应

凝胶内沉淀反应是以适宜浓度的琼脂（或琼脂糖）凝胶作为介质，可溶性抗原和抗体在凝胶中扩散，形成浓度梯度，在抗原与抗体比例适当的位置出现可见的沉淀环或沉淀线。琼脂凝胶是一种网络样（孔径大于 3 μm）的半固体，含水量在 98％以上，因此可视为一种固相化的液体。抗原与相应抗体结合后，形成的大分子复合物被网络固定于凝胶内，漂洗时，不会随游离的抗原、抗体一同被除去，从而便于将琼脂凝胶干燥后进行染色分析，并可长期保存。根据实验时抗原与抗体反应的方式和特性，分为单向免疫扩散实验、双向免疫扩散实验，以及与电泳技术结合的免疫电泳、对流免疫电泳和火箭免疫电泳等。

（一）单向免疫扩散（simple immunodiffusion）

单向免疫扩散是抗原和抗体两种成分中只有一种扩散，另一种被固定在凝胶中，此法是一种定量实验，一般是用已知抗体测定未知量的相应抗原。实验时先将抗体加入琼脂凝胶中混匀，制成含抗体的琼脂板，然后于琼脂板上打孔，孔中加入定量的待测抗原。由于抗体已与琼脂凝胶混合，不会再扩散，仅抗原从小孔向四周扩散，结果在小孔周围出现可见的沉淀环,沉淀环大小与抗原量呈正相关。每次实验均要绘制标准曲线,即为不同浓度的标准抗原。在相同的条件下进行测定,以沉淀环直径为横坐标,相应的抗原量为纵坐标,在半对数坐标纸上绘制出标准曲线。操作步骤如下。

(1) 抗体琼脂凝胶板的制备。①用生理盐水配制浓度为1‰的琼脂凝胶,加0.1‰NaN$_3$作为防腐剂。置于水浴中煮沸溶化后,移至56 ℃水浴箱中保温。②根据实验需要,吸取所需量的溶化琼脂置于小烧杯内,加入一定量经过预试选定的抗血清,仔细混合均匀。亦可将抗血清预先稀释,再于溶化的2‰琼脂等量混合。一般7.5 cm×2.5 cm载玻片需要3 mL或8.5 cm×15 cm玻片约需20 mL含抗体琼脂。③将洁净的载玻片或玻片放置水平台面上,将含抗体的琼脂趁热均匀浇注于玻片上,厚度约为1.5 mm。

(2) 打孔及加样。待琼脂凝固后,用打孔器在琼脂板上打孔,孔径3～4 mm,孔距10 mm,为避免抗原从孔底四周与玻片之间流走,加样前用1.5‰的凝胶封孔底四周。用微量加样器将待检品及不同浓度的标准抗原分别加入琼脂孔内,每孔加10 μL。

(3) 加样完毕。将琼脂板平放于湿盒内,置于37 ℃,24 h后观察结果。量取待测样品沉淀环直径,从标准曲线上查得相应的抗原含量。在直线扩散中,沉淀线的位置取决于抗原浓度,抗原浓度越大,沉淀线距抗原孔越远;在辐射扩散中,在抗原孔周围形成沉淀环大小与中心孔中抗原浓度成正比,抗原浓度大,形成的环也大。

(4) 染色与保存。首先浸出游离的抗原和抗体,将带有沉淀线的凝胶片在生理盐水中浸泡2d,换液2～3次。最后一次换蒸馏水,然后置于37 ℃过夜,干燥保存或染色后保存。染色液为0.5‰氨基黑,于染色液中浸染15～30 min,然后用2‰冰醋酸脱色直到着色带清晰,背景透明,蒸馏水冲洗、干燥。染色片可长期保存。

(二) 双向免疫扩散(double immunodiffusion)

双向免疫扩散是一种定性实验,是抗原和抗体在同一个凝胶中向彼此扩散,将抗原、抗体分别加入琼脂板相对应的小孔中,使两者互相扩散,在比例适当处形成可见的沉淀线。观察沉淀线的位置、数量、形状以及对比关系,可对抗原或抗体进行定性分析,常用于抗原和抗体的纯度鉴定,此法亦可用于免疫血清抗体效价测定。

特异性抗原、抗体之间形成沉淀线受多种因素影响,如抗原抗体的比例、孔间的距离和扩散的时间。当抗原和抗体两者浓度相差悬殊时,则不能形成沉淀。在一定范围内沉淀线偏向浓度低的一侧,沉淀线的形成受抗原、抗体分子大小、结构和扩散系数的影响。当抗原、抗体分子太小、扩散系数相近似时,沉淀线在两孔间形成直线;当抗原分子较小、扩散系数较大时,沉淀线在靠近抗体孔处形成弧线;当抗体分子较小、扩散系数较大时,弧状沉淀线靠近抗原孔。沉淀线的图形特点能表示不同抗原之间在免疫学上的关系。两个相邻近的抗原孔与一个共同的抗体形成完全融合的沉淀线,表明两种抗原在免疫学上相同;沉淀线互相交叉,说明两种抗原无关;沉淀线上形成突刺,即部分交叉、融合,表明两种抗原之间有部分相同决定簇。双向免疫扩散操作步骤如下。

1. 琼脂凝胶板的制备

将洁净的载玻片或平皿置于水平台面上,用吸管吸取加热溶化的 1% 生理盐水琼脂,均匀地浇注于玻片或平皿内,注意勿产生气泡,琼脂厚度约为 2.5 mm。

2. 打孔

待琼脂凝固后,根据实验目的按不同的孔型图样在琼脂板上打孔(见图 13-1),孔径为 3~4 mm,孔间距为 3~5 mm。吸出孔内琼脂,将玻片或平皿底部在酒精灯焰上略微加热,或在小孔内加入少量溶化的琼脂封底。

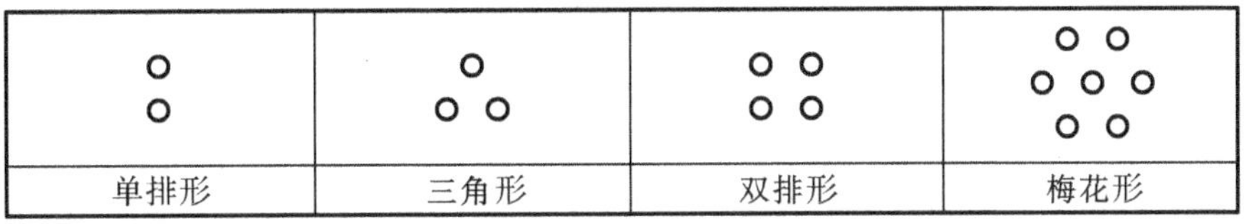

单排形	三角形	双排形	梅花形

图 13-1 不同的孔型图样

3. 加样

用毛细吸管或微量加样器吸取样品,分别加入小孔内,以注满为度,无需定量。在三角形排列孔的上端小孔内可加入特异性抗体(或抗原),下端两孔内分别加入待测样品和已知抗原(或抗体)作为对照。向梅花形排列孔的中心孔内加入抗体,1、4孔内加入已知抗原作对照,2、3、5、6孔内分别加入待测样品。测定免疫血清的抗体效价时,在中心孔内加入固定浓度的抗原,周围各孔内按顺序加入倍比稀释的免疫血清,经过扩散后,以出现沉淀线的血清最高稀释度为其抗体效价。

4. 加样完毕

将琼脂板平放于湿盒内,在室温或 37 ℃下扩散 18~24 h 后,观察结果。

(三) 对流免疫电泳(counter immuno-electrophoresis)

对流免疫电泳又称反向免疫电泳或免疫电渗电泳(immuno-electro-osmophoresis),是把双向扩散和电泳技术结合在一起的方法。其原理是在 pH 值为 8.6 的琼脂凝胶板上挖出成对的孔,将抗原、抗体分别加到成对的孔中,将抗原置于负极,抗体置于正极,电泳时,抗原和抗体相对泳动。一定时间后抗原和抗体在两极之间相遇,在比例适当的地方形成肉眼可见的沉淀线。抗体球蛋白只带有微弱的负电荷,它的分子较大,所以泳动慢,受电渗作用的影响,电泳时负极倒退。抗原蛋白带有较强的负电荷,分子又较小,泳动快,在电渗作用下,虽然减慢了泳动速度,但仍向正极泳动,因此形成抗原与抗体相向移动的情况。

实验方法如下。用 pH 值为 8、离子强度为 0.075 mol/L 的巴比妥缓冲溶液配制

1.5%琼脂凝胶。将熔化的琼脂倒在洁净的玻板上,琼脂层厚 2~3 mm,琼脂凝胶凝固后,打数列成对的小孔,每对小孔之间的距离为 4~8 mm。在每对孔的正极侧加入抗体,负极侧加入抗原。同时设已知抗原、抗体对照。通电 20~120 min 后即可见沉淀线,当抗原量较少、沉淀线不够清晰时,将琼脂板置于湿盒中,37 ℃保温数小时。

对流电泳中抗原、抗体在电场内只能定向移动,限制了抗原、抗体的自由扩散倾向,从而提高了实验的敏感性,缩短了反应时间。可用于检测血清中的甲胎蛋白,快速诊断原发性肝细胞癌时,其敏感性比双相扩散法提高了 10 倍。所以,对流免疫电泳技术比较简单、快速,而且可用于多种样品的检查。

(四) 火箭免疫电泳(rocket immuno-electrophoresis)

火箭免疫电泳又称电泳免疫扩散(electro-immuno-diffusion),是把单向扩散同电泳结合在一起的方法,用电流迫使抗原在含抗体的凝胶中泳动,两者比例适合时,在较短的时间内形成火箭状或锥状的沉淀线,当抗体固定时,沉淀线的高度与抗原浓度成正比。因此,测量孔中心与沉淀峰顶的距离,即可计算出抗原的含量。反之,抗原的浓度固定时,亦可测定抗体的含量。

实验方法如下。用巴比妥缓冲溶液(pH 值为 8.3,离子强度为 0.07 mol/L)配制 2%琼脂,加热熔化后置于 60 ℃水浴中保温。用同样的缓冲溶液稀释血清,与 2%的琼脂混合成 1%浓度,倾注在玻片上,凝固后沿着玻片的长边打一排孔,直径为 3~3.5 mm,每孔加入 10 μL 不同浓度的已知抗原或待检抗原,电压为 4~10 V/cm,电泳 2~10 h 后,直接测量沉淀峰的高度或浸洗、干燥、染色。

(五) 交叉免疫电泳(crossed immuno-electrophoresis)

交叉免疫电泳又称双向免疫电泳或抗原-抗体交叉电泳,可对抗原进行定性或定量研究。此外,在有标准抗原及抗体的情况下,也可对未知样品中的抗原或抗体进行鉴定。其基本原理是在琼脂板上通过电泳将不同的蛋白质(抗原)成分分离,然后转90°在含有不同抗体的琼脂中再次电泳。抗原的各种成分与相应抗体迅速反应,形成的沉淀带不是重叠的,而是形成不同成分的沉淀峰。沉淀峰与相应成分的迁移率有关,与其抗原浓度成正比,因此,是一种定量测定多种成分的方法。

第二节　凝集实验

细菌、红细胞等颗粒性抗原混悬液与相应抗体相混合,在有适量电解质存在的情况下,抗原与抗体发生特异性结合,并且能进一步凝聚成肉眼可见的凝集块,称为凝集实验(agglutination),参加反应的颗粒性抗原称为凝集原,抗体称为凝集素。凝集实验可分为:正向间接凝集实验,反向间接凝集实验,间接凝集抑制实验,协同凝集实验,自身细胞凝集实验及血凝抑制实验。

一、直接凝集实验

细菌、红细胞与螺旋体等颗粒性抗原，在有适当电解质的参与下，可直接与相应抗体结合出现凝集现象，称为直接凝集反应（direct agglutination）。

（一）玻片法

玻片法通常为定性实验，是用已知抗体检测未知抗原。在鉴定新分离的菌种时，可取已知抗体诊断血清滴加在玻片上，加受检菌混匀，数分钟后，如出现细菌凝集成块的现象，即为阳性反应。很多细菌都可用此法来鉴定，也用于测定人类红细胞的ABO血型，此法简便快速。

（二）试管法

试管法通常为半定量实验，是用已知抗原测定受检血清中有无相应抗体及其相对含量，以协助诊断或供流行病学调查研究。在操作时将待检血清用生理盐水作连续的两倍稀释，然后于各管中加入等量抗原悬液，在 37～50 ℃中放置一定时间后观察凝集的程度，判定血清中抗体的效价。发生明显凝集现象最高血清稀释度的即为该血清中抗体的效价。常用于肥达氏实验（Widal test）诊断伤寒病和外斐氏实验（Weill-Felix test）诊断斑疹伤寒。

二、间接凝集实验

将可溶性抗原（或抗体）先吸附于适当大小的颗粒性载体的表面，然后与相应抗体（或抗原）作用，在适宜的电解质存在的条件下，出现特异性凝集现象，称为间接凝集反应（indirect agglutination）或被动凝集反应（passive agglutination）。这种反应适用于各种抗体和可溶性抗原的检测，其敏感度高于沉淀反应，因此被广泛用于免疫检验。

（一）间接凝集反应的类型

根据致敏载体用的是抗原或抗体以及凝集反应的方式，间接凝集反应可分为以下三类。

（1）（正向）间接凝集反应（indirect agglutination）：用抗原致敏载体检测标本中相应抗体。

（2）反向间接凝集反应（reverse indirect agglutination）：用特异性抗体致敏载体检测标本中的相应抗原。

（3）间接凝集抑制反应（indirect agglutination inhibition）：诊断试剂为抗原致敏的颗粒载体及相应的抗体，用于检测标本中是否存在与致敏抗原相同的抗原。检测方法是标本先与抗体试剂作用，然后再加入致敏的载体，若出现凝集现象，说明标本中不存在相同抗原,抗体试剂未被结合,因此仍与载体上抗原起作用。如在标本中存在相同抗原,则凝集反应被抑制。同理,可用抗体致敏载体及相应抗原作为诊断试剂,以检测标本中的抗体,此时称反向间接凝集抑制反应。

(二)间接血凝实验

1. 原理

间接血凝实验是以红细胞为载体,将抗原,(或抗体)直接吸附或通过化学偶联的方法结合在红细胞的表面制得致敏血球,致敏血球与其相应的抗体(或抗原)发生的凝集反应。通过标本的不同稀释度与致敏血球反应,可以半定量测定其相应的抗体(或抗原)。

2. 试剂与材料

1) 红细胞选择

多种动物的红细胞均可作为载体。最常用的为绵羊、家兔、鸡及"O"型人红细胞。人红细胞作为载体的优点是非特异性凝集少,无需先吸收。羊细胞中有时存在非特异性抗体而出现非特异性凝集,用正常兔血清配制稀释液可以减少非特异性凝集。

2) 红细胞的固定

新鲜红细胞能吸附多糖类抗原,但吸附蛋白质类抗原或抗体能力较差。致敏的新鲜红细胞保存时间短,其供血动物有个体差异,且易变脆、溶血和污染,只能使用2~3 d。为此一般在致敏前先将红细胞醛化,这样可长期保存而不溶血。常用的醛类有甲醛、丙酮醛、戊二醛等,醛化方法如下。

(1) 戊二醛法固定红细胞。醛化方法:取压积红细胞 2 mL,加 0.25% 戊二醛 100 mL,室温低速搅拌 30 min,至红细胞呈暗红色。用生理盐水洗 3 次,用 pH 值为 7.2 的 PBS 洗 1 次,再用 pH 值为 7.2 的 PBS 配成 10% 的红细胞悬液,贮于 4 ℃冰箱可保存半年。

戊二醛固定红细胞后,为了增强对蛋白分子的吸附能力,红细胞必须用鞣酸处理。鞣酸处理固定的红细胞:5% 戊二醛固定羊红细胞悬液 10 mL,加入 0.005% 鞣酸 10 mL,置 37 ℃水浴 20~30 min 后离心,以 pH 值为 7.2 的 PBS 洗 3 次,并用 pH 值为 7.2 的 PBS 配成 2.5% 红细胞悬液 20 mL。戊二醛固定时间短,醛化程序简单,致敏抗原或抗体均可获得较好结果。

(2) 双醛法固定红细胞。取压积红细胞 8 mL,加 0.1 mol/L、pH 值为 7.2 的 PBS 至 100 mL,加入等量的 3% 丙酮醛,在 24 ℃左右搅拌 17 h,离心沉淀。用 pH 值为 7.2 的 PBS 洗 5 次,并以 pH 值为 7.2 的 PBS 配成 8% 的红细胞悬液,取该悬液 1 体积加 30% 的甲醛 1 体积,在 24 ℃左右缓慢搅拌 17 h,用 pH 值为 7.2 的 PBS 洗 5 次,用 PBS 配成 10% 红细胞悬液,置 4 ℃冰箱可保存半年。用双醛法处理红细胞比较敏感,因游离醛基多,吸附性能好。此外,用丙酮醛-甲醛处理的红细胞不需经鞣酸处理可直接吸附蛋白抗原。无论用何种方法处理,均须注意:醛类极易聚合;甲醛宜放于 25 ℃;如产生白色沉淀,表示已部分聚合;丙酮醛和戊二醛应放低温暗处保存,如变黄色说明已部分聚合,聚合的醛类应适当增加用量;加醛类时要缓慢,以防止红细胞变形;醛化后要充分洗涤,防止残留醛类而影响结果;醛化红细胞呈暗红色,应无自凝。

3) 致敏用的抗原或抗体

致敏用的抗原或抗体要求纯度高,并要求保持良好的免疫活性。用不同方法醛化的红细胞对抗原或抗体纯度的要求不甚相同,纯度高的抗原可用灵敏度高的双醛化红细胞,纯度低者用灵敏度低些的甲醛化红细胞,以避免自凝或致敏失败。致敏用抗原或抗体浓度要合适,过低会使致敏失败,浓度过高会发生自凝或滴度低。在中等浓度的抗原或抗体范围内随蛋白质浓度增加,血凝滴度上升。而达到一定浓度后,灵敏度反而随蛋白质浓度增加而下降,超过一定浓度会引起红细胞自凝。因此,对每种致敏用的抗原或抗体事先通过方阵滴定来确定最适浓度。

4) 致敏方法

(1) 直接法:在低 pH 值,低离子强度下用固定红细胞直接吸附抗原或抗体,如多糖类抗原。操作方法:取 10% 双醛化细胞悬液 1 mL,离心沉淀后,于沉淀中加入 0.1 mol/L、pH＝4.0 的醋酸缓冲溶液 5 mL,预温。加入含适当致敏抗体的已经预温的醋酸缓冲溶液 5 mL,混匀,24 ℃放置 60～75 min 或 37 ℃ 20～30 min,其间摇动数次。再用 0.1 mol/L、pH 值为 7.2 的 PBS 洗 3 次,用保存液(EDTA 9.3 g,蔗糖 25 g,5 g 聚乙二醇 6 000,NaN$_3$ 1 g,兔血清 10 mL,用 0.1 mol/L、pH＝4.0 的醋酸缓冲溶液配制 1 000 mL)按比容配成 10% 细胞悬液,于 4 ℃保存或冻干。

(2) 间接法:利用偶联剂将抗原或抗体吸附在固定红细胞上,偶联剂种类较多,作用机制各不相同。

采用三氯化铬法:通过金属阳离子的静电作用,将蛋白质结合在红细胞表面。此致敏血球当遇到抗体时便和红细胞表面的蛋白质抗原结合而形成凝集。

操作步骤如下。将 10 g/L CrCl$_3$ 贮存液自 1：100 开始作连续双倍稀释,每份 2.0 mL,加至 2% 洗过的红细胞悬液 10 mL 中,混匀,置室温数分钟,杯底出现肉眼可见凝集的最后一杯,指示最适 CrCl$_3$ 浓度。抗原,抗体最适浓度的选择方法见前述。正式致敏时,取洗过 5 次的 2% 红细胞悬液 10 mL,加入 0.2 mL 抗原溶液,混匀,在电磁搅拌下缓慢滴入 2.0 mL 最适浓度的 CrCl$_3$ 溶液,加完后室温放置 5 min,其间摇动 1～2 次,然后加入等容积 PBS 终止反应。用 PBS 洗 2 次,配成 0.5%～0.75% 细胞悬液。

5) 稀释液

0.5 g 聚乙二醇 6 000,兔血清 1 mL,NaN$_3$ 0.1 g,加 0.15 mol/L、pH 值为 7.2 的 PBS 至 100 mL。

3. 操作方法

(1) 用定量滴管向血凝板的孔内各加稀释液 1 滴(25 μL)。

(2) 用微量稀释棒蘸取待检标本(25 μL),在血凝板的孔内进行倍比稀释,同时设下列对照:阳性对照,阴性对照,诊断血细胞对照。

(3) 每孔加诊断血细胞悬液 1 滴(25 μL),在微型振荡器上振荡 1～3 min。置湿盒内 37 ℃温育 1～2 h,观察结果。

结果判断:以红细胞凝集强度分级。

(一):红细胞沉积于孔底呈圆盘点状,边缘清晰整齐,同诊断血细胞对照孔。

(十):红细胞沉于孔底,周围有散在少量的凝集。

(＋＋):红细胞形成片状凝集,面积较小,边缘较松散。

(＋＋＋):红细胞形成片层凝集,面积略多于"＋＋"。

(＋＋＋＋):红细胞形成片层凝集,均匀布满孔底,或边缘皱缩如花边状。

4. 注意事项

(1) 使用器材必须十分清洁,否则可能出现假阳性,特别是血凝板的清洁度。

(2) 受检血清要新鲜,血清分离后于 4 ℃保存。

(3) 稀释液与实验的敏感性和凝集模式关系极大。稀释液中的胶体物质能封闭红细胞上未被抗原结合的位点,使其不能与非特异性物质结合,从而使红细胞保持稳定状态。含聚乙二醇的稀释液比生理盐水、1％兔血清或 100 g/L 蔗糖缓冲溶液的灵敏度高 4 倍。

(4) 取样时将稀释棒头部接触标本液面,但不能将棒头全部插入液内,以免取量过多。稀释时搓棒速度及次数各孔应一致,以免影响血凝效价。

(5) 振荡时间不少于 1 min,以免红细胞混合不匀而出现不清晰的凝集模式,难以判断终点。

(6) 加致敏血球后的温度和存放时间随红细胞种类不同而异。如用绵羊红细胞,22 ℃放置 2 h 观察结果最适宜;用人"O"型红细胞,37 ℃保温 0.5～1 h 即可。温度太高或太低,均导致凝集模式不佳。

(7) 用动物红细胞作载体时,应注意受检血清中可能存在对该动物红细胞表面抗原的 Forssman 抗体和抗核因子等,因为它们也可引起非特异性凝集,利用人"O"型红细胞则无上述干扰。

三、乳胶凝集实验

(一) 原理

乳胶凝集实验是以聚苯乙烯胶乳微粒为载体的间接凝集实验,即用抗原或抗体致敏乳胶,再以此致敏胶乳检测相应的抗体或抗原。

（二）试剂与材料

致敏胶乳试剂的制备：物理吸附用的胶乳多为聚苯乙烯，化学交联用的胶乳为羧化聚苯乙烯。聚苯乙烯胶乳是苯乙烯单体在引发剂过硫酸钾的作用下聚合而成的。胶乳颗粒的大小，随聚合中各物质的比例量不同而异，可根据不同用途进行合成。国内较多采用颗粒为 $0.5 \sim 0.6~\mu L$ 的胶乳，胶乳致敏方法如下。

（1）物理吸附法。先用蒸馏水将 10% 胶乳悬液稀释至 1%～2%，将吸附物（抗原或抗体）溶于 pH 值为 8.2 硼酸缓冲盐水或 pH 值为 8.2 甘氨酸缓冲盐水中，逐滴加入稀释胶乳中，充分混匀（1% 胶乳悬液 1 mL 一般能吸附 0.1～1 mg 物质），37 ℃或 50～56 ℃放置 30～60 min。某些物质吸附要数天才能达到平衡。吸附完后，以 4 000 r/min 离心 30～45 min 除去游离的未吸附物，沉淀用同一缓冲溶液恢复悬液状态。

（2）化学交联法。为了提高敏感性，先将 ε-氨基己酸与羧化聚苯乙烯缩合，以增大配基与载体表面的距离，再用化学交联法与抗原或抗体结合。胶乳上的羧基和被交联物上氨基是通过缩合剂碳化二亚胺来完成的，这种用交联法致敏的胶乳试剂性能稳定，保存期长。交联缓冲溶液常用 0.1 mol/L、pH 值约为 7.2～7.6 的 PBS。

（三）操作方法

（1）试管法。先将受检标本在试管中以缓冲溶液作倍比稀释，然后加入致敏的胶乳试剂，反应后观察胶乳凝集结果。

（2）玻片法。在玻片上加受检标本一滴（50 μL）和致敏的胶乳试剂一滴（50 μL）混匀后，连续摇动 2～3 min 即可观察结果。出现凝集大颗粒为阳性反应，保持均匀乳液状不凝集为阴性反应。同时作阴、阳性对照。

（四）注意事项

（1）本实验一般作定性测定，但严格操作也能达到半定量的要求。

（2）试剂一般保存在 4～10 ℃较为适宜，用前取出待接近室温时再使用。

（3）受检标本和试剂的加入顺序应遵照规定的步骤，否则无法判定结果。

四、血凝及血凝抑制实验

血凝（hemagglutination，HA）及血凝抑制（hemgglutination inhibition，HAI）实验又称红细胞凝集及凝集抑制实验，是检验病毒的重要方法之一。

某些病毒或病毒血凝素在体外可吸附于人或某些动物的红细胞上，使红细胞发生凝集，即称病毒血凝。病毒凝集红细胞的能力可被病毒特异性抗体所抑制，即病毒在接触红细胞之前，先加入特异抗体，则病毒与抗体结合而丧失了吸附红细胞的能力，再加红细胞则不发生红细胞凝集，故称血凝抑制。

五、协同凝集实验

协同凝集实验(coagglutination)与反向间接凝集实验原理一样,用抗体标记葡萄球菌蛋白 A(SPA),以检测游离抗原。此法具有简便,快速与敏感性高等优点,现已广泛用于微生物及免疫学的检测。目前,国内已用于细菌快速鉴定和分型,钩端螺旋体定群,病毒鉴定,细菌可溶性产物测定,IgG 型的抗体纯化;也可用于荧光素,放射同位素或酶(如辣根过氧化物酶)等标记;制备成相应的标记 SPA,用于免疫荧光,放射免疫和酶联免疫吸附实验,检测抗原或抗体。

(一) 原理

金黄色葡萄球菌的细胞壁表面存在一种特殊蛋白质成分,称葡萄球菌蛋白 A(SPA),此种蛋白质能与人及多种哺乳动物(家兔,豚鼠等)血清中的 IgG 类抗体分子的 FC 段发生结合。若将特异性 IgG 型抗体吸附在 SPA 上,使其成为致敏载体,暴露在菌体表面的两个 Fab 段仍保持其原有的抗体活性和特异性,当与相应抗原相遇时,即出现凝集现象。

(二) 试剂与材料

1. 菌株的选择

已知 90% 以上金黄色葡萄球菌含有 SPA,每个菌体细胞壁上约有 8 万个 SPA 分子,每个 SPA 分子能结合两个或更多个 IgG 分子,但不同菌株间所含 SPA 有明显差异。国际上通用的标准菌株是 Cowanl 株(NCTC—8530 和 ATCC—12598),国内已引进编号为 2611 的菌株。国内自行分离的 No. 1800 株与 Cowanl 株相类似,为 SPA 株,Z12 株不含 SPA。

2. SPA 菌株培养及菌液制备

SPA 菌株培养多采用酪蛋白培养基,牛心肌浸汤琼脂,或肉浸汤营养琼脂。将选定菌种接种在琼脂平板上,37 ℃ 培养 18 h,选单个菌落移种肉汤管,37 ℃ 培养 16~18 h 再移种在琼脂平板上,37 ℃ 培养 18~24 h。用 0.01 mol/L,pH 值为 7.3 的 PBS 或含 10 g/L 葡萄糖,10 g/L 2、3、5 三苯四氮唑的 PBS 洗下菌落,以 3 500 r/min 离心 30 min。沉淀物用 PBS 洗 2 次,按比容用含 0.5% 甲醛 PBS 配成 10% 细菌悬液,放室温 3 h,再置于 56 ℃ 放置 30 min 或 80 ℃ 放置 15 min,取出用 PBS 洗 3 次,按比容配成 10% 悬液,加 NaN_3 至 1 g/L,4 ℃ 保存。

3. 致敏 SPA 试剂制备

取上述 10% 菌悬液 1 mL,用 PBS 洗 3 次后恢复至原体积,加入特异高效价抗血清 0.1 mL,充分混匀,37 ℃ 放置 30 min,不时振摇,以 3 000 r/min 离心 20 min,沉淀物用 PBS 洗 3 次,再用 PBS 配成 10% 菌悬液加 NaN_3,即为致敏 SPA 菌体,4 ℃ 保存,可用 2 个月。

4. SPA 的鉴定

对制备 SPA 试剂应进行纯度鉴定、效价测定及活性鉴定。

（三）操作方法

（1）取清洁玻片 1 张，加待检标本 1 滴，再加致敏 SPA 菌体试剂 1 滴，摇动混匀，2 min 内观察结果。

（2）以"＋"多少表示凝集强度，呈现（＋＋）以上凝集为阳性，（＋）凝集者为可疑，无凝集者为阴性。

（四）结果判断

（＋＋＋＋）表示在 2 min 内，100％SPA 菌体凝集成大块；（＋＋＋）表示 75％SPA 菌体呈现明显凝集者；（＋＋）表示 50％SPA 菌体呈现明显凝集者；（＋）表示 25％ SPA 菌体凝集，颗粒很小；（－）表示无凝集者。

（五）注意事项

（1）实验时应设下列对照：未致敏的 SPA 菌液，抗体致敏不含 SPA 的菌液，阳性对照，阴性对照，稀释液对照。

（2）实验前应检查试剂有无自凝现象。

（3）致敏用的抗血清应特异性强，效价高。

六、自身红细胞凝集实验

自身红细胞凝集实验与一般间接血凝实验不同之处为反应中的红细胞是未经致敏的受检者新鲜红细胞，主要试剂材料为抗人"O"型红细胞的单克隆抗体，这种抗体能与不论何种血型的红细胞结合，但不引起凝集反应。这种抗体与另一种特异性抗体连接成双功能抗体，可用于检测标本中的抗原；如与特异性抗原连接，则可用于检测标本中的抗体。

实验的过程如下。在白色塑料片上加血液标本 1 滴和上述试剂 1 滴，混匀，2 min后观察结果，出现红细胞凝集为阳性。血液标本中的红细胞和抗原（或抗体）分别与试剂中的抗红细胞单克隆抗体和特异性抗体（或抗原）反应，形成网络而导致红细胞凝集。本实验的特点是受检标本为全血，不需分离血清，采指血或耳垂血进行实验，受检者即刻可知检测结果，此实验已成功地用于抗 HIV 抗体的检测。

第三节　补体结合实验

一、实验原理

补体结合（complement fixation test，CF）实验的基本原理就是通过两个抗原、抗体系统的反应来检测特异性的抗原或抗体。一个是特异性抗原-抗体系统,另一个是绵羊红细胞-溶血素系统。其中,前一系统以特异性的抗原(或抗体)与相应的抗体(或抗原)进行结合,并通过指示系统(绵羊红细胞-溶血素系统)显示出肉眼可见的反应结果。当抗原与特异性抗体结合形成抗原-抗体免疫复合物后,抗体分子中的补体结合位点暴露出来,与补体结合。当反应体系中有游离补体存在时,溶血素可令绵羊红细胞溶解。根据这一特点,在实验中,当抗原与抗体同时存在形成抗原-抗体免疫复合物时,反应体系中所加入的一定量补体被结合,溶血系统由于没有补体而不发生溶血,反应呈阳性结果;当反应体系中没有特异性抗原和特异性抗体时,由于单独存在的抗原或抗体中的补体结合位点不能暴露出来,因而无法结合补体,这时反应体系中所加入的补体可与溶血素结合而发生溶血,反应呈阴性结果。补体结合(CF)实验是一种既简单又常用的血清学检测方法,常用于检测血清样本中抗体滴度和鉴定病毒,尤其适合于对大量血清样本中抗原或抗体滴度的检测。

二、实验材料

(一)补体稀释液

由于许多理化因素均能破坏补体的活性,补体需保存在含钙镁离子的生理盐水中,其配方及配制:$CaCl_2 \cdot 2H_2O$ 1.0 g,$MgCl_2 \cdot 6H_2O$ 0.2 g,NaCl 8.5 g,去离子水1 000 mL,将上述物质充分溶解,分装后 121 ℃灭菌 20 min,放置于 4 ℃冰箱中保存备用。

(二)绵羊红细胞

制备溶血素和进行补体结合实验,均需使用新鲜的绵羊红细胞。其制备方法是从绵羊颈静脉中抽取静脉血,将采集到的血液保存于爱氏血球保存液(Alsever's 液)中,加入 Alsever's 液的量应不少于绵羊血,充分混匀后,于 4 ℃冰箱中保存,可使用三周。也可将采集到的绵羊血先进行离心,将绵羊红细胞分离出,加入等量的Alsever's 液,再放置于 4 ℃冰箱中保存。整个制备过程均需无菌操作,以防止污染。Alsever's 液的配方及配制为:葡萄糖 2.05 g,柠檬酸钠 0.8 g,柠檬酸 0.055 g,氯化钠 0.42 g,去离子水 100 mL,将各成分微热溶解并充分混匀,过滤分装后 115 ℃灭菌20 min,放置于 4 ℃冰箱中保存备用。

(三)溶血素制备

溶血素即兔抗绵羊红细胞(SRBC)抗体,其简易快速的制备方法是,将脱纤维SRBC 反复洗涤,去除血浆蛋白,配成 50%SRBC 悬液,注射家兔,每日一次,每次注射 5 mL,连续 5 次,最后一次注射 2 d 后查血,效价达到 1∶3 200 以上即可采血,分离出血清,56 ℃水浴灭活 30 min,然后加入等体积的无菌中性甘油,放置于 4 ℃冰箱中保存。现有冻干溶血素商品,临用时,用巴比妥缓冲溶液稀释。

(四)抗原

抗原质量的好坏会直接影响 CF 实验结果,这主要是由于 CF 实验的敏感性较差,且在结果判断时存在人为误差。因此,要求用于 CF 实验的抗原有较高的滴度和纯度,以提高与相应抗体的结合,并减少非特异性 CF 反应。目前,一般使用市售的抗原,对购回的抗原必须先进行抗原滴度的滴定,以确定其滴度,然后分装保存于低温冰箱中备用,对抗原的滴定采用方阵滴定法。

(五)免疫血清

免疫血清是用病原体免疫实验动物来制备的。免疫成功后,采集血液分离出血清,56 ℃水浴灭活 30 min 分装,低温保存备用。目前市售的免疫血清多数是通过免疫家兔和豚鼠制备而成。

(六)补体

一般市售补体从健康实验动物血清中获得。为了避免个体差异应选取数只健康实验动物,进行空腹采血,立即放于 4 ℃冰箱 2~3 h,分离血清,数只动物血清混合后,少量分装,放于低温冰箱中保存备用。由于采集到的血清中可能含有待测抗原的特异性抗体,使用前必须进行监测,含有特异性抗体的血清不能作补体使用。进行人或哺乳类动物样本的 CF 实验,所使用的补体一般从豚鼠血清中获得;而进行禽类样本的 CF 实验,所需的补体一般采用鸭血清。

三、试剂滴定

由于 CF 实验中的补体稳定性较差,因此,CF 实验的反应必须在巴比妥缓冲溶液中进行,其配方及配制如下。A 液:氯化钠 85 g,碳酸氢钠 2.52 g,5,5-乙基巴比妥钠 3 g,去离子水 1 000 mL。B 液:5,5-乙基巴比妥酸 4.6 g,$MgSO_4 \cdot 6H_2O$ 1 g,$CaCl \cdot 2H_2O$ 0.2 g,热去离子水 500 mL。待 A 液及 B 液完全溶解并冷却后,将 A 液与 B 液混匀,补加去离子水至 2 000 mL,121 ℃灭菌 20 min,于 4 ℃冰箱保存备用。使用时用去离子水作 5 倍稀释,即为工作液。

(一)溶血素滴定

(1)将购回或制备好的溶血素用稀释液作 1:100 稀释,然后把它当作原液从 1:1 000 开始进行系列稀释,每个稀释度保留 100 μL 液,其余部分弃去。

(2)在每个管中加入含有两个单位的补体 200 μL,混匀。

(3)每管加入稀释液 200 μL,混匀。

(4)每管加入 1%绵羊红细胞 100 μL,混匀,置 37 ℃水浴反应 30 min,观察结果。

(5) 结果判定:使绵羊红细胞完全溶血的溶血素最高稀释度为一个溶血单位,在进行 CF 实验时需要用两个溶血单位的溶血素。

(二) 补体滴定

(1) 将市售补体按产品说明先用稀释液溶解,再稀释成 1∶5,然后进行系列稀释。稀释时可根据经验或产品说明选择不同的稀释比例,例如,从 1∶50 开始至 1∶300,每管保留 200 μL 稀释液(见表 13-1),在冰浴中进行。

表 13-1　补体的稀释

补体稀释度	补体加入量(1∶5)/mL	稀释液加入量/mL
1∶50	0.1	0.9
1∶60	0.1	1.1
1∶70	0.1	1.3
1∶80	0.1	1.5
1∶90	0.1	1.7
1∶100	0.1	1.9
1∶120	0.1	2.3
1∶140	0.1	2.7
1∶160	0.1	3.1
1∶180	0.1	3.5
1∶200	0.1	3.9
1∶220	0.1	4.3
1∶240	0.1	4.7
1∶260	0.1	5.1
1∶280	0.1	5.5
1∶300	0.1	5.9

(2) 每管加入 1% 致敏绵羊红细胞 200 μL,该细胞已用两个单位的溶血素致敏,混匀。

(3) 每管加入 200 μL 稀释液,混匀,37 ℃水浴 1 h,观察结果;也可以置于 4 ℃冰箱中过夜,再进行结果判定。

(4) 结果判定。能够在反应系统含有一个溶血素单位时发生完全溶血的补体的最高稀释度即为一个补体单位。由于在 CF 实验中补体稀释液需含有两个补体单位,而体积固定为 200 μL,因此,在进行 CF 实验时必须计算实际应加入补体的稀释度,假如在补体滴定中 1∶100 为一个补体单位,则 1∶50 含有两个补体单位。

四、实验步骤(微孔塑料板法)

1. 试剂材料

试剂材料如下:①微孔塑料板;②抗原;③绵羊红细胞;④溶血素;⑤补体;⑥阳性

对照血清;⑦稀释液。

2. 操作步骤

(1) 稀释。可直接在微孔塑料板中进行,将待测血清按需要进行系列稀释,每孔保留不同稀释度的血清 25 μL,每孔加入 25 μL 抗原和 50 μL 含两个单位的补体,轻拍混匀,将微孔塑料板放置于 4 ℃冰箱中过夜。在实验中同时设置以下对照:①阳性对照,25 μL 抗原+25 μL 阳性对照血清+50 μL 补体;②阴性对照,25 μL 抗原+25 μL 阴性对照血清+50 μL 补体;③待检血清抗补体对照,25 μL 待检血清+25 μL 稀释液+50 μL 补体;④抗原抗补体对照,25 μL 抗原+25 μL 稀释液+50 μL 补体;⑤羊红细胞对照,50 μL 稀释液+50 μL 补体;⑥补体对照,分别取 2 单位、1 单位和0.5 单位的补体 50 μL,加 25 μL 抗原+25 μL 稀释液。

(2) 第二天将微孔塑料板取出,放于 37 ℃水浴 30 min,每孔加入 50 μL 已致敏绵羊红细胞(将 1%的绵羊红细胞和等体积含两个单位的溶血素混匀,放于 37 ℃水浴致敏 30 min),轻拍混匀。

(3) 放于 37 ℃水浴 30 min,观察结果。

3. 判定

当阳性对照不发生溶血和阴性对照发生溶血时,实验结果可信,对结果的判定分别以"-、+、++、+++、++++"等五种不同的符号表示。"-"表示 100%溶血,"+"表示 75%溶血;"++"表示 50%溶血;"+++"表示 25%溶血;"++++"表示完全不溶血。待检血清出现"++++"时的最高稀释度就是该血清的滴度。

五、主要优缺点

1. 优点

与其他抗原抗体检测技术(如沉淀反应、凝集反应等)相比较,补体结合实验有以下优点。

(1) 灵敏度高:这是因为与抗原结合的每一个抗体分子,可以激活数百个补体分子,因而具有显著的放大作用,其灵敏度(可以测定 0.05 μg/mL 的抗体)可与间接血凝法媲美。

(2) 特异性好:常可用作微生物抗原结构等的分析研究。补体结合反应中,其结合与抗体的亲和力有关。在微量实验中,抗血清的浓度很低,因而被检测出的主要是高亲和力的抗体。

(3) 反应结果明显:溶血与不溶血极易区别。甚至可用光电比色计监测溶血后血红蛋白的量,计算 50%的溶血(CH_{50})。设计合理的情况下,抗原与抗体的比例恰当,可以定量测定 CH_{50}。

(4) 不同物理状态的抗原均可用此法:可溶性抗原、颗粒性抗原、甚至混浊以及有不均匀块状的抗原(如接种病毒后的动物组织冻融粗抗原)都可应用,然而,在沉淀反应和凝集反应中,不能直接应用。

（5）易于推广：该方法不需特需仪器设备和试剂，普通实验室均可进行。

2. 缺点

（1）参与反应的物质多（抗原、抗体、补体、溶血素及羊红细胞等），它们之间存在彼此牵连的定量关系，需要逐一滴定，找出最适比例，否则难以达到理想的结果。

（2）抗原、抗体或血清标本具有溶血或抗补体作用时，实验难以进行。但可采取一定措施消除或降低这些影响。

第四节　免疫荧光技术

免疫荧光技术（immunofluorescence technique，IFT）包括荧光抗体技术（fluorescent antibody technique）和荧光抗原技术（fluorescent antigen technique），因实际工作中主要是用荧光抗体技术，加之荧光抗体技术在绝大多数情况下可以取代荧光抗原技术，故一般所谓免疫荧光技术即指荧光抗体技术。

目前，免疫荧光技术已发展为四个分支技术。一是以荧光显微镜为检测工具的免疫荧光显微术，主要用以检测有形态结构的颗粒性抗原-抗体系统；二是以各种荧光光度计为检测工具的荧光测定技术（fluorimmunoassay），主要用以测定可溶性分子抗原-抗体系统；三是以流式荧光激发细胞鉴定或分类器为检测工具的流式免疫荧光细胞鉴定术（flow immunoflorocytomertry），主要用以快速检出和分类细胞性抗原-抗体系统；四是以镧系元素为标记物的时间分辨荧光免疫分析技术（time-resolved fluoroimmunoassay），可用以更特异地分析各种抗原、半抗原-抗体系统。

免疫荧光技术是主要的微生物快速检验技术之一，其中，以免疫荧光显微术应用最多。免疫荧光显微术的最大优点是免疫学的特异性与显微术形态学的精确性相结合。

一、实验原理

抗原和抗体的结合是一种特异性的免疫学反应，即用已知抗体可以检定未知抗原，或反过来，也可用已知抗原鉴定未知抗体。体外抗原抗体反应过程通常分为两个阶段，第一阶段，抗原与抗体结合，这是不可见的，在数分钟内可以完成；第二阶段，当反应系统的抗原抗体达到一定数量时，各抗原抗体复合物在电解质的影响下发生各种各样的可见反应，如沉淀、凝集、细胞溶解等等，借此可以知道抗原和抗体发生反应。如果抗原或抗体是在固相的组织或细胞（如微生物涂片或组织切片）内与相应的抗体或抗原发生反应，则反应只限制在第一阶段，即是不可见的。这时如果将抗体（或抗原）标记上一种带色的物质，而又不影响其特异活性，就能凭借细胞或组织的着色情况而判断抗原和抗体的反应情况。异硫氰酸荧光黄（FITC）和四甲基异硫氰基若丹明（TMRITC）等荧光色素都是能满足这个要求的标记物。目前，公认的免疫荧光显微术的特点有如下几点。

1. 特异性与形态学的结合

由于荧光抗体的基本前提是经荧光素标记后抗体活性不变，所以，荧光抗体染色是抗原抗体特异结合，因而它具有普通血清学所固有的特异性；又由于抗原是固定在玻片上通过显微镜观察，所以，能够在光学显微镜所允许的放大范围内，看到染色对象的形态学特征（如各种微生物、组织细胞等），显著提高了结果判断的可靠性。

2. 快速性

由于免疫荧光是建立在血清学反应的第一阶段，即在抗原、抗体结合上，所以实验时间较一般血清学方法大大缩短，按常规操作，1～2 h 即可完成。近年来又开始发展更快速的操作程序，可以在 1～2 min 内完成。这个特点，对于食品检验和传染病的快速诊断，具有重要意义。

3. 高敏感性

由于免疫荧光可以看作是一种特殊的染色技术，因此，只要是在显微镜下可辨认的对象，无论数量多少，原则上可被检出。故其敏感性和镜检的敏感性相当或者过之，因为普通镜检是在亮的背景下，而荧光镜检是在暗的背景下。如检查细菌纯培养物，一般每毫升含菌量 5 000 左右即能检出，而在进行凝集实验时，含菌量需数亿以上。

4. 广适应性

免疫荧光在原则上可应用于一切抗原、抗体系统中。如在微生物学中，既可用于细菌、病毒、立克次体，也可用于真菌及原虫；既可用于活微生物，也可用于死微生物；既可用于体外，也可用于体内；既能检查抗原，也能检查抗体。

但是，免疫荧光技术也有它的局限性，主要是目前基本上只作为定性方法使用，作为定量技术，在推广应用上还有一些问题有待解决。

二、方法步骤

经典免疫荧光显微术的染色法有直接法和间接法，后者又有多种变化形式（见表13-2）。

在微生物学中，常用直接法检测抗原（病原体），用间接法中的双层法检测抗体。现以细菌检验为例，将三种常用染色步骤简述如下。

（一）直接法（测抗原）

直接法是指标本"涂片-固定-染色"的细菌染色程序，将荧光抗体代替普通染料的染色法。此法自荧光抗体技术建立以来，一直沿用至今。其程序如下。①以直径 2 mm 接种环（约可取 7.5 μL）取待检标本悬液或上层培养液，均匀涂布于直径 5 mm 的圆圈内（用特制多眼憎水隔离圈载玻片），晾干。②涂片浸于固定液内固定 3 min，固定液由乙醇、三氯甲烷和甲醛溶液（60∶30∶10）混合而成。用 95% 乙醇漂洗，晾干。③于涂片上滴加工作稀释度的荧光抗体一薄层，置湿盒内密盖，放 37 ℃温箱中保温 15～30 min,取出用 pH 值为 7.5 的 PBS 漂洗去荧光抗体液,再浸入洁净的 PBS 中浸泡 10 min,再用蒸馏水漂洗。④涂片自然干燥,加无荧光缓冲甘油(9 份甘油加 1 份 pH 值为 9.0 的碳酸缓冲溶液),封片,镜检。

以上程序对于纯菌标本,效果是满意的。但对混有大量杂菌和杂质的标本,如大便、食品标本等,此法存在以下问题。①杂菌和杂质会影响目标菌与荧光抗体的结合。②杂质的非特异性荧光会干扰镜检。③杂质的非特异荧光会干扰结果判断。这些问题造成的结果是假阳性和假阴性的比例偏高,镜检非常费力,要求技术人员有丰富的经验和娴熟的技巧,因而难以在基层单位推广普及。

表 13-2　各种免疫荧光染色法特点比较

方法	示踪目标	标记物	荧光复合物组成(层)	基本步骤	特异性	敏感性	主要应用
直接法	抗原	抗体	2(抗原＋抗体)	1	高	低	各种抗原鉴定,诊断学
双层法	抗原或抗体	抗抗体	3(抗原＋抗体＋抗抗体)	2	较高	中	组织、抗原和循环抗体鉴定,诊断学
夹层法	抗体	抗体	3(抗体＋抗原＋抗体)	2	较高	低	免疫球蛋白定位
混合法	抗原	正常免疫球蛋白	4(抗原＋抗体＋抗抗体＋正常免疫球蛋白)	3	较高	低	免疫球蛋白定量
三层法	抗原	抗抗抗体	4(抗原＋抗体＋抗抗体＋抗抗抗体)	3	较高	高	抗原鉴定
补体法	抗原或抗体	抗体	4(抗原＋抗体＋补体＋补体抗体)	2	较高	高	病毒学,免疫病理

(二)固相抗体吸附病原体染色法

为了解决现场标本中大量杂质和杂菌对荧光抗体染色的干扰问题,我们建立了固相抗体吸附免疫荧光染色法(SPAIF)。其原理是将与待检菌对应的特异抗体固定在载玻片表面上,制成"免疫学特异的载玻片",检验时将标本悬液或增菌培养液滴加在固相抗体膜上,反应一定时间后,水洗去除杂质和杂菌,而和固相抗体特异结合的目标待测菌则被"捕获"在载玻片上然后再以荧光抗体染色,这样,载玻片上将只有发光的目标细胞,杂质和杂菌的干扰基本消除或显著地减少。为了在荧光镜检时寻找焦面的方便,在固相抗体中还可以混有少量经伊文氏蓝染色的绵羊红细胞(约每高倍视野可见到数个),这样当标本为阴性时,可见到发红色荧光的红细胞;当标本为阳性时,则可见到发红色荧光的红细胞和发绿色荧光的细菌,使镜检悦目而不易疲劳,并避免了区分载玻片和盖玻片焦面的困扰。SPAIF 的程序如图 13-2 所示。

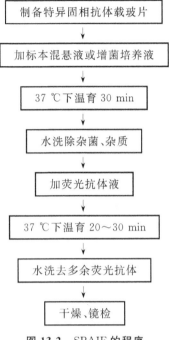

图 13-2 SPAIF 的程序

具体操作步骤及注意事项如下。

(1) 特异固相抗体载玻片的制备。①载玻片。用 10 眼憎水漆隔离圈载片(见图 13-3),厚度约 1 mm 左右,洁净无明显划痕者最好,此玻片可反复使用。②抗体液。最好用高效价抗血清,稀释至每毫升含蛋白量约 0.5~2 mg,用全球蛋白或 IgG 制剂也可。③绵羊红细胞。醛化,以伊文氏蓝染色(1∶5000 伊文氏蓝液加入沉淀红细胞中,振荡,加热 5 min 后,离心沉淀清洗三次即可),加入抗体液中的最后浓度约为 0.1%。④制备方法。将混有醛化绵羊红细胞的抗体制剂以微量推进器吸取(或用定量接种环挑取),每个载片圆圈(直径为 5 mm)推入 0.3 μL,均匀涂布于圈内,使成一薄层,自然晾干,然后以酒精火焰固定,使玻片表面温度达 50 ℃左右即可(玻片缓慢过火焰上 3 次)。然后将玻片置清洁水中浸泡 3 min,或以蒸馏水冲洗,以去除未吸附的蛋白分子,使玻片上的抗体分子呈单层。此抗体玻片可 1 次制备多片,置冰箱干燥保存备用,有效期至少半年以上。对有经验的检验人员,可以不用指示绵羊红细胞

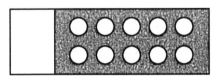

图 13-3 10 眼憎水漆隔离圈载玻片

而直接用抗体制剂制备固相抗体玻片。

（2）加样。加于固相抗体膜上的标本，必须呈液体状态，且不能太稠，以便待检菌能自由地与固相抗体结合。如为增菌培养液，可直接以接种环（φ4 mm）挑取覆盖于圆圈内。

（3）温育。将加有标本的玻片置于湿皿（如用大平皿或搪瓷盘，底部垫两层滤纸，纸上平行放数根细玻棒，玻片架于其上），紧盖，置 37 ℃温箱温育 30～60 min。

（4）水洗杂质杂菌。将玻片横斜，以细水流冲洗（流速约为每分钟 1 000 mL）1 min，用自来水或缓冲盐水均可。水流入盛有消毒剂的桶内，以防污染下水道。

（5）加荧光抗体。待玻片晾干后，用直径 2 mm 的接种环，或自己拉制的细口玻璃吸管，取工作稀释度的荧光抗体液，覆盖于抗体涂膜表面，迅速置于湿盒内，密盖，放 37 ℃温箱 20～30 min。

（6）水洗。用自来水或 PBS 冲洗去除剩余的荧光抗体液，每张玻片冲洗水量约 200 mL；或先用 10～20 mL 水冲去剩余荧光抗体液，然后将玻片浸泡于 PBS 缸内 10 min。

（7）镜检。同常规染色法。

以上两种染色方法均属于荧光抗体直接染色法，如果抗菌血清不作荧光标记，而是用抗球蛋白荧光抗体，则染色步骤多了一步，即先加未标记抗菌抗体，反应30 min，水洗后再加与抗菌抗体对应的抗球蛋白荧光抗体染色。这为间接染色法。其优点是一种抗球蛋白荧光抗体可对多种细菌进行染色，缺点是染色时间长，且更容易产生非特异荧光。

（三）间接法（测抗体）

间接法常用以检测患者血清中的抗体，多用于慢性感染（如梅毒）的血清学诊断，具体操作步骤如下。

（1）抗原载体（如玻片）的制备：将培养的标准株纯病原体以接种环均匀涂于憎水漆隔离圈载片的圈内，晾干固定，低温下干燥保存备用。

（2）将适当稀释的灭活待检血清 3 μL 滴加于抗原涂膜上，置湿盒中放 37 ℃温箱内温育 30 min。

（3）以自来水冲去涂膜上的血清，然后放中性 PBS 液中浸泡 10 min，晾干。

（4）加工作浓度的抗人荧光标记的免疫球蛋白 3 μL 于抗原涂膜上，置湿盒中放 37 ℃温箱内温育 30 min。

（5）重复步骤（3）。

（6）以 pH 值为 9.0 的缓冲甘油封片镜检，阳性结果为涂膜中的多个病原体呈现形态典型的 2（＋）以上亮度的黄绿色荧光。

其他非细菌类病原体的染色方法和步骤与上述基本相同，可参考实施。

三、注意事项

（一）非特异荧光的鉴别

免疫荧光染色结果的判断，必须建立在必要的对照基础上。一般来说，标准特异染色应符合以下条件：①染色仅出现于含有对应抗原的标本上，而不出现于无对应抗原或含异属抗原的标本上（阴性标本对照）；②未染色标本无类似荧光（自发荧光对照）；③用标记的非免疫血清或球蛋白不着色（正常荧光血清对照）；④用未标记的特异免疫血清预处理标本应抑制特异荧光染色，用非免疫血清预处理则不抑制（抑制实验）；⑤标记抗血清在用相应抗原充分吸收后染色阴性，而用异属抗原吸收则无影响（吸收实验）。

标本的荧光分特异和非特异两大类，特异荧光是指标记抗体与对应抗原经免疫学结合而致荧光，反之属非特异荧光。造成标本非特异染色的原因很多，大致可分为以下两类，应尽可能消除或避免。

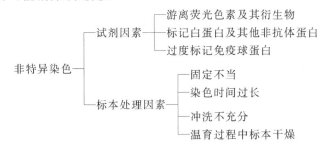

（二）对显微术标本的要求

要获得满意的镜检效果，必须满足以下要求。①载玻片，其厚度应在 0.8～1.2 mm，太厚的玻片，一方面光吸收多，另一方面不能使激发光在标本平面良好聚焦，尤其在使用暗视野聚光器时影响较大。载玻片必须光洁，厚度均匀，无油迹无划痕，否则，必将出现非特异的杂乱荧光，影响观察和判断。②盖玻片，普通盖玻片厚度应在 0.17 mm 左右，因为一般物镜头都是根据这个厚度设计的。③标本，注意不能涂得太厚，如太厚当用透射光荧光显微镜观察时，激发光将大部分消耗在标本下部，而物镜直接观察到的上部不能得到充分激发，另外，太厚往往因细胞重叠或杂质掩盖，影响判断。④封片剂，必须无自发荧光，无颜色。通常使用优级分析纯甘油盐水缓冲溶液（90% 甘油，10% 磷酸盐缓冲溶液，pH 值为 7.1～8.6）。为了固定盖玻片，可用 0.5% 明胶，加到玻片后以 10% 甲醛溶液固定；可用淀粉膏长期保存标本；也可用二甲苯混合封片剂，如 DPX（酞酸二丁酯 10 mL，聚苯乙烯 25 g，二甲苯 70 mL 混合而成）。⑤油镜，原则上，镜油本身不受激发光。因此，普通显微术所用的香柏油不能直接使用。纯檀香油无固有荧光，可以使用。液体石蜡和纯甘油（加 10% 磷酸缓冲盐水)是比较好的代用品,它们可被水洗脱,使用很方便,只是折光率较低,对图像质量略有影响,如果配合使用甘油浸物镜就更好了。

四、应用

在细菌诊断学中,能以荧光抗体染色直接检出或鉴定的细菌、文献报道效果较好的约为 30 种(见表 13-3)。我国已成功将荧光抗体染色用于快速检出沙门菌、金黄色葡萄球菌、溶血性链球菌、炭疽杆菌、布氏杆菌、淋球菌、梅毒螺旋体及其抗体、衣原体、支原体等。

在病毒学中,免疫荧光作为一种感染诊断手段,应用也日益广泛,特别是在感染早期对 IgM 抗体的检出具有重要的特异性诊断价值。已有成功的报道的病毒有:流感病毒、呼吸道合胞病毒、腺病毒、巨细胞病毒、EB 病毒、轮状病毒、狂犬病毒、麻疹病毒、风疹病毒、腮腺炎病毒、疱疹病毒、流行性出血热病毒、柯萨奇病毒、脊髓灰质炎病毒、乙型脑炎病毒、口蹄疫病毒、猪瘟病毒、痘病毒、HIV 等二十余种。

表 13-3　IFT 在细菌诊断中的应用评价

菌　种	疾　病	标　本	方法	敏感性	特异性	意义
甲组链球菌	急性咽峡炎、猩红热、急性风湿热	咽部培养物	DIF	高	高	诊断
乙组链球菌	新生儿败血症、脑膜炎、牛型乳腺炎	阴道拭子临床标本培养物	DIF	高	中	快速鉴定
致病性大肠杆菌	婴儿腹泻	大便	DIF	高	高	过筛
伤寒沙门菌	肠伤寒	大便	DIF	高	高	诊断
沙门菌	肠炎、脑膜炎	大便、食品、环境标本、培养物	DIF	高	高	诊断或过筛
志贺菌属						
宋内菌	菌痢	大便	DIF	高	高	快诊
福氏菌	菌痢	大便	DIF	高	高	快诊
百日咳杆菌	百日咳	鼻咽部涂片	DIF	高	高	快诊
流感嗜血杆菌	细菌性脑膜炎	CSF	DIF	高	高	快诊
肺炎球菌	细菌性脑膜炎	CSF	DIF	高	高	快诊
脑膜炎球菌	细菌性脑膜炎	CSF、出血点	DIF	高(B 群较差)	高(A、C 群)	快诊
军团菌	大叶性肺炎	痰、肺渗出物、肺组织切片	DIF	高	高	诊断
利斯特菌	单核细胞增多症	体液涂片、组织切片	DIF	高	高	诊断

续表

菌　种	疾　病	标　本	方法	敏感性	特异性	意义
布氏杆菌(牛型、羊型、猪型)	布病(人、畜)	胎盘、病理组织、培养物	DIF	高	高	诊断
鼠疫杆菌	鼠疫	血、动物组织、蚤胃	DIF	高	高	诊断
土拉杆菌	土拉热	动物组织、血	DIF	高	高	诊断
炭疽杆菌	炭疽	血、组织	DIF	高	高(抗荚膜 FA)	诊断
结核杆菌	结核病	痰及其消化液	DIF	高	高	诊断
胎儿弧菌	弧菌病	子宫、阴道黏液	DIF	高	中	诊断
类丹毒菌	动物感染	血液、组织、培养物	DIF	较高	高	诊断
放线菌	放线菌病	扁桃腺、病理排泄物	DIF	高	高	诊断
钩端螺旋体	钩体病	尿沉渣、新鲜组织切片或刮片、培养物	DIF	中	高	诊断分型
奈瑟淋球菌	淋病	结膜、尿道分泌物、培养物	DIF	较高	中	过筛
绿脓杆菌	肺炎	病理组织	DIF	中	高	诊断
类鼻疽杆菌	类鼻疽	排泄物、病理组织	DIF	高	高	诊断
马鼻疽杆菌	鼻疽	排泄物、病理组织	DIF	高	高	诊断
梅毒螺旋体	梅毒	病理组织	DIF	高	高	早期诊断
脆弱类杆菌	败血症	血、其他有关临床标本	DIF IIF	高	较高	诊断
黑色素源杆菌	牙周病脏器囊肿	病变部位分泌物	DIF	高	中	辅诊
梭状芽孢杆菌属	肉毒中毒、动物黑眼病、羊炭疽、气性坏疽、破伤风、结肠炎	食物、病变部位组织、大便等	DIF	高	较高	诊断或辅诊
沙眼衣原体	沙眼、非淋菌性尿道炎	结膜刮片、尿道或宫颈擦片	DIF	高	高	诊断

注：DIF 为直接免疫荧光法，IIF 为间接免疫荧光法，CSF 为脑脊髓。

第五节　免疫酶技术

一、概述

1966 年，首先由 Engvall 等建立起以固相为载体的酶免疫实验（enzyme immunoassay，EIA）。1972 年，Engval 等进一步发展了这项技术，后称为酶联免疫吸附实验（enzyme-linked immunosorbent assay，ELISA），由于该技术具有特异性高、敏感性强、操作简单快速的优点，因此被广泛地应用于传染病、肿瘤等的诊断，以及其他许多涉及抗原抗体反应的定量或定性检测项目。

在免疫学检测中，目前三种最常见的技术即酶免疫实验（EIA）、荧光免疫实验（FIA）和放射免疫实验（RIA）。与这三种技术相比较，ELISA 具有许多优点。采用 FIA 技术进行检测时，因为是通过荧光显微镜来观察判定结果，存在认为误差，难以进行准确的定量实验；而 RIA 技术必须使用的同位素价格昂贵、半衰期短，需要特殊的放射防护设施，检测仪器昂贵。ELISA 技术则即有 FIA 和 RIA 的优点，又价格低廉，操作简单。ELISA 技术还有一个非常突出的优点，就是显示出有颜色的实验结果，可以用目视或测定光吸收值两种方法来判定结果，这一特点使该技术得以广泛应用。

酶免疫技术的分类可概括如图 13-4。

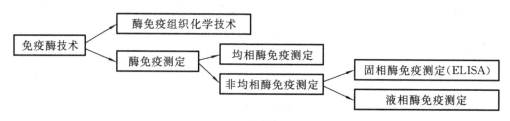

图 13-4　酶免疫技术的分类

酶免疫技术的基本原理与免疫荧光技术和放射免疫分析相似，都是使用标记的免疫反应物（抗原、抗体），在这里是酶标记物与待检样品中相应的抗原或抗体结合成为带酶的免疫复合物，然后检测酶的活性，加入酶的底物，通过酶的催化作用，使无色的底物发生水解、氧化或还原等反应，形成有色的或电子致密的、可溶或不溶性终产物，用肉眼、分光光度计以及显微镜进行观察。

在 ELISA 实验中，三方面的高度特异性确保了实验结果的特异性，一是抗原（或抗体）与相应抗体（或抗原）的结合具有高度特异性，二是酶标记物与相应抗原（或抗体）的结合具有高度特异性，三是酶的催化作用具有高度特异性。酶除了有高度特异性，还有极强的催化活性，通过酶的放大作用，可使 ELISA 实验产生高度敏感性，例如，目前 ELISA 技术可以检出 1 ng/mL 含量的 HbsAg。

在免疫酶技术中，目前发展最快、应用最广泛，也最为成功的是 ELISA 技术，本节主要对 ELISA 技术作介绍。

二、固相酶免疫测定

（一）原理

ELISA 的原理基于如下几点：①抗原或抗体吸附到固相载体的表面并保持其免

疫活性；②抗原或抗体与酶所形成的酶结合物仍保持其免疫活性和酶催化活性；③结合物与相应的抗原或抗体反应后，其上的酶遇到相应的底物时，产生有色物质，由于颜色的深浅与相应的抗原或抗体量成正比，可根据颜色深浅来定量抗原或抗体。

（二）方法

ELISA 可用于测定抗原，也可用于测定抗体。在这种测定方法中有三种必要的试剂：①固相的抗原或抗体；②酶标记的抗原或抗体；③酶反应的底物。根据试剂的来源和标本的性状以及检测的具体条件，可设计出各种不同类型的检测方法，最常用的方法有以下几种。

1. 双抗体夹心法

双抗体夹心法（见图 13-5）是检测抗原最常用的方法，具体操作步骤如下。

（1）将特异性抗体与固相载体联结，形成固相抗体。洗涤除去未结合抗体及杂质。

（2）加受检标本使之与固相抗体反应一段时间，让标本中的抗原与固相抗体结合，形成固相抗原抗体复合物，洗涤除去其他未结合物质。

（3）加酶标抗体，固相免疫复合物上的抗原与酶标抗体结合，彻底洗涤未结合的酶标抗体。此时，固相载体上带有的酶量与标本中受检抗原的含量呈相关。

（4）加底物显色，固相载体上的酶催化底物变为有色产物。根据颜色反应的程度进行该抗原的定性或定量。

本法只适用于二价或二价以上较大分子抗原的检出和定量分析，而不能用于半抗原等小分子的测定。

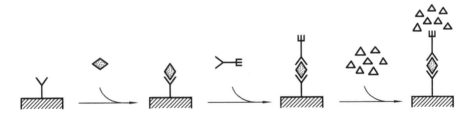

图 13-5　双抗体夹心法测抗原示意图

2. 间接法

利用酶标记的抗-抗体检测已与固相抗原结合的受检抗体，故称为间接法。具体操作步骤如下。

（1）将特异性抗原与固相载体联结，形成固相抗原。洗涤除去未结合抗原及杂质。

（2）加稀释的受检血清，相应的抗体与固相抗原结合，形成固相抗原抗体复合物。经洗涤后，固相载体上只留下特异性抗体。其他免疫球蛋白及杂质由于不能与固相抗原结合，在洗涤过程中被洗去。

（3）加酶标免疫球蛋白（酶标抗抗体），与固相复合物中的抗体相结合，从而使该抗体间接地标记上酶。清洗后，固相载体上的酶量与特异性抗体的量相关。例如，预测人对某种疾病的抗体，可用酶标羊抗人 IgG 抗体。

（4）加底物显色，颜色深度代表标本中受检抗体量。

本法只要更换不同的固相抗原，可以用一种酶标抗体检测各种与抗原相应的抗体（见图 13-6）。

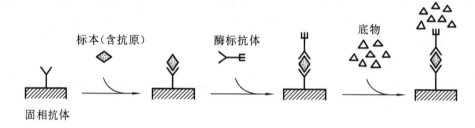

图 13-6　间接法测抗体示意图

3. 竞争法

竞争法可用于测定抗原，也可用于测定抗体。以测定抗原为例，受检抗原和酶标抗原竞争与固相抗体结合，因此结合于固相的酶标抗原量与受检抗原的量呈反比。具体操作步骤如下（见图 13-7）。

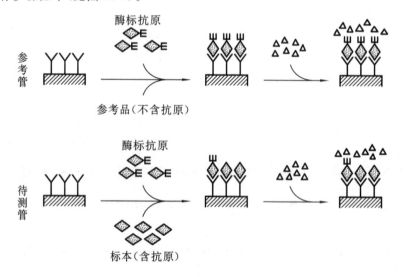

图 13-7　竞争法测抗原示意图

（1）将特异性抗体与固相载体联结，形成固相抗体，洗涤。

（2）待测管中加受检标本与一定量酶标抗原的混合溶液，使之与固相抗体反应。例如，受检样品中无抗原，则酶标抗原能顺利地与固相抗体结合。如果受检样品中含有抗原，则与酶标抗原以同样的机会与固相抗体结合。受检样品中抗原量越高，标本中的抗原与固相抗体的结合,竞争性地占去了酶标抗原与固相抗体结合的机会越大,使酶标抗原与固相抗体的结合量越少。参考管或阴性对照中只加酶标抗原,保温后,酶标抗原与固相抗体的结合可达最充分的量,洗涤。

(3)加底物显色。参考管或阴性对照中由于结合的酶标抗原量最多,故颜色最深。参考管颜色深度与待检管颜色深度之差,代表受体标本中抗原的量,待测管颜色越淡,表示标本中抗原越多。

4. 双抗体夹心法

双抗体夹心法方法是用已知抗原来检测样本中的未知抗体。在固相上包被已知抗原,当检测样本中含有待测抗体时,反应过程中形成"抗原-抗体-酶标记抗原"免疫复合物,加入相应底物,呈显色反应,实验结果判断为阳性;当检测样本中不含待测抗体时,反应过程中不能形成"抗原-抗体-酶标记抗原"免疫复合物,加入相应底物,不呈显色反应,实验结果判断为阴性。

5. 中和法

中和法常用于已知中和抗原来检测样本中的未知抗体。在固相上包被已知抗体,当检测样本中含有待测抗体时,与反应体系中加入的中和用抗原结合,反应过程不能形成"抗体-抗原-酶标记抗体"免疫复合物,加入相应底物,不呈显色反应,实验结果判断为阳性;当检测样本中不含待测抗体时,反应体系中加入的中和用抗原则与固相上包被的抗体结合,反应过程中形成"抗体-抗原-酶标记抗体"免疫复合物,加入相应底物,呈显色反应,实验结果判断为阴性。

6. 捕捉法

捕捉法常用于检测特异性 IgM 抗体。在固相中包被抗-μ 链,检测样本中含有待测的 IgM 抗体与抗-μ 链结合,再与反应体系中的已知抗原结合,最终在反应过程中形成"抗-μ 链-IgM 抗体-抗原-酶标记抗体"免疫复合物,加入相应底物,呈显色反应,实验结果判为阳性;当检测样本中不含待测抗体时,反应过程中不能形成"抗-μ 链-IgM 抗体-抗原,酶标记抗体"免疫复合物,加入相应底物,不呈显色反应,实验结果判为阴性。

ELISA 除以上 6 类方法外,还有间接混合夹心法检测抗体及抗原竞争间接法测抗原等方法。

(三)固相酶免疫测定的技术要点

ELISA 的技术要点包括 3 个方面:试剂的制备、反应条件的选择和操作的标准化。

1. 试剂的制备

ELISA 的主要试剂为固相的抗原和抗体,酶标记的抗原或抗体和与标记酶直接关联的酶反应底物。

1)固相载体

可作 ELISA 中载体的物质很多,最常用的是聚苯乙烯。聚苯乙烯具有较强的吸附蛋白质的性能,抗原或蛋白质抗原吸附其上后可保留原来的免疫活性。载体的性状主要有 3 种:小试管、小珠和微量滴定板。

良好的 ELISA 板应该是吸附性能好,空白值低,孔底透明度高,各板之间同一板各孔之间性能相近。聚苯乙烯 ELISA 板由于原料的不同和制作工艺的差别,各种产品的质量差异很大。因此,每一批号的聚苯乙烯制品在使用前须事先检查其性能。常用的检查方法为:以一定浓度的人 IgG(一般为 10 ng/mL)包被 ELISA 板各孔后,每孔内加入适当稀释度的酶标抗人 IgG 抗体,保温后洗涤,加底物显色,终止酶反应后分别测每孔溶液的光密度。控制反应条件,使各孔光密度(OD)值在 0.8 左右,计算其平均值,所有单孔 OD 值与平均 OD 值之差,应小于 10%。

2) 抗原和抗体

在 ELISA 实施过程中,抗原或抗体的质量是实验是否成功的关键因素之一。本法要求所用抗原纯度高,抗体效价高,结合力高。此外,还必须严格消除所有干扰的杂抗原或杂抗体。由于 ELISA 灵敏度高,对杂质的反应灵敏度也高。实验中出现空白对照结果偏高或有假阳性时,大部分是由于所用抗原或抗体不纯所引起。

制备酶标结合物用的抗体的质量往往要求有高的比活性。如每毫升含蛋白质 100 mg 的抗体溶液,如免疫扩散效价(抗体稀释)1:256 以上,则常可得满意结果。交联用的抗体可用 DEAE 纤维素层析提纯,最好用亲和层析法提纯。取比活性最高者用于交联酶,用酶消化 IgG 后提取 Fab 片断交联酶,效果更好。

单克隆抗体的应用使测定抗原的 ELISA 提高到新的水平,应用针对抗原分子中的两个不同决定簇的两种单克隆抗体分别作为固相抗体和酶标抗体进行的双位点夹心法,可将加入标本和加入酶标抗体两步并作一步。简化了操作步骤,应用高亲和力的单克隆抗体,测定的敏感性和特异性也显著提高。

3) 免疫吸附剂

固相的抗原或抗体称为免疫吸附剂,将抗原或抗体固相化的过程称为包被(coating)。通常将抗原或抗体溶于缓冲溶液中(最常用的为 pH 值为 9.6 的碳酸缓冲溶液),加于 ELISA 板孔中在 4 ℃过夜,经清洗后即可应用。如包被液中的蛋白质浓度过低,固相载体表面不能被此蛋白质完全覆盖,其后加入的血清标本和酶结合物中的蛋白质也会部分地吸附于载体表面,最后产生非特异性显色而导致本底偏高。在这种情况下,可在包被后再用 1%～5%牛血清白蛋白封闭一次,可以消除这种干扰。包被好的 ELISA 板在低温可放置一段时间而不失去其免疫活性。

4) 酶和底物

ELISA 中所用的酶要求纯度高,催化反应的转化速率高,专一性强,性质稳定,来源丰富,价格低,制备成的酶标抗体或抗原性质稳定,继续保留着它的免疫活性和催化能力。最好在受检标本中不存在与标记酶相同的酶。另外,它的相应底物应易于制备和保存,有色产物易于测定,光吸收高。在 ELISA 中最常用的酶为辣根过氧化物酶(HRP)和从牛肠黏膜或大肠杆菌提取的碱性磷酸酶(AP)。

　　HRP 在辣根中含量很高,是一种糖蛋白,含糖量约为 18%,分子量为 44 000,是一种复合酶,由主酶(酶蛋白)或辅基(亚铁血红素)结合而成,是一种卟啉蛋白质。主酶无色糖蛋白在 275 nm 波长处有最高吸收峰,其辅基是深棕色的含铁卟啉环,在 403 nm 波长处有最高吸收峰。HRP 催化下列反应。

$$DH_2 + H_2O_2 \xmrightarrow{HRP} D + 2H_2O$$

　　上式中 DH$_2$ 为供氢体,H$_2$O$_2$ 为氢受体(过氧化物)。HRP 对氢受体的专一性很高,除 H$_2$O$_2$ 外,仅作用于小分子醇的过氧化物和尿素的过氧化物。后者为固体,作为试剂使用较 H$_2$O$_2$ 方便。许多化合物可作为 HRP 的供氢体。在 ELISA 中常用的供氢体底物为邻苯二胺(orthopheny-lenediamidine,OPD)、四甲基联苯胺(3,3′,5,5′-tetramethylbenzidine,TMB)和 ABTS(2,2-azino-di(3-ehyl-benzthi-azoline sulfonate-6))。OPD 作用供氢体,灵敏度高,比色方便。其特点是配成应用液后稳定性差,而且曾有报告它具有致癌变性。TMB 无此缺点,TMB 经酶作用后由无色变蓝色,目测对比鲜明,加酸停止酶反应后变黄色,可在比色计中定量,因此其应用日见增多。ABTS,虽然灵敏度不如 OPD 和 TMB,但空白值很低。HRP 催化 OPD 的反应式如下。

　　HRP 的纯度用 RZ(ReinheitZahl,德文,意为纯度数)表示,是 403 nm 的吸光度与 280 nm 吸光度之比,高纯度的 HRP 的 RZ≥3.0。应注意的是酶变性后,RZ 不变而活力降低,故选用酶制剂时更重要的指标为酶的活力。酶活力以单位表示:1 min 将 1 μg 分子的底物转化为产物的酶量为一个单位。

　　在 ELISA 中另一常用的酶为碱性磷酸酶。一般采用对硝基苯磷酸酯(p-nitrophenyl phosphate,p-NPP)作为底物。它可制成片状试剂,使用方便。产物为黄色的对硝基酚,在 405 nm 有吸收峰。用 NaOH 终止酶反应后,黄色可稳定一段时间。

　　在 ELISA 中应用 AP 系统其敏感度一般高于应用 HRP 系统,空白值也较低。但由于 AP 较难得到高纯度制剂,稳定性较 HRP 低,价格较 HRP 高,制备酶结合物时得率较 HRP 低等原因,国内在 ELISA 中一般均采用 HRP。

　　除 HRP 和 AP 外,在商品 ELISA 试剂中应用的酶尚有葡萄糖氧化酶、β-半乳糖苷酶和脲酶等。β-半乳糖苷酶的底物常用 4-甲基伞酮-β-D-半乳糖苷(4-methyl umbelliferyl-β-D-galactoside),经酶水解后产生荧光物质 4-甲基伞酮,用荧光计检测。荧光的放大作用大大提高了方法的敏感度。其缺点是需用荧光计测定,而且如用固相载体直接作为测定容器,则此载体不可发出荧光。脲酶的特点是酶作用后反应液发生 pH 值的改变,可使指示剂变色。

　　5)结合物
　　酶标记的抗原或抗体称为结合物(conjugate)。抗原由于化学结构的不同,可用不同的方法与酶结合,如为蛋白质抗原,基本上可参考抗体酶标记的方法,制备抗体酶结合物目前常用的方法如下。

过碘酸盐氧化法。本法只用于辣根过氧化物酶的交联,该酶含 18% 碳水化合物。过氧酸盐将其分子表面的多糖氧化为醛基。用硼氢化钠(NaBH₄)中和多余的过碘酸。酶的醛基很活泼,可与蛋白质结合,形成按物质的量比例结合的酶标结合物。

按以上方法制备的各结合物一般混有未结合的酶和抗体。结合物中游离酶经洗涤而被洗去,不影响 ELISA 中最后的酶活性测定,游离的抗体则会与酶标抗体竞争相应的固相抗原,减少了结合到固相上的酶标抗体量。因此,制备的结合物应纯化,纯化的方法较多,分离大分子混合物的方法均可应用。硫酸铵盐析法操作简便,但效果不如用 SephadexG-200 凝胶过滤,也可应用 SPA 与 IgG 结合及 ConA 与 HRP 上糖蛋白的结合进行亲和层析分离 HRP 标记的抗体。制备好的酶结合物需测定如下几项指标。

(1) 酶量＝OD$_{403\text{ nm}}$×0.4,以 0.5～1.0 为好。

(2) IgG 量(mg/mL)＝(OD$_{280\text{ nm}}$－OD$_{403\text{ nm}}$×0.3)×0.62。

(3) 酶结合率＝(酶量/加入酶量)×100%,以 25% 为满意。

(4) 物质的量比值(酶/抗体)＝$\dfrac{1\ \frac{\text{mg}}{\text{mL}}(酶)}{40\ 000}$＋$\dfrac{1\ \frac{\text{mg}}{\text{mL}}(抗体)}{160\ 000}$＝$\dfrac{1\ \frac{\text{mg}}{\text{mL}}(酶)}{1\ \frac{\text{mg}}{\text{mL}}(抗体)}$×4。

比值以 1～2 为好,过高会影响酶和抗体活性,过低则会降低敏感性。除此之外,酶结合物也可测定其酶活性及抗体活性。

2. 最适工作浓度的选择

在建立某一 ELISA 测定中,应选择对包被抗原或抗体的浓度和酶标抗原或抗体的浓度,以达到最合适的测定条件。下面以间接法测抗体为例,介绍最适工作浓度的选择方法。

(1) 酶标抗抗体工作浓度的选择。①用 100 μg/mL 人 IgG 进行包被,洗涤。②将酶标抗人 IgG 用稀释液作一系列稀释后分别加入已包被的孔中。③加底物显色,加酸终止反应后,读取光密度(OD)值,保温,洗涤。④取 OD 值为 1.0 时的酶抗人 IgG 抗体稀释度,作为酶标抗体的工作浓度(见图 13-8)。

该酶标抗人 IgG 的工作浓度应为 1/1 600。

(2) 棋盘滴定法选择包被抗原工作浓度。①用包被液将抗原作一系列稀释后进行包

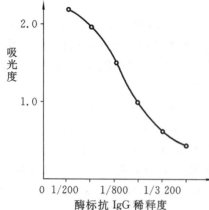

图 13-8　ELISA 间接法酶标抗 IgG 抗体工作浓度的选择

被,洗涤。②将强阳性参考血清、弱阳性参考血清和阴性参考血清用稀释液作 1∶100 稀释,加样,保温,洗涤。③加按工作浓度稀释的酶标抗人 IgG 抗体,保温,洗涤。④ 加底物显色,加酸终止反应后,读取 OD 值。⑤选择强阳性参考血清的 OD 值为 0.8 左右,选择阴性参考血清的 OD 值小于 0.1 的包被抗原的稀释度作为抗原工作浓度。表 13-4 为 ELISA 间接法包被抗原的各种工作浓度,表中数字为 OD 值,1∶200 为最合适的工作浓度。

表 13-4　间接 ELISA 法包被抗原工作浓度的选择

各类血清	抗原稀释度				
	1∶50	1∶100	1∶200	1∶400	1∶800
强阳性	1.26	1.08	0.86	0.68	0.42
弱阳性	0.68	0.41	0.30	0.22	0.18
阴性	0.25	0.13	0.05	0.04	0.03
稀释液	0.09	0.02	0.02	0.02	0.04

(四) 测定方法的标准化

要使 ELISA 得到准确的结果,不论是定性的还是定量的,必须严格按照规定的方法制备试剂和实施测定。主要试剂的制备要点已如前述,其他一般性试剂,如包被缓冲溶液、洗涤液、标本稀释液、结合物稀释液、底物工作液和酶反应终止液等,这些溶液最好临用时配制。缓冲溶液可于冰箱中短期保存,使用前应观察是否变质。蒸馏水的质量在 ELISA 中也至关重要,最好使用新鲜重蒸馏水,不合格的蒸馏水可使空白值升高。

在测定的实施中,应力求各个步骤操作的标准化,下面以板式 ELISA 为例,介绍有关注意事项。

1. 加样

在定量测定中加样量应力求准确。标本和结合物的稀释应按规定配制。加样时应将液体加在孔底,并注意不可出现气泡。

2. 保温

在 ELISA 中一般有两次抗原抗体反应,即加标本后和加结合物后,此时反应的温度和时间应按规定的要求,保温容器最好是水浴,可使温度迅速平衡。各 ELISA 板不应叠在一起。为避免蒸发,板上应加盖,或将板子放在底部垫有湿纱布的湿盒中。湿盒应用金属盒,传热容易。如用保温箱,空湿盒应预先放在其中,以平衡温度,这在室温较低时更为重要。加入底物后反应的时间和温度通常不作严格要求。如果室温高于 20 ℃,ELISA 板可避光放在实验桌上,以便不时观察,待对照管显色适当时,即可终止酶反应。

3. 洗涤

洗涤在 ELISA 过程中虽不是一个反应步骤,但却是决定实验成败的关键。洗涤的目的是洗去反应液中没有与固相抗原或抗体结合的物质以及在反应过程中非特异性吸附于固相载体的干扰物质。聚苯乙烯等塑料对蛋白质的吸附作用是非特异性的,在 ELISA 测定的反应过程中应尽量避免非特异性吸附,而在洗涤时又应把这种非特异性吸附的干扰物质洗涤下来。在标本和结合物的稀释液和洗涤液中加入吐温一类物质即可达到此目的。吐温 20 在 ELISA 中最为常用,它的洗涤效果好,可减少非特异性吸附。

洗涤如不彻底,特别在最后一次,如有酶结合物的非特异性吸附将使空白值升高。另外,在间接法中如血清标本内的非特异性 IgG 吸附在固相上而未被洗净,也将与酶标抗抗体作用而产生干扰。

4. 结果的判定

ELISA 结果的判定有多种方式,但任何方式都只有依靠分光光度计才能得到客观准确的读数,虽可用肉眼判定结果,但在某些情况下(如阳性和阴性区别很小),就难以判断或带有主观因素。

(1) 直接用"阳性"或"阴性"表示结果。一般用于寄生虫病(如血吸虫病)或传染病(如乙型肝炎)的诊断。可用肉眼判定结果。但应尽量把阴性对照控制为无色,才能提高敏感度。也可用光密度为标准,在进行大量阳性和阴性标准测定后,定出某光密度(例如 0.1)为阳性和阴性的分界点。

(2) 用终点"滴度"表示阳性的程度。将样品进行一系列稀释,用阳性的最高稀释度表示结果,如 1∶128 阳性。

(3) 用光密度读数直接表示阳性的程度,如 0.7、1.2 等。这时应用某固定阳性标本为参考,使每次读数统一化。例如,以某光密度读数为 1.0 的阳性标本为参考。在以后某次测定中,该参考阳性标本的光密度读数为 1.05,某受检标本的光密度值为 0.70。经统一化计算后,得受检标本校正光密度 = 0.70/1.05 = 0.670。

(4) 用"比率"表示。一般以 S/N ≥ 2.1(S 代表标本光密度,N 代表阴性对照光密度)来表示,但前提是阴性对照光密度必须大于 0.05(最理想的是 0.1),若低于该值,则应以阴性对照光密度加上 0.05 为阳性判断标准。这是目前最常用的结果判定方式。

(5) 标准曲线法。以阳性标准化标本作一系列标准管得标准曲线。各受检标本得读数后与标准曲线相比计算,结果以绝对量或单位数表示,ELISA 中标准曲线每次测定都要重做。

三、酶放大免疫测定

酶免疫放大测定法(enzyme multipe immunotest,EMIT)是一种均相酶免疫测定,与 ELISA 不同之处是不用载体,反应在液相中进行,测定过程不需要进行相的分离。EMIT 主要用于半抗原的测定,常用的标记酶为溶菌酶、苹果酸脱氢酶和葡萄糖-6-磷酸脱氢酶等。EMIT 原理基点是:半抗原与酶结合成酶标半抗原,它保留酶的活性,当酶标半抗原与抗体结合后,所标的酶也与抗体相接触,使酶的活性中心受抗体影响而活性受抑制(见图13-9)。实验以如下步骤在试管中进行。

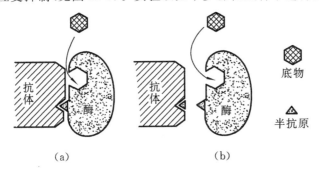

图 13-9　EMIT 原理示意图

(1) 在受检管中,将待测半抗原与一定量酶标半抗原混合,而参考管中则将酶标半抗原与阴性对照混合。

(2) 有限量特异性抗体,参考管中酶标半抗原全被抗体结合,使酶活性被抑制。测定管中如有半抗原,当与抗体结合后可减少酶标半抗原与抗体结合的机会。待测半抗原量越多,游离酶标半抗原量越多,酶活性越高。

(3) 加底物显色,待测管中半抗原量越多,色泽越深。

EMIT 主要应用于测定血清中药物和半抗原激素,一般敏感度为 $0.5 \sim 2$ $\mu g/mL$,已有的测定项目包括以下各类。

滥用的药物(吗啡、巴比妥、苯丙胺、鸦片),心血管药物(地高辛、心得安、奎尼丁),抗忧郁药(阿米替林、去甲阿米替林、丙咪嗪),化疗药物(氨甲喋呤、庆大霉素)。

测定半抗原激素的有:三碘甲腺原氨酸、四碘甲腺原氨酸、皮质激素、女性激素等。

四、膜载体的酶免疫测定

(一) 斑点-ELISA

斑点-ELISA(dot-ELISA)的特点如下。①以吸附蛋白质能力很强的硝酸纤维素膜为固相载体。②底物经酶反应后形成有色沉淀,使固相膜染色。在实验室中斑点-ELISA 可按下法进行,在硝酸纤维素膜上用铅笔画成 4 mm×4 mm 的小格,在每格中央点加抗原 $1 \sim 2$ μL,成为一个小点。干燥后将每格剪下分别放入 ELISA 板孔中,按 ELISA 方法操作,最后加入能形成不溶性有色沉淀的底物,如在膜上出现染色斑点,即为阳性反应。因硝酸纤维素膜吸附性能强,一般在包被后须再进行封闭。如将硝酸纤维素膜裁剪成膜条,并在同一张膜条上点有多种抗原,将整个膜条与同一份血清反应,则可同时获得对多种疾病的诊断结果。斑点-ELISA 的缺点是操作麻烦,特别是洗涤的操作很不方便。

根据斑点-ELISA 的原理,通过特殊工艺已制备出各种试剂,供临床检验用。一般有三种类型：①将试剂膜粘贴在塑料条片上，便于洗涤和观察；②将试剂膜封在小盒内，膜下垫吸水剂，洗涤液通过膜吸入盒内，此即斑点免疫渗滤实验；③将试剂膜固定在小框格中放入特殊的自动分析仪中检测。应用这一系列可做各种蛋白质、激素、药物和抗生素的定量测定。

（二）免疫印迹法

免疫印迹（immunoblotting test，IBT）也称为酶联免疫电转移印斑（enzyme linked immunoelectrotransfer blot，EITB），因与 Southern 早先建立的检测核酸的印迹方法 Southern blot 相类似，也称为 Western blot。免疫印迹法分三个阶段进行。第一阶段为 SDS-聚丙烯酰胺凝胶电泳（SDS-PAGE）。抗原等蛋白样品经 SDS 处理后带阴电荷，在聚丙烯酰胺凝胶中从阴极向阳极泳动，分子量越小，泳动速度就越快，此阶段分离效果肉眼不可见（只有在染色后才显出电泳区带）。第二阶段为电转移。将在凝胶中已经分离的条带转移至硝酸纤维素膜上，选用低电压（100 V）和大电流（1～2 A），通电 45 min 转移即可完成，此阶段分离的蛋白质条带肉眼仍不可见。第三阶段为酶免疫定位。将印有蛋白质条带的硝酸纤维素膜（相当于包被了抗原的固相载体）依次与特异性抗体和酶标第二抗体作用后，加入能形成不溶性显色物的酶反应底物，使区带染色。常用的 HRP 底物为 3,3′-二氨基联苯氨（呈棕色）和 4-氯-1-萘酚（呈蓝紫色）。阳性反应的条带清晰可辨，并可根据 SDS-PAGE 时加入的分子量标准，确定各组分的分子量。本法综合了 SDS-PAGE 的高分辨力和 ELISA 法的高特异性和敏感性，是一个有效的分析手段，不仅广泛用于分析抗原组分及其免疫活性，并可用于疾病的诊断，在艾滋病病毒感染中此法作为确认实验。抗原经电泳转移在硝酸纤维素膜上后，将膜切成小条，配合酶标抗体及显色底物制成的试剂盒成品可方便地在实验室中供检测用。根据出现显色条带的位置可判断有无针对病毒的特异性抗体。

（三）重组免疫结合实验

重组免疫结合实验（recombinantimmunobindingassay，RIBA）是与免疫印迹法相似的方法，不同之处在于特异性抗原不通过电泳分离转印，而是直接分条加在固相膜上。RIBA 已用于血清抗 HCV 抗体的测定和分析。HCV 抗原成分复杂，包括有特异性的非结构区抗原、结构区抗原、核心抗原和非特异性的 G 抗原。在 ELISA 中一般使用混合抗原包被，检测到的血清抗体是综合性的。RIBA 将各种抗原成分以横线条式分别吸附在硝酸纤维素膜的膜条上，放于特制的长条凹槽反应盘中与标本（一抗）和酶标（二抗）温育和洗涤，最终加底物显色后，显色条带提示血清中存在有针对这一吸附抗原的特异性抗体，根据条带的粗细和显色深浅，还可粗略估计抗体效价。

RIBA 十分适合于含有复杂抗原成分的病原体抗体的分析，除抗 HCV 外，也成功地用于抗 HIV 抗体的测定。

第六节　免疫胶体金标记技术

胶体金(colloidal gold)是氯金酸的水溶胶,具有高电子密度,同时还能与多种大分子物质结合,且标记物稳定,影响因素少,操作简便,特异性强,灵敏度高,价廉,实验无须复杂设备和仪器。因此,胶体金已成为继荧光素、放射同位素和酶之后,免疫标记技术中较常用的一种标记物,是令人注目的新技术之一。

1971 年,Faulk 等首次用电镜免疫胶体金染色法观察沙门菌;1974 年,Romano等用胶体金标记的马抗人 IgG 建立了间接免疫胶体金染色法;1978 年,Geohegan 在光镜水平上使用胶体金标记物,1980 年,他们又将胶体金标记物用于液相免疫测定;1981 年,Danscher 在此基础上改进并发展了用银色显色液增强光镜下金颗粒可见性的免疫金银染色法(immunogold-silver staining,IGSS)。

一、基本原理

胶体金是氯金酸(Haucl 4)在还原剂如白磷、柠檬酸钠等作用下,聚合成的特定大小的金颗粒,由于静电作用与抗体、抗原等蛋白质形成一种稳定的胶体状态,即为免疫金。当免疫金与相对应的抗原或抗体结合后,根据是否出现特定颜色来判断结果。

二、胶体金的特性和制备

(一) 胶体金的结构

胶体金(colloid gold)也称金溶胶(gold sol),是由金盐被还原成原子金后形成的金颗粒悬液。胶体金颗粒由一个基础金核(原子金 Au)及包围在外的双离子层构成,紧连在金核表面的是内层负离子($AuCl_2^-$),外层离子层 H^+ 则分散在胶体间溶液中以维持胶体金游离于溶胶间的悬液状态。

胶体金颗粒的基础金核并非是理想的圆球核,较小的胶体金颗粒基本是圆球形的,较大的胶体金颗粒(一般指大于 30 nm 以上的)多呈椭圆形。在电子显微镜下可观察胶体金的颗粒形态。

(二) 胶体金的特性

1. 胶体性质

胶体金颗粒大小多在 1~100 nm,微小金颗粒稳定地、均匀地、呈单一分散状态悬浮在液体中,成为胶体金溶液,胶体金因而具有胶体的多种特性,特别是对电解质的敏感性。电解质能破坏胶体金颗粒的外周水化层,从而打破胶体的稳定状态,使分散的单一金颗粒凝聚成大颗粒,而从液体中沉淀下来。某些蛋白质等大分子物质有保护胶体金,加强其稳定性的作用。

2. 呈色性

微小颗粒胶体金呈红色,但不同大小的胶体金呈色有一定的差别。最小的胶体金(2~5 nm)是橙黄色的,中等大小的胶体金(10~20 nm)是酒红色的,较大颗粒的胶体金(30~80 nm)则是紫红色的。根据这一特点,用肉眼观察胶体金的颜色可粗略估计金颗粒的大小。

3. 光吸收性

胶体金在可见光范围内有一单一光吸收峰,这个光吸收峰的波长在510~550 nm范围内,随胶体金颗粒大小而变化,大颗粒胶体金的波长偏向长波长,反之,则偏向短波长。

(三)制备高质量胶体金的注意事项

(1)玻璃器皿必须严格清洗,绝对洁净后烤干。最好是经过硅化处理,或用第一次配制的胶体金稳定玻璃器皿表面,再用双蒸水清洗后使用。否则,会影响生物大分子与金颗粒结合和活化后胶体金颗粒的稳定性,不能获得预期大小的金颗粒。

(2)试剂配制必须严格保持纯净,所有试剂均需使用双蒸水或三蒸去离子水配制,或在临用前将配好的试剂经超滤处理或微孔滤膜(0.45 μm)过滤,以除去其中的聚合物和其他可能混入的杂质。

(3)配制胶体金溶液的pH值以中性(pH值为7.2)为好。此外,将氯金酸配成1%水溶液,在4 ℃下可保持数月稳定。由于氯金酸易潮解,配制时应将整个包装(小瓶或安瓿)一次性溶解。

(4)氯金酸对金属有强烈的腐蚀性,因此在配制氯金酸水溶液时不应使用金属药匙称量氯金酸。同时,氯金酸应干燥、避光保存。

(四)胶体金的制备

胶体金的制备方法有多种,如白磷还原法、抗坏血酸还原法、柠檬酸三钠还原法、鞣酸-柠檬酸钠还原法,其中,以后两种方法较好,制成的金颗粒大小较均匀。下面介绍柠檬酸三钠还原法。

(1)将 $HAuCl_4$ 先配制成0.01%水溶液,取100 mL加热至沸。

(2)搅动下准确加入一定量的1%柠檬酸三钠($Na_3C_6H_5O_7 \cdot 2H_2O$)水溶液。

(3)继续加热煮沸15 min,此时可观察到淡黄色的氯金酸水溶液在柠檬酸钠加入后很快变灰色,继而转成黑色,随后逐渐稳定成红色,全过程约2~3 min。

(4)冷却至室温后用蒸馏水恢复至原体积。

用此法可制备16~147 nm粒径的胶体金。金颗粒的大小取决于制备时加入的柠檬酸三钠的量。表13-5列举了制备4种不同粒径胶体金时柠檬酸三钠的用量。

表 13-5　4 种粒径胶体金的制备及特性

胶体金粒径/nm	1%柠檬酸三钠加入量/mL*	胶体金特性	
		呈色	$\lambda_{\max}$/nm
16	2.00	橙色	518
24.5	1.50	橙色	522
41	1.0	红色	525
71.5	0.70	紫色	535

* 还原 100 mL 0.01%HAuCl₄

（5）胶体金的鉴定和保存。胶体金的制备并不难，但要制备出高质量的胶体金却非易事。因此，对每次制好的胶体金应加以检定，主要检查指标有颗粒大小、粒径的均一程度及有无凝集颗粒等。

肉眼观察是最基本，也是最简单和方便的检定方法，但需要一定的经验。良好的胶体金应该是清亮透明的，若制备的胶体金混浊或液体表面有漂浮物，提示此次制备的胶体金有较多的凝集颗粒。在日光下仔细观察比较胶体金的颜色，可以粗略估计制得的金颗粒的大小。也可用分光光度计扫描 $\lambda_{\max}$ 来估计金颗粒的粒径。对制备的胶体金最好作电镜观察，并选一些代表性的作显微摄影，可以比较精确地测定胶体金的平均粒径。

胶体金在洁净的玻璃器皿中可较长时间保存，加入少许防腐剂（如 0.02%NaN₃）有利于保存。保存不当时会有细菌生长或有凝集颗粒形成。少量凝集颗粒并不影响以后胶体金的标记，使用时为提高标记效率可先低速离心，去除凝集颗粒。

三、免疫金的制备

免疫金即是胶体金与免疫活性物质的复合物，免疫金的制备就是使免疫活性物质吸附到胶体金颗粒表面的包被过程。胶体金与蛋白质结合的机制尚不十分清楚，一般认为是物理吸附，吸附的机理可能是靠静电力相互吸引，达到范德华引力范围即形成牢固地结合，同时胶体金颗粒的粗糙表面也是有利于形成吸附的重要条件。

影响胶体金与蛋白质吸附的原因有环境的 pH 值、离子强度、胶体金颗粒大小、蛋白质分子量及蛋白质的浓度等，其中最重要的是 pH 值，在 pH 值接近蛋白质等电点或略偏碱时，二者容易形成牢固的结合物。

（1）用 0.2 mol/L KCO₃ 或 0.2 mol/L HCl 调节胶体金溶液的 pH 值至选定值。原则上可选择待标记蛋白质等电点，也可略为偏碱。但通常最适反应 pH 值往往需经多次实验才能确定。

在调节胶体金的 pH 值时应注意，胶体金会阻塞 pH 计的电极，不可直接将电极插入胶体金溶液中，宜先用终浓度为 0.1%的聚乙二醇（PEG，20 000）稳定胶体金后再测定胶体金的 pH 值。

（2）将 1/10 体积的合适浓度的蛋白质溶液加于胶体金溶液中，放置室温反应 2～5 min。盐类成分能影响胶体金对蛋白质的吸附，并可使胶体金聚沉，待标记蛋白质溶液若含有较高的离子浓度，应在标记前先用蒸馏水透析去盐。

（3）加入终浓度为 0.2% 的 PEG 或 BSA 以饱和游离的胶体金。

（4）离心分离，以去除上清液中未结合的蛋白质。离心条件视胶体金颗粒的粒径而异，5 nm 金颗粒可选用 40 000 r/min 离心 1 h；8 nm 金颗粒 25 000 r/min 离心 45 min；14 nm 金颗粒用 25 000 r/min 离心 30 min；40 nm 金颗粒用 15 000 r/min 离心 30 min。为了得到颗粒均匀一致的免疫金试剂，可将上述初步纯化的结合物再用 10%～30% 蔗糖或甘油进行密度梯度离心，分带收集不同粒度的胶体金与蛋白的结合物。

（5）去除上清液。沉淀用含 PEG 或 BSA 的缓冲溶液悬浮，恢复原体积后再离心。如此洗涤 2～4 次。以彻底除去未结合的蛋白质。

（6）免疫金复合物最终用稀释液配制成工作浓度保存。稀释液通常使用加入稳定剂的缓冲溶液，缓冲溶液常用中性的 PBS 或 Tris。

多种蛋白质、葡萄糖、PEG（20 000）、明胶等均为良好的高分子稳定剂，PEG 和 BSA 是最常用的稳定剂。稳定剂有两大作用：一为保护胶体金的稳定性，使之便于长期保存；二为防止或减少免疫金复合物的非特异性吸附反应。稳定剂的合理选择是十分重要的，不适当的稳定剂有时也会导致非特异性反应。

（7）免疫金的质量鉴定。

① 胶体金颗粒平均直径的测量：用有支持膜的镍网（普通铜网也可）蘸取金标蛋白试剂，在空气中自然干燥后，直接在透射电镜下观察，或用醋酸铀复染后观察胶体金颗粒的大小及均匀度，计算 100 个金颗粒的平均直径。

② 胶体金溶液的 OD 值测定：胶体金在波长 510～550 nm 之间出现最大吸收峰。

③ 金标记抗原或抗体蛋白质的特异性与敏感性测定：将可溶性抗原（或抗体）吸附在固相载体上（滤纸、硝酸纤维素膜等），用胶体金标记的抗体（或抗原），以直接或间接染色法来检测相应的抗原或抗体，从而对金标蛋白的特异性与敏感性进行鉴定。

四、免疫金的测定方法

（一）斑点金免疫渗滤实验

斑点金免疫渗滤实验（dot immunogold filtration assay，DIGFA）的基本原理是：以硝酸纤维素膜为载体，利用微孔滤膜的可滤过性，使抗原抗体反应和洗涤在一特殊的渗滤装置上，以液体渗滤过膜的方式迅速完成。斑点金免疫渗滤实验最初是从斑点 ELISA 基础上发展建立起来的，应用的结合物是酶标记物，称为斑点酶免疫渗滤实验。20 世纪 90 年代初发展了以胶体金为标记物的斑点金免疫渗滤实验，又名滴金免疫测定法（简称滴金法），在滴金法中不需酶对底物的反应，故更加简便、快速，在临床检验中应用日渐广泛。

1. 原理

以双抗体夹心法为例,在硝酸纤维素膜的膜片中央滴加纯化的抗体,抗体被吸附于膜上,当滴加在膜上的标本渗滤过膜时,标本中所含相应抗原被膜上抗体捕获,其余无关蛋白等物质则滤出膜片。其后加入的胶体金标记的抗体也在渗滤中与已结合在膜上的抗体-抗原复合物相结合,形成抗体-抗原-金标抗体复合物,因胶体金本身呈红色,阳性反应即在膜中央显示红色斑点。

2. 试剂和操作

(1) 渗滤装置。渗滤装置由塑料小盒、吸水垫料和点加了抗原或抗体的硝酸纤维膜片三部分组成,塑料小盒可以是多种形状的,盒盖的中央有一直径约为 0.4～0.8 cm 的小圆孔,盒内垫放吸水垫料,硝酸纤维素膜片安放在正对盒盖的圆孔下,紧密关闭盒盖,使硝酸纤维素膜片贴紧吸水垫料,如此即制备成一渗滤装置(见图 13-10)。塑料小盒的形状最多见的是扁平的长方形小板,加之滴金法的整个反应过程都是在渗滤装置上进行的,因此又常称渗滤装置为滴金法反应板。

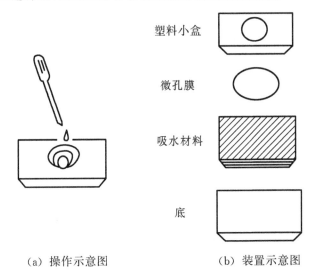

塑料小盒

微孔膜

吸水材料

底

(a) 操作示意图　　　　(b) 装置示意图

图 13-10　渗滤装置及操作示意图

(2) 试剂盒组成。滴金法试剂盒的三个基本试剂成分是滴金法反应板、免疫金复合物和洗涤液。为了提供质控保证,用于抗原测定的试剂盒还应包括抗原参照品,检测抗体的试剂盒应有阳性对照品。

(3) 测定操作。以双抗体夹心法为例,具体步骤如下。①将反应板平放于实验台上,于小孔内滴加血清标本 1～2 滴,待完全渗入。②于小孔内滴加免疫金复合物试剂 1～2 滴,待完全渗入。③于小孔内滴加洗涤液 2～3 滴,待完全渗入。④判读结果:在膜中央有清晰的淡红色或红色斑点显示者为阳性反应;反之,则为阴性反应。

斑点呈色的深浅提示相应的阳性强度。

3. 质量控制

滴金法的质量控制常采用在硝酸纤维素膜上点加质控点的方法。质控小圆点多位于反应斑点的正下方。双抗体夹心法的质控点最好是相应抗原,若该抗原试剂不易制备或价格昂贵时,也可用 SPA 或针对金标抗体的抗抗体代替。间接法的质控点采用盐析法粗提的人 IgG 较为经济、方便。

有将包被斑点由圆点式改成短线条式的:质控斑点横向包被成横线条,如"—";反应斑点纵向包被成竖线条,如"│";二者相交成"十"。这样,阳性反应结果在膜上显示红色的正号(十),阴性反应结果则为负号(—),目视判断直观、明了。

(二)斑点免疫层析实验

1. 原理

斑点免疫层析实验(dot immunochromatographic assay,DICA)简称免疫层析实验(ICA),也是以硝酸纤维素膜为载体,并利用了微孔膜的毛细管作用,滴加在膜条一端的液体慢慢向另一端渗移,犹如层析一般。免疫金复合物干片粘贴在近硝酸纤维素膜条下端(C 区),膜条上测试区(T 区)包被有特异抗体,当试纸条下端浸入液体标本中,下端吸水材料吸取液体向上端移动,流经 C 区处时使干片上的免疫金复合物复溶,并带动其向膜条渗移。若标本中有特异抗原时,可与免疫金复合物的抗体结合,形成的金标抗体-抗原复合物流至测试区被固相抗体所获,形成抗体-抗原-金标抗体复合物,在膜上(T 区)显出红色线条(见图 13-11)。

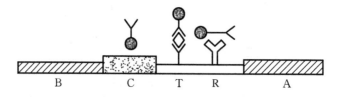

图 13-11　免疫层析实验原理示意图

2. 试剂和操作

免疫层析实验以单克隆双抗体夹心法为例。实验所用试剂全部为干试剂,多个试剂被结合在一个约 6 mm×70 mm 的塑料板条上,成为一单一试剂条(见图 13-10),试剂条上端(A 区)和下端(B 区)分别粘贴吸水材料,免疫金复合物干片粘贴在近下端(C 区)处,紧贴其上为硝酸纤维素膜条。硝酸纤维素膜条上有两个反应区域,测试区(T 区)包被有特异抗体,参照区(R 区)包被有抗小鼠 IgG。

测定时将试纸条下端浸入液体标本中,则液体顺吸水材料向上端移动。若标本中有待测标本时,可与免疫金结合,形成金标抗体-抗原复合物。当此复合物移至 T 区时,被固相抗体捕获,形成抗体-抗原-金标抗体复合物,在膜上 T 区显出红色线条;过剩的免疫金继续上移,至 R 区处与固相抗小鼠 IgG 结合(免疫金中的单克隆抗体为小鼠 IgG），而显出红色质控线条。若为阴性标本时，则仅在 R 出显示红色质控线条。

（三）应用

斑点金免疫渗滤实验和斑点免疫层析实验的共同特点是：简便、快速、单份测定、可立等结果，除试剂外无需任何仪器设备，且试剂稳定，因此特别适用于急诊检验。但这类实验不能准确定量，所以主要限于检验正常体液中不存在的物质（如诊断传染病中的抗原或抗体）以及正常含量极低而在特殊情况下异常升高的物质（如 HCG 等）。目前，临床检验中已开展的项目有 HCG、抗 HCV 和抗 HIV 等，新项目正在不断发展中。

五、免疫金银染色

免疫金银染色（IGSS）是在免疫金技术基础上发展起来的更为敏感的技术，由 Holgate 在 1983 年首先建立。

（一）原理

免疫金技术测定的产物上的金颗粒在银显影剂的作用下，可催化硝酸银离子还原成银颗粒，此银颗粒沉积在金颗粒的表面逐步形成增大的黑色"银壳"，从而提高免疫金技术的敏感性（见图 13-12）。

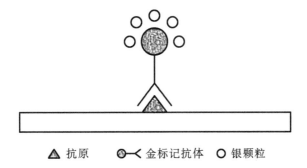

▲ 抗原　　●▶ 金标记抗体　　○ 银颗粒

图 13-12　免疫金银染色原理示意图

（二）方法

IGSS 的主要试剂为银染液，以往一般用硝酸银染液，但其对光的稳定性较差，改用乙酸银溶液后稳定性会加强，配方如下。

A 液：0.22％乙酸银溶液（乙酸银 110 mg 溶于去离子水 50 mL 中）。

B 液：50％阿拉伯树胶溶液（阿拉伯树胶 50 g 溶于去离子水 100 mL 中，每天振摇 3 次，5 d 后过滤使用）。

C 液：1％对苯二酚溶液（对苯二酚 500 mg 溶于 0.55 mol/L，pH 值为 3.8 的柠檬酸盐缓冲溶液 50 mL 中)。

D 液：在 C 液中加入 B 液 10~40 mL。

使用前将 A 液和 D 液等量混合，即为银染液。

IGSS 多用于组织化学检测，对于以膜为载体的免疫学实验，金染色后的银加强可按下法进行：将膜用 0.05 mol/L,pH 值为 8.2 的 TBS 浸洗 3 次，每次 3 min,用去离子水冲洗 1 次，浸入 0.05 mol/L,pH 值为 3.8 柠檬酸缓冲溶液平衡 5 min,浸入银染液中，37 ℃浸泡 25 min,将膜取出，用去离子水冲洗，放入定影液 1 min,去离子水冲洗，空气干燥。

（三）应用

免疫金技术的敏感度低于其他标记免疫技术，经银加强染色后敏感度可与荧光免疫技术和酶免疫技术相当，因此，近年来发展了不少 IGSS 方法以替代荧光免疫技术，可以在普通显微镜下进行检验。

在以膜为载体的免疫技术（如免疫印迹法）中，也可应用 IGSS 以替代酶免疫法。也可用金标记抗体代替酶标记抗体进行类似 ELISA 的测定，最后进行银加强，其敏感度与 ELISA 相仿。介绍两种免疫金测定实例。

1. 固相免疫金银检测 Pre-S$_2$

（1）该法是根据双抗体类比法原理进行的，利用胶体金标记的抗 Pre-S$_2$ 与相应抗原作用。在加入银显影剂后，对苯二酚作用，银盐转变为金属银颗粒吸附在金颗粒周围形成黑色沉淀，通过酶标仪测定沉淀物的光密度可得其结果。

（2）试剂。①抗-Pre-S$_2$（McAb）。用 0.05 mol/L,pH 值为 9.6 的碳酸-碳酸钠缓冲溶液稀释。②对苯二酚及硝酸银显影液。A 液：AgNO$_3$ 5 mg 加蒸馏水 1 mL。B 液：对苯二酚 170 mg 加 1%明胶 1 mL,pH 值为 3.5 柠檬酸缓冲溶液 2 mL,蒸馏水 6 mL。A、B 两液混合即成。③定影液：50 ℃蒸馏水 600 mL 加 240 g Na$_2$S$_2$O$_3$,15 g Na$_2$SO$_3$,28%醋酸 48 mL,硼酸结晶 7.5 g,甲明矾 15 g,混合融化后加蒸馏水 1 000 mL。④洗涤液为去离子水或蒸馏水。⑤胶体金标记抗体-HBs。⑥阴、阳性对照血清。上述试剂使用时均需新鲜配制。

（3）实验步骤。①酶标板孔加入已稀释的抗 Pre-S$_2$ 各 0.1 mL,置 4 ℃过夜，取出后甩干，洗涤 3 次，每次 3 min。②加入待检血清 0.1 mL 同时作阴、阳性对照各 2 孔，置 37 ℃孵育 2 h,或 43 ℃孵育 1 h,取出后甩干，洗涤 3 次。③每孔加入金标记的抗-HBs 0.5 mL,置 37 ℃孵育 2 h 或 43 ℃孵育 1 h,取出洗涤 3 次，甩干。④每孔加入对苯二酚和硝酸银显影液各 0.1 mL,置室温 20~30 min（避光），洗涤 3 次，甩干。⑤再加入定影液 0.1 mL,置室温避光反应 20~30 min,洗净甩干，吹干。⑥用酶标仪 490 nm 测各孔 A 值。

（4）结果判断。凡测定孔 A 值≥阴性对照平均 A 值的 2.1 倍为阳性，反之为阴性。正常人参考值为阴性。

（5）临床意义。Pre-S$_2$蛋白是由 HBV 调控 HBsAg 之基因前 S$_2$区的 55 个氨基酸所组成，在急性乙型肝炎时，Pre-S$_2$蛋白的出现同 HBsAg 一样可作为 HBV 复制指标之一。在慢性肝炎中，Pre-S$_2$蛋白的出现提示慢性肝炎有活动。Pre-S$_2$蛋白的逐步下降，提示 HBsAg 将消失以及抗-HBe 的产生。Pre-S$_2$蛋白的长期存在，提示患者易转为慢性，Pre-S$_2$蛋白的检出与 HBV-DNA 活性呈正相关。因此，对 Pre-S$_2$蛋白的检测不仅对判断 HBV 的有无感染有价值，而且对观测病情预后、药物选择及疗效观察也有一定作用，但此结果与疾病的严重程度无关。

2.红细胞 C$_{3b}$受体免疫金银染色实验

（1）原理。红细胞膜 C$_{3b}$受体与金标记抗 C$_3$结合，再以银染色，使 C$_{3b}$受体阳性红细胞着染棕黑色还原银颗粒。

（2）实验与材料。

①老化人血清。取 3～4 份正常人 AB 型血清，37 ℃水溶 2 d，分装冻存。

②金标记抗人 C$_3$（抗 C$_3$-G）。

A. 胶体金颗粒（5 nm）：甲液（10g/L 柠檬酸钠 4 mL，0.1 mol/L K$_2$CO$_3$ 0.2 mL，10.0 g/L，鞣酸 0.7 mL，双蒸馏水 15.1 mL）和乙液（10.0 g/L 氯化金 1 mL 加双蒸水 79 mL 分别混匀，加热至 60 ℃），甲乙液混匀，继续搅拌煮沸 5 min。

B. 金标记抗人 C$_3$：上液冷却后调 pH 值至 8.5，搅拌下按 3 mg/mL 加入羊抗人 C$_3$免疫球蛋白 0.5 mL，5 min 后加入牛血清白蛋白，使终浓度为 10 g/L。

将此液浓缩后过 SephadexG-200 柱，用含 0.5 g/L NaN$_3$ 的 pH 值为 7.0 的 PBS 洗脱，收集棕红色透明组分，4 ℃保存。

③银染色液。20 g/L 明胶 6 mL，pH 值为 3.5 的柠檬酸钠缓冲溶液（柠檬酸 2.58 g，柠檬酸钠 2.35 g，加双蒸水 10 mL）1 mL，57 g/L 对苯二酚溶液 3 mL，25 g/L 硝酸银液 0.2 mL，临用前混合。

（3）操作步骤。① 取 0.1 mL 肝素抗凝血加等量生理盐水，混匀，重叠于淋巴细胞分层液上，2 000 r/min 离心 20 min，弃去有核细胞，取沉淀红细胞，用 37 ℃生理盐水洗 2 次，以生理盐水配成（3～5）×10^6 mL 红细胞悬液，涂片，干后用 95%乙醇固定 3 min，吹干。② 按 1∶10 稀释老化血清，滴加于血膜上，37 ℃孵育 30 min，用 PBS 洗 3 次，每次 5 min。③ 加工作浓度的金标-抗 C$_3$，37 ℃孵育 45 min，洗 3 次（第 1、2 次用 PBS，第 3 次用蒸馏水），吹干，滴加银染液，避光染色约 10 min，流水冲洗。膜片干后用瑞氏-姬姆萨染色液复染 10 min，高倍镜或油镜下观察其结果。

（4）结果判定。C$_{3b}$受体阳性红细胞染为棕黑色颗粒，可见均匀型，斑点型，周边型或帽型图谱，计数 200 个红细胞，求出阳性细胞百分率。

（5）注意事项。① 细胞涂片用 95%乙醇固定，时间为 3 min 为宜，超过 5 min 细胞可皱缩改变。② 老化人血清稀释倍数以 1∶10 较好，小于 1∶4 或大于 1∶20 细胞着染率有较大差异。③ 溶液 pH 值以 7.0 较好，如小于 6.4 或大于 7.6 时，细胞着染率差。④ 银染色时间为 6～10 min 时显色良好，大于 10 min 时背景反差小。

（6）正常参考值。红细胞 C_{3b} 受体为 $18.9\pm4.9\%$，波动范围 $9.1\%\sim28.9\%$。

（7）意义。SLE 慢性肾炎、食道癌、胃癌、肺癌、胰腺癌、肝癌等恶性肿瘤的检测值均低于正常参考值。

第七节　化学发光标记及发光免疫测定

化学发光免疫测定（chemiluminescent immunoassay，CLIA）、化学发光标记（chemiluminescent Labeling）是继荧光标记、放射性核素标记和酶标记三大标记技术之后发展起来的最新检测技术。化学发光标记物与放射性核素标记物相比较，具有安全、稳定、无毒、灵敏度高、特异性强、测量快速等优点，应用化学发光免疫测定法可检测多种被分析物，其检测灵敏度可达 $10\sim15$ mol/L。目前，该技术已被广泛应用于临床诊断和科研工作中。

一、化学发光的原理

化学发光是指在常温下，伴随化学反应过程所产生的光的发射。化学发光的原理为某些化合物在进行化学反应时，吸取了反应过程中所产生的化学能使反应产物或反应中间态分子激发到电子激发态，当此产物分子或反应中间态分子衰退至基态时，多余的能量以光子的形式释放出来，此即为化学发光，在化学发光现象中，参与反应的物质即为发光剂。

二、几类主要的化学发光剂

（一）氨基苯二酰肼类化合物

鲁米诺和异鲁米诺及其衍生物是最早使用的发光剂。

鲁米诺（luminol，5-氨基-2,3-二氢-1,4-酞嗪二酮）的化学反应过程如下。首先，鲁米诺在碱性条件下，形成单价阴离子，然后在催化剂（如 HRP）的催化下形成带活性基的鲁米诺，再与过氧化氢作用生成内过氧化物（EP），EP 极不稳定，经分子内重排，放出 N_2，生成激发态的二价阴离子氨基肽酸盐（APD），APD 经非辐射性跃迁回到基态，放出光子。异鲁米诺及其衍生物：异鲁米诺（isoluminol，6-氨基-2,3-二氢-1,4-酞嗪二酮）可在 6 位的氨基进行烷基取代，制得各种衍生物，其中氨丁基乙基异鲁米诺（ABEI）、氨己基乙基异鲁米诺（AHEl）和氨丁基乙基氨萘二酰肼（ABENH）的效果最为理想。

（二）苯酚类化合物

苯酚类化合物主要有邻苯三酚（焦性没食子酸），它是一种强还原剂，在催化剂（如 HRP、血红素等）催化下，与过氧化反应释出光能。

（三）咪唑类化合物

咪唑类化合物主要有 2、4、5-三苯基咪唑（咯粉碱），该物质在碱性二甲亚砜水溶液中形成过氧化物中间体，再进行重排、降解，并伴随产生光子。

（四）吖啶酯类化合物

吖啶酯类化合物的典型代表是光泽精（N,N-甲基吖啶硝酸酯），它在碱性条件下，与 H_2O_2 等过氧化物作用形成发光体激发态 N-甲基吖啶，退激时释放出光能。能促使光泽精激发的物质有丙酮、次黄嘌呤、黄嘌呤氧化酶、羟胺及维生素 C 等。

（五）芳基草酸酯类化合物

芳基草酸酯类化合物主要有：双-（2,4,6-三氯苯基）草酸酯（TCPO）以及双-（2,4-二硝基苯基）草酸酯（DNPO），此类化学发光物质的发光反应是通过过氧草酸酯中间产物，并使其转变成可见光，加强了发光效率。

三、化学发光标记技术

发光标记方法分为化学发光标记和生物发光标记。以下仅介绍化学发光标记法，所谓化学发光标记技术就是用化学发光剂标记抗原或抗体。

在化学发光免疫测定（CLIA）中，所用标记物有两类，一类是直接用发光物质（如鲁米诺、ABEI 等）标记抗体或抗原；另一类是以催化剂（HRP，GOD 等）和（或）协同因子如（ATP、NAD）等标记抗体或抗原。

（一）常用的标记方法

1. 碳二亚胺缩合法

碳二亚胺缩合法可用于制备大分子与大分子或大分子与半抗原衍生物的交联结合物。经碳二亚胺缩合反应，蛋白质分子的游离羧基与发光物质分子中的氨基形成较稳定的酰胺键。此反应较温和，应用范围广，结构中含有羧基或氨基的标记物。均可应用此法标记（如 IgG 的 ABEI 标记）。常用的缩合剂有 1-乙基-（3-二甲氨基丙基）碳二亚胺盐酸盐（EDC）和二环己基碳二胺（DCC）等。

2. 过碘酸盐氧化法

过碘酸盐氧化法是利用过碘酸盐氧化糖蛋白中糖基的邻二羟基成为醛基，再通过醛基与发光剂的伯氨基反应形成席夫碱（Schiffbase），后者经 $NaBH_4$ 还原 —N=C— 成为稳定的结合物，此单键连接的发光标记糖蛋白稳定性好，标记物不易脱落（如 IgG 的鲁米诺或 ABEI 标记）。

凡含有芳香伯胺或脂肪的发光剂均可选用此标记法，此法不适用于无糖基的蛋白质，某些物质虽含有糖基，但氧化糖基后，会影响被标记物的免疫学性质，也不宜选用此法。

3. 重氮盐偶联法(又称重氮化法)

芳香胺能与 $NaNO_2$ 反应生成重氮盐,该重氮盐直接与蛋白质的酪氨酸残基上酚羟基邻位反应,形成偶氮化合物(如 IgG 的鲁米诺标记)。

在酸性、低温条件下,用亚硝酸盐将发光剂的芳香伯氨基重氮化成重氮盐,再与蛋白质作用,与蛋白质偶联生成发光剂($L-NH_2$)的结合物。蛋白质分子能耦合重氮盐的位置有酪氨酸残基上酚羟基邻位、组氨酸的咪唑环和色氨酸的吲哚环。

该方法具有简易、成本低、重复性好等优点,但若标记物分子结构中无芳香伯氨基,则不宜选用此法。因脂肪族伯氨基与亚硝酸盐的反应产物不稳定,易分解放出氮气。

(二)影响标记的几个因素

1. 发光剂的选择

根据发光剂的结构、性质选择相应的标记方法。在使用氨基苯二酰肼类发光剂作为标记物时,应优先选用鲁米诺及其衍生物,尤其是带有侧链的衍生物(如 ABEI、AHEI、ABENH 等)。吖啶酯类(如光泽精等)发光剂多选用 N-羟基琥珀酰亚胺法进行标记。

2. 被标记蛋白质的要求

在进行化学标记时,应选择具有较高纯度和免疫学性质稳定的抗原或具有较高效价的抗体作为被标记物,并尽量排除某些物质对发光免疫测定的干扰。

3. 选择合适的标记方法

上述常用的标记方法相互之间差别较大,各种方法都有其独特的反应条件和适用对象,因此,应正确选择与发光剂和被标记物结构特点相适应的偶联方式。

4. 投料比、标记率和反应温度

投料比(被标记物、发光剂、交联剂的物质的量之比)会影响结合物的发光效率,当确定一种交联剂后,必须仔细地选择它们之间的物质的量之比,求出最佳比值。

标记率是指结合物结构中 IgG 结合发光剂的物质的量之比。由于对应于每一种光剂或被标记物制备的结合物都有特定的最佳标记率,标记率选择不好会造成发光效率低、不易保存等现象。为确保结合物的发光效率和稳定性,应用中应当根据发光剂和被标记物的性质选择适用的标记率。

标记反应温度的控制。对于较稳定的小分子被标记物可稍放宽些,当被标记物是蛋白质时,由于蛋白质对热的不稳定性,应当在保证反应进行的前提下,尽量选择低温条件,以免蛋白质在标记过程中发生分解、变性和丧失活性。

5. 纯化与贮存

多数经耦合反应制备的结合物,使用前通常采用透析法、凝胶过滤法和盐析沉淀法等进行纯化,以除去反应系统中存在的未结合的发光剂和交联剂。结合物一般在 $4 \sim 70\ ℃$ 下可保存数年。

四、化学发光免疫分析技术及其应用

(一) 化学发光免疫分析技术原理

化学发光免疫测定主要有两个部分，即免疫反应系统和化学发光反应系统。免疫反应系统的基本原理与放射免疫测定法(RIA)、酶免疫测定法(EIA)和荧光免疫测定法(FIA)等基本相同，只是所采用的标记物和测定方法不同而已。可使用限量的特异抗体进行竞争性结合分析，也可应用过量的标记抗体做非竞争性结合分析。前者用发光物质标记抗原，经竞争性结合反应后，将结合的和游离的标记物分开，其反应式如下。

$$Ag + Ag\text{-}L + Ab \longrightarrow Ag\text{-}Ab + Ag\text{-}Ab\text{-}L \quad (L:发光物质)$$

非竞争性结合法主要利用发光物质作为抗体的标记物，其结合反应用下列通式表示。

$$Sp\text{-}Ab + Ag \longrightarrow Sp\text{-}Ab\text{-}Ag \quad (Sp:固相载体)$$
$$Sp\text{-}Ab\text{-}Ag + Ab\text{-}L \longrightarrow Sp\text{-}Ab\text{-}Ag\text{-}L$$

(二) 发光免疫分析法的类型

1. 按标记物的不同分类

1) 化学发光酶免疫分析法(CLEIA)

化学发光酶免疫分析法是用某些酶(HRP、GOD 等)标记抗原或抗体，在免疫反应的终点，再用鲁米诺或 TCPO 等发光体系测定发光强度，如地高辛、T4、黄体酮等的检测。

2) 化学发光免疫分析法(CEIA)

化学发光免疫分析法是用化学发光物质(如鲁米诺及其衍生物、吖啶酯等分子)标记抗原。

3) 生物发光免疫分析法(BLIA)

生物发光免疫分析法是用生物发光物质(如昆虫或细菌的荧光素酶)或用辅助因子(NAD、ATP 等)标记抗原，使其直接或间接地参与发光反应。后一种情况也叫"发光辅助因子免疫分析法"(LCIA)。另外，还有一种称为"发光酶倍增免疫分析法"(LEMIA)，这是利用酶标记的抗原与特异性抗体结合时，酶活性成比例下降，再根据抗原上标记酶，如葡萄糖-6-磷酸脱氢酶的活性，按 NAD 转变为 $NADH_2$ 的多少进行发光测定。

2. 按检测的形式分类

1) 固相法

固相法是目前免疫反应定量测定中广泛使用的一种方法，是将免疫反应的复合物结合到固相载体或沉淀物上(如聚苯乙烯管或球、磁化颗粒、纤维素、聚丙烯酰胺尼龙等），再进行发光测定。具体方法可采取固相抗体或抗原竞争法、固相双抗夹心法或双抗夹心间接法等。

2）液相法

液相法是在液相中进行免疫反应后，经过离心等分离措施，再进行发光测定，所用分离方法有 Dextran 包被的活性炭、SephadexG-25 柱层析、第二抗体等方法。

3）均相法

均相法是利用某些化学发光物质标记抗原（如甾体类激素），标记后的抗原与相应抗体结合以后，能够增强化学发光的强度。在反应体系中标记的抗原结合得愈多，发光强度增加得就愈大。如 ABEl-雌二醇与特异抗血清结合，发光增强 5 倍以上。

另一种均相法是利用化学发光能量转移的原理来实现的。在这种反应体系中需要有发光物质标记的抗原和荧光物质标记的抗体，经过免疫反应以后，形成抗原-抗体复合物，使抗原上发光物质的能量转移到标记于抗体上的荧光物质，而使之发出较长波的光。而未形成复合物的标记抗原，反应中发射光的波长未变，可在双波长的光度计（460 nm 和 525 nm）中同时测定不同波长的光强度，用两种波长强度的比值进行定量测定，如 cAMP 和 cGMP 的测定。

（三）固相发光免疫分析技术的应用

近年来，固相发光免疫分析技术已被广泛地使用。固相发光免疫分析技术的特点是将抗原或抗体固定到某种载体（如聚苯乙烯管或聚丙烯胺球或磁性颗粒等）上，经免疫反应以后，在固相载体上形成抗原-抗体复合物，通过洗涤除去多余的或游离的抗体或抗原，即可进行发光反应的检测。操作步骤比较简单，精确度也较高，已为人们所重视。在具体应用中可采取不同固相方式，发光物质可标记抗原，也可标记抗体或第二抗体。常见的固相发光免疫分析方法有 SP-CLIA、SP-ICMA、SPALT 和 ILSA 等，分别简述如下。

1. 抗体固相单层法（SP-CLIA）

原理：将特异性抗体包被在固相载体（如聚苯乙烯管或球）上，用发光物质标记抗原，与待检抗原进行竞争性免疫反应，以检测分析物的抗原含量（见图 13-13），待检抗原含量与发光强度成反比。

该方法是固相发光免疫分析中的基本类型，其标记物是化学发光物质，简称为 CLIA；如标记物是酶时，简称为 EELIA，其酶可增强发光免疫测定的敏感性；如用发光辅助因子作为标记物，简称为 LUCIA。

2. 抗体固相夹心法（SP-ICMA）

原理：将特异性抗体包被固相载体，发光物质标记"第二"特异性抗体，与待测抗原进行免疫结合反应，形成 Ab_1-Ag-Ab_2 复合物（见图 13-14）。发光强度愈大，表示被检测的抗原量愈多，待检样品的抗原含量与发光强度成正比。

该方法使用化学发光物质标记特异性抗体，也可简称 ICMA（免疫化学发光测定

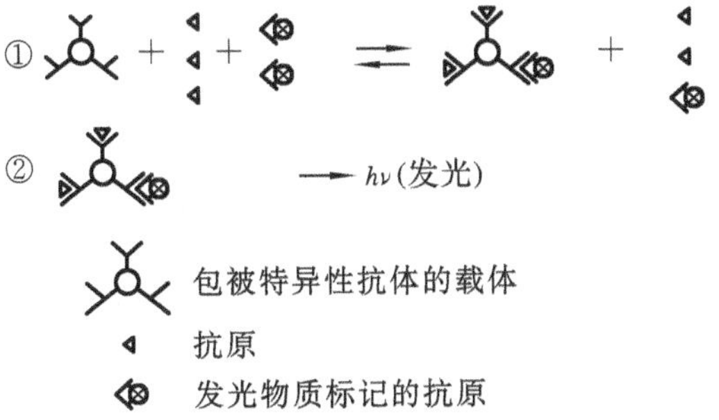

图 13-13　抗体固相单层法反应原理示意图

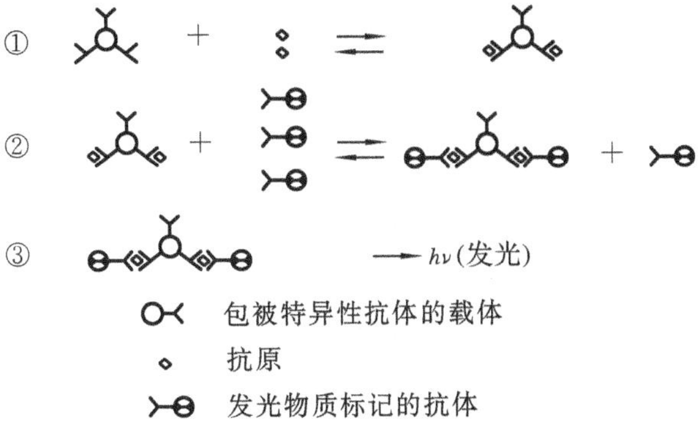

图 13-14　抗体固相夹心法反应原理

法）。该法要求待检抗原分子结构中必须有两个或两个以上的抗原决定簇。本方法的特点是温育时间较短,有较高的灵敏度和被分析物质的检测范围较宽。

3. 抗原固相多层法(SPAT)

原理:将抗原或半抗原-蛋白共轭物结合到固相载体上,加入待检物和特异性抗体共同孵育一定时间,洗涤后,再加入发光物质标记属特异性抗体(第二抗体)。经免疫反应后,形成 $Sp-Ag-Ab-Ab_2-L$ 复合物,反应原理如图 13-15 所示,待检样品中的抗原含量与发光强度成反比。

SPALT 方法既适用于小分子抗原(半抗原),也适用于大分子物质(多肽或蛋白)的测定。它不需要标记抗原或特异性抗体,而是使用标记第二抗体作为"通用"的发光物质标记物,如 T_3、T_4、Tg(甲状腺球蛋白)和抗 Tg 的测定。这种方法要求固相抗原保持一定限量的浓度,并采用样品(待测抗原)、特异性抗体与标记的第二抗体分别进行免疫反应的两步法实验,这样才能提高检测的灵敏度并减少测定的误差。

4. 抗体固相多层法(ILSA)

原理:抗体固相多层法是在夹心法的基础上,以第二抗体或抗抗体作为"通用"的标记发光物质抗体,进行免疫发光测定,简称为 ILSA。本法是将单克隆抗体包被于固相载体上,多克隆抗体与待测抗原一起加入液相中温育,经冲洗后再加入标记的二

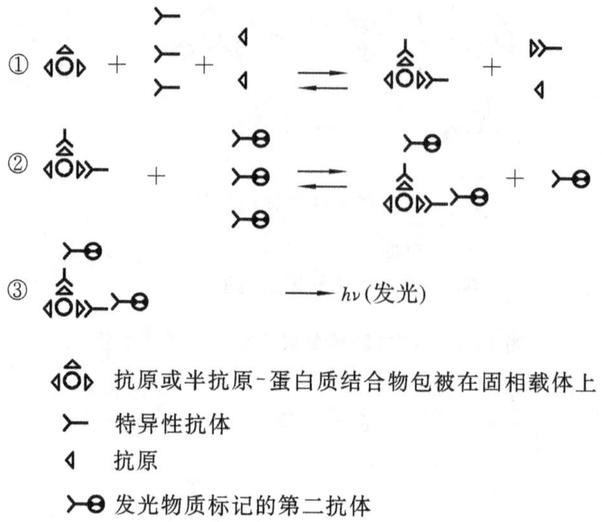

①　抗原或半抗原-蛋白质结合物包被在固相载体上

➤　特异性抗体

◁　抗原

➤－●　发光物质标记的第二抗体

图 13-15　抗原固相多层法反应原理

抗(羊抗兔或马抗兔抗体)作为第二步温育,形成 Sp-McAb-Ag-Ab$_1$-Ab$_2$-L 的多层复合物(见图 13-16),其发光强度与待测抗原浓度成正比。

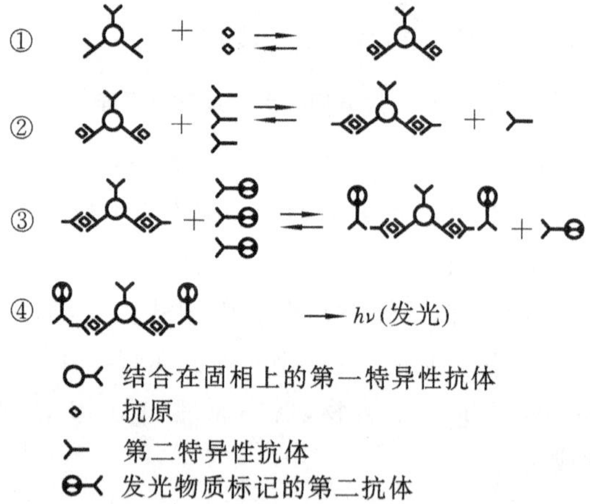

O➤　结合在固相上的第一特异性抗体

◇　抗原

➤　第二特异性抗体

●➤　发光物质标记的第二抗体

图 13-16　抗体固相多层法反应原理

第十四章 分子生物学技术

第一节 细菌质粒指纹图谱分析

一、概述

质粒(plasmid)是独立于细菌染色体之外进行复制和遗传的辅助性遗传单位。质粒虽不是细菌生长繁殖所必需的,但质粒可使宿主菌具有某些非染色体决定的生物学性状,如质粒可以编码耐药性、溶血性、细菌的毒力和传染力等多种性状。质粒带来的表型给细菌提供了选择生存的能力,使细菌在特殊的环境条件下可生存或生长。质粒的获得或丧失,也可造成耐药菌株和毒力菌株等的流行或消失。但质粒的复制和转录有赖于细菌编码的酶和蛋白,因此,细菌与质粒的关系可谓是"互利互惠"。

根据分子量的大小,可将质粒分为大质粒和小质粒。大质粒分子质量在20～300 MD(百万道尔顿),相当于30.8 kb(1 kb 为 1 000 个碱基对)以上;小质粒在 20 MD 以下。

质粒的命名规则是用小写字母 p(plasmid)代表质粒,其后用两个大写字母代表发现该质粒的作者或实验室名称,在这后面再加上质粒编号的阿拉伯数字。在菌株的命名中,一般把质粒的名称写在细菌名称后面的括号里,如大肠埃希菌(pBR322)或 E. Coli(pBR322)。

(一) 质粒的基本特点

1. 质粒的普遍性

质粒的普遍性就是指在已研究过的大多数具有重要医学意义的细菌中发现有质粒的存在。并且编码着与致病性相关的功能,如沙门菌、致病性大肠埃希菌、志贺菌、耶尔森菌等。在霍乱弧菌中也发现有质粒的存在,但其功能尚不清楚。在布鲁菌、立克次体等中迄今未见质粒分离成功的报道。新近发现在衣原体中有质粒存在,为此,就提出了一个问题,在迄今未发现有质粒的细菌中,是本来就没有质粒,还是质粒的提取方法不适宜? 目前,各种质粒提取方法都有一定的局限性,就厌氧菌而言,在不同的实验室里所获得的结果有所差别,这可能是由技术方面原因所造成的。因此,在对细菌进行质粒指纹图谱分析时,应考虑到所选方法是否适宜所分析的菌种。

2. 质粒的功能

编码抗生素抗生性的 R 质粒是最先引起重要的。由于抗生素的不合理使用,由 R 质粒引起的细菌性痢疾暴发流行和医院内感染比较常见,已引起全球性重视。随后,又发现了质粒编码着糖发酵、侵袭性、粘附性、菌毛、脂多糖、溶血素、细菌素产生等多种多样的功能。

大多数与致病性有关的质粒为大质粒,在 40～210 kb 之间,如志贺菌的侵袭性质粒为 210 kb。过去的一段时间,曾经一度认为小质粒没有编码什么重要的功能,现发现少数小质粒与细菌的毒力有关,如编码鼠疫菌素的质粒为 9.5 kb。

质粒不仅编码着毒力因子,还编码着调控蛋白,控制毒力因子的产生,如志贺菌大质粒编码 VirF 蛋白,VirF 蛋白是一种调控蛋白,在 VirF 蛋白的存在下,侵袭性蛋白表达良好,反之则差。

3. 质粒的可复制性

质粒 DNA 的复制由负责染色体复制的多种酶协同完成,质粒在细菌内的复制方式有两种:一种是质粒的复制受到宿主菌的严格控制,因此每个细胞只会有一个或几个拷贝,这样的质粒称为严谨型质粒(stringent plasmid);另一种是质粒的复制受宿主菌控制不严,它们在每个细胞中的数目可达 10～200 个拷贝,这样的质粒称为松弛型质粒(relax plasmid)。当宿主细胞蛋白合成停止时(如经氯霉素处理),细菌数虽不再增加,但松弛型质粒可继续被复制,以至每个细菌中的拷贝数可增至一千甚至几千。同一质粒在不同的宿主中可能是松弛型,也可能是严谨型,因为质粒的复制受它本身及宿主的双重控制。

4. 质粒的不相容性(incompatibility)

两个在复制和维持机制上密切相关的质粒不能在一个宿主细胞中稳定复制、长期共存的现象,称为质粒的不相容性,具有这种性质的质粒被编为一个不相容性群。属于同一个不相容性群的质粒是密切相关的,具有相同的或相似的复制结构,在同一细胞内竞争复制必需物质而互相排斥。质粒的不相容性主要用来对质粒进行分类。

5. 质粒的变异

在许多致病菌中有质粒存在,在编码同一种功能的质粒之间存在着分子质量的差异(使用限制性内切酶消化技术可以证实)。这种现象在细菌质粒中是很普遍的,因此,可以根据质粒内切酶片段的数目和大小对所分离的菌株进行分类,进行分子流行病研究。但是,对质粒的分析仅靠分子质量是远远不够的,分子质量的异同并不能反映质粒 DNA 的同源关系。根据对 60 余株近年来分离的 E. Coli O157:H7 的菌株质粒 DNA 的酶切图谱进行分析,发现所分离菌株的质粒 DNA 酶切图谱呈规律性、特征性的变化。根据酶切图谱将上述菌株分为 5 群,群与群之间仅表现一个或数个酶切片段的差异。换言之,质粒 DNA 分子质量的改变反映着一种进化关系,但仍不清楚其机制和特征。

（二）质粒指纹图谱分析（plasmid fingerprinting analysis）的意义

实验室对细菌分型的传统方法是：生化分型、血清型分型、抗生素敏感性分型、细菌素分型和噬菌体敏感性分型等，这些都属于细菌表型分型方法。大多数表型特征的稳定性受普遍存在的环境选择压力的影响。如抗药性的产生与使用某种抗生素有关，在某种抗生素的选择压力下，可能表现出相应的抗药性，不使用这种抗生素，则选择压力不存在，相应的抗药性不一定表现出来。有些表型分型方法敏感性低，特异性差，因此，用表型特性来鉴定特异的暴发流行菌株尚存在许多不足。鉴于上述情况，提出了利用细菌的遗传物质来鉴定分析细菌的方法，其中，最简便实用的方法就是质粒指纹图谱分析技术。

质粒指纹图谱分析也称为质粒图谱分析（plasmid profile analysis，PP），就是比较质粒的数目及分子质量大小，是通过提取到的质粒DNA经琼脂糖凝胶电泳后，其带型所构成的特征性图谱来分析菌株特性的方法。这种由质粒DNA带型构成的特征性图形就是通常所说的质粒指纹图谱，即P图谱。含有不同大小的质粒数量越多，这一技术用于鉴别所分离的菌株越有效。各质粒因分子质量大小的不同，在电泳后会出现不同的电泳条带（P图谱），因此细菌的P图谱具有相对特异性，各种质粒不同的细菌就可以根据其不同的P图谱进行分型。某些菌株引起暴发流行时，可根据其P图谱与非流行株的P图谱相区别。由于大多数分布广泛的细菌往往含有数种大小、数目不等的质粒，在一定时间和空间内是相对稳定的，有其特异性。

当出现不同来源的菌株含有分子质量接近或相同的质粒，尤其是只含有一种质粒时，不能使用P图谱分析。但质粒酶切图谱技术可以解决此问题。质粒指纹图谱技术也包括质粒酶切图谱技术，对一既定的质粒分子，某种限制性内切酶的酶切片段的大小和数目多少取决于该质粒分子上内切酶识别位点的多少和位置。若两个相同大小的质粒其酶切片段的大小和数目相同，则可判定为相同质粒，使用两种以上的内切酶其结果更为可靠；反之，若两个质粒大小相同（即P图谱相同），但酶切片段不同（酶切图谱不同），则证明它们的碱基序列不同，不是同源质粒。此外，若两质粒大小虽不同，但拥有若干相同的酶切片段，则提示它们有一段或更多的同源区域，因此，对任何来源的质粒均应作酶切图谱同源性分析。

自20世纪80年代以来，作为确定克隆化手段的质粒指纹图谱分析技术，在流行病学中分析流行特征，追踪传染源及医院内感染的调查研究中发挥了重要作用。该技术突出的优点是特异性好，分析周期短、简易、稳定、可靠、不需特殊试剂和生物材料，几乎适用于所有细菌的分型，特别适用于一些尚未建立标准分型方法和缺乏血清型分型方法的菌属（种）的鉴定和分型。

二、实验方法

质粒指纹图谱分析的关键是质粒DNA的提取。至今已根据不同种属细菌的特点,建立了许多种提取方法,如碱变性法、Boij-58 清亮裂解法、SDS-盐析法、Triton X-100 裂解法及蔗糖裂解法等。在选用何种提取方法时,应考虑以下几个方面:①提取质粒 DNA 的用途(如指纹图谱分析、酶切图谱分析、DNA 转化等);②所需质粒 DNA 的量;③步骤简单,提纯方法温和,以保证质粒的完整性;④可重复性;⑤所分析菌种的不同;⑥质粒分子量的大小;⑦实验室现有条件,以及操作者的偏爱和熟练程度等诸因素。以下介绍常用的碱变性法。在此需要说明的是,目前许多公司都推出了方便快捷的质粒提取和纯化的试剂盒。

(一)质粒 DNA 的提取

1. 原理

碱变性提取质粒是基于染色体 DNA 与质粒 DNA 的变性与复性的差异而达到分离目的。在 pH 值为 12.6 的条件下,染色体 DNA 的氢键断裂,双螺旋结构解开而变性。质粒 DNA 的大部分氢键也断裂,但超螺旋共价闭合环状的两条互补链不会完全分离。当以 pH 值为 5.2 的醋酸钠高盐缓冲溶液调节 pH 值至中性时,变性的质粒 DNA 又恢复原来的构型,保存在溶液中。而染色体 DNA 不能复性而形成缠连的网状结构,通过离心,染色体 DNA、不稳定的大小分子 RNA 与蛋白质-SDS 的复合物等一起沉淀而被除去。

2. 操作步骤

(1)试剂配制。① 0.5 mol/L EDTA(pH 值为 8.0):取 EDTA · 2 H_2O 292 g,加入重蒸水 800 mL,用磁力搅拌器强烈搅拌,加入 NaOH 20 g,调至 pH 值为8.0,加水补足100 mL,分装,高压灭菌。② 1 mol/L Tris(pH 值为 8.0):取 Tris 121 g,溶于 800 mL 重蒸水中,加浓 HCl 约 42 mL,调至 pH 值为8.0(冷溶液),加水补足 1 000 mL,分装,高压灭菌。此溶液应无色,若呈现黄色,应换用 Tris 重配。③ 3 mol/L醋酸钠溶液(pH 值为 5.2):取醋酸钠 · $3H_2O$ 408 g,溶于 600 mL 重蒸水中,用冰醋酸调至 pH 值为5.2,加水补足 1 000 mL,分装,高压灭菌,4 ℃ 保存。④ TB 缓冲液(pH 值为8.0):1 mol/L Tris 40 mL,0.5 mol/L EDTA 2 mL,加入重蒸水至 1 000 mL,pH 值应为8.0,高压灭菌,4 ℃ 保存。⑤ 电泳缓冲溶液(TBE):5×TBE(pH 值为8.0)取 Tris 54 g,0.5 mol/L EDTA 20 mL,硼酸27.5 g,加入重蒸水至 1 000 mL,pH 值应为8.0,临用时稀释 5 倍。⑥ 裂解液:4%SDS(十二烷基硫酸钠 AR)配入 100 mmol/L Tris 中,与 0.3 mol/L NaOH 等量混合,pH 值应为12.6。⑦ 氯仿-异戊醇溶液:按 24:1 配制。⑧ 示踪液(载样缓冲溶液):取溴酚蓝0.25 g 溶解于0.5 mol/L EDTA 50 mL 中,再加甘油 50 mL。

(2)质粒 DNA 粗提物的制备。①将待测菌株和质粒分子质量参比菌株接种于 M-H 肉汤,37 ℃ 培养 16~18 h。取 1.5 mL 培养物于微量离心管中,15 000 r/min 离心 5 min,弃上清液,加 200 μL TB 缓冲溶液,充分混匀,室温放置 100 min。② 加入裂解液 400 μL,立即振摇 5~10 次,充分混匀。注意必须一管一管地做,每管加入裂解液后立即振摇,如果稍有延误,则会在管内形成黏稠的菌团而失败。于室温放置10 min。随时注意观察管内液体的变化,管内的黏度与混浊度发生彻底改变时表示裂解完成,染色体 DNA 被切断,质粒 DNA 可以游离出来,此时应立即转入下一步操作。裂解时间不足,质粒会与染色体混在一起,不能游离出来;裂解时间过长,质粒DNA 也会被切断,特别是大质粒易被切断。③ 加入 4 ℃的 3 mol/L 醋酸钠溶液300 μL,轻轻翻转 10～15 次,使溶液混匀,此步骤不可振摇,以免质粒成为开环、线状、甚至碎片,4 ℃放置 10 min。15 000 r/min 离心 5 min,再于 4 ℃放置 15 min。15 000 r/min 再离心 5 min,盐析物沉于管底。④ 吸出上清液 700 μL 于另一支微量离心管内,加入等量氯仿-异戊醇溶液,混匀 5～10 次,10 000 r/min 离心 3 min。⑤ 吸取水相 450～500 μL 于另一支微量离心管内。加入－20 ℃冷乙醇 1 000～1 100 μL(冷乙醇:水相必须略大于 2:1,否则沉淀不完全)。翻转 5～10 次,－20 ℃放置过夜。⑥ 15 000 r/min 离心 5 min,弃上清液,再用－20 ℃乙醇洗一次,将沉淀物(质粒 DNA)吹干,加重蒸水 40 μL,示踪液 10 μL,准备电泳。

(二)质粒 DNA 的纯化

裂解细菌得到的质粒粗制品可满足部分实验的需要。在进行质粒指纹图谱分析时,如果不同来源菌株的 P 图谱中有相同的区带,即有大小相同的质粒时,对这些菌株作同源性分析,则需从凝胶中回收这些大小相同的质粒,亦可获得纯化质粒 DNA作质粒酶切图谱分析。质粒粗制品经电泳后,如发现特异的、有意义的质粒,须从凝胶中回收这些区带,以作进一步研究。以下介绍低熔点琼脂法的操作步骤。

(1)于 70 ℃加热低熔点琼脂糖,使之完全溶解,然后倒凝胶制板,待凝固后,上样、低电压电泳(防止低熔点琼脂融化)。

(2)用手提式紫外灯监测,目的区带出现后,切下此块凝胶置试管内,加入5倍体积的 pH 值为8.0,20 mmol/L 的 Tris-HCl 和 1 mmol/L EDTA 溶液的混合液,65～70 ℃加热 5 min,使低熔点琼脂完全溶解。

(3)待溶液冷却至室温后,加等体积的酚抽提一次。

(4)吸出水相,用等体积的酚:氯仿抽提一次,再用氯仿抽提一次。

(5)用酒精沉淀回收质粒 DNA。

该法回收的质粒 DNA 可用于限制性内切酶酶解作质粒酶切图谱分析及同位素标记等。

除上述回收方法外,还有冻融法、DEAE-纤维素膜电泳回收法、电洗脱回收法及低熔点琼脂糖截获回收法等,可根据实验需要选用相应的方法。

(三)琼脂糖凝胶电泳

1. 基本原理

一种分子被置于电场中,它们就会以一定的速度泳向适当的电极,这种电泳分子在电场作用下的迁移速率,叫做电泳的迁移率。

在中性 pH 值的电泳缓冲体系中,DNA 分子带负电,由负极向正极泳动。迁移率的大小主要与 DNA 分子质量大小和立体构型有关,一般与其碱基组成或序列无关。且在相同电泳条件下按照 Modsnad 模型,小分子以直线泳动,而大分子则以曲线泳动,因此小分子走得快,大分子走得慢。对于分子量相同而立体构型不同的分子,结构紧密的球形分子比结构松散的分子走得快,从而达到分离鉴定的目的。

在凝胶电泳中,加入溴化乙啶(ethidium bromide,EB)染料对核酸分子染色后,将电泳标本置于紫外光下观察,便可观察到凝胶介质中的 DNA 的谱带。每条 DNA 带只要含有 $0.05\ \mu g$ 的 DNA,就可以被清晰地显现出来,这是因为 EB 可以插入到 DNA 或 RNA 分子的双链中,并在 300 nm 波长的紫外光照射下发射出荧光,同时又依据凝胶中 DNA 片段迁移距离与未知质粒的泳动距离加以比较,便可测知待检质粒的分子质量大小。

2. 操作步骤

(1)电泳的基本装置。中压电泳仪和电泳槽。电泳槽常采用水平槽,根据实验需要制成不同规格,同时准备不同孔距、孔穴的梳子及不同大小的样品槽板若干,以用于各种需要的制板。

(2)制备琼脂糖凝胶。根据欲分离 DNA 分子的大小选择琼脂糖浓度(见表14-1)。一般常用 $0.7\%\sim1\%$ 浓度的琼脂糖,如低于 0.4% 时,需置于 4 ℃环境电泳,根据凝胶板的大小计算所需凝胶液体总量,准确称取琼脂糖,溶解在 TBE 缓冲溶液中,微波炉或水浴加热,至琼脂糖溶化均匀。

表 14-1　不同浓度琼脂糖凝胶的分离范围

琼脂糖凝胶浓度/(%)	DNA 分子大小/kb	琼脂糖凝胶浓度/(%)	DNA 分子大小/kb
0.3	5～60	1.2	0.4～6
0.6	1～20	1.5	0.2～4
0.7	0.8～10	2.0	0.1～3
0.9	0.5～7		

(3)凝胶板的制备。取少量凝胶溶液将电泳槽四周密封好,如果电泳槽两端没有插板,则用玻璃胶带封好两端,防止在浇凝胶板时出现渗漏。凝胶冷却至 60 ℃左右时,加入 EB(终浓度为 $0.5\ \mu g/mL$),摇匀,轻轻倒入电泳槽水平板上,除掉气泡。

待凝胶冷却凝固后,小心取出点样梳与两端插板(或两端玻璃胶带),保持点样孔的完好,在电泳槽内加入 TBE。将凝胶板沉入电泳槽内,缓冲溶液必须高出凝胶板 8 mm,并使其保持水平位置。

(4)电泳样品制备及点样。在待测的 DNA 样品中,加入 1/5 体积载样缓冲溶液,如果待测样品体积太小(1 μL)可用 TBE 稀释,一般点样体积不得低于加样孔2/3

的高度,同时也不可过满而溢出。吸取制备的样品,穿过 TBE 液加入样品孔中至满,记录样品秩序与点样量。每板都应有参比菌株的质粒 DNA 提取物为分子质量对照。

(5)电泳。凝胶板加样孔端接阴极,电压 100 V(最高电压不超过 5 V/cm)电泳 3~4 h,电泳时间因实验具体要求而异。在电泳中途可用紫外灯直接观察,DNA 各区带分开后,电泳结束,也可在示踪液走完凝胶板时停止电泳。

(6)结果观察及摄像。电泳结束后,取电泳凝胶板直接在波长 254 nm 的紫外线监测仪中绘图或摄像(照相机加近拍镜和橙红色滤色片,用 21°黑白胶卷,5.6 光圈,曝光时间根据区带深浅确定)。

(7)质粒分子质量的计算。在检查未知质粒大小时,要用已知大小的 DNA 分子质量作参照物,在同一块凝胶板上一同电泳。DNA 分子质量参照物有多种试剂出售,加样时在凝胶板左右两边孔分别加入 0.1~0.5 μg 参照物。DNA 分子质量参照物也可由标准菌株中提取,如 *E. Coli* V517 含有 8 个已知大小的质粒(1.4 MD、1.8 MD、2.0 MD、2.6 MD、3.4 MD、3.7 MD、4.8 MD、35.8 MD);R+S1 140MD;R40a 96MD;R483 62MD;RA 186MD 等,*E. Coli* K12 1485 为质粒阴性对照菌株。

如未知质粒泳动距离与分子质量参照物完全相同,则立即可以指出该未知质粒的分子质量大小。根据参照物相对迁移率和分子量的相关回归分析,绘 DNA 参照物的标准回归曲线,再在该曲线上查出不同迁移率的未知质粒的分子量。

DNA 分子在凝胶电泳中的迁移率与其分子量大小的常用对数成反比,在 PP 图位上测出分子量参照物区带的电泳迁移距离(即从加样孔前沿到 DNA 区带前沿的距离)。将最远的一个区带的迁移距离定为 10,并依此换算其他各区带的相对迁移率,然后取各参照物区带迁移率的 10,并依次换算其他各区带的相对迁移率,然后取各参照物区带迁移率的 lg 值(lg RM)和各区带分子量的 lg 值(lg MW)。小于 7.2 MD 的区带为一组,大于7.2MD的为另一组,以 lg RM 为自变量,lg MW 为因变量,进行相关回归分析,得回归方程。再按方程绘出回归曲线,计算各未知质粒的分子质量,如果 lg RM 与 lgMW 呈负相关且相关系数较高,则此标准曲线是成功的。

三、质粒的限制性内切酶分析

限制性内切酶(restriction endonucleases,RE)是一类能识别双链 DNA 分子特异性核苷酸序列的 DNA 水解酶。各种限制性内切酶的识别位点不同,对不同的 DNA 分子可切出大小和数目不同的 DNA 片段,而对一既定质粒的 DNA 分子,某种 RE 的酶切片段的大小和数目取决于该质粒分子上识别位点的多少和位置。质粒指纹图谱分析时,可将质粒 DNA 提取物直接用 RE 消化后再电泳,分析质粒酶切图谱;也可从凝胶中回收目的质粒区带 DNA,用 RE 消化,分析所获得的酶切图谱。不同来源菌株具有相同大小的质粒,如酶切图谱一致,则证明它们是同源的。

四、实际应用

（一）在流行病学中的应用

1. 流行菌株或质粒的调查

应用质粒指纹图谱分析鉴别的病原菌范围非常广泛，几乎所有感染人类的病原菌都可用此方法鉴别分型，包括革兰阳性和革兰阴性球菌、杆菌、弧菌、弯曲菌、厌氧菌及芽孢菌等。美国疾病控制中心 Hombery 等，将该中心十年来，在 20 起不同地区暴发流行的胃肠炎中分离的鼠伤寒沙门菌分别采用噬菌体分型、抗生素敏感性分型和质粒指纹图谱分型，以确定鉴别菌株间流行关系的最佳方法。结果：质粒指纹图谱分析鉴定出在流行病学上有关的菌株占 89%，噬菌体分型占 67%，抗生素敏感性占 44%。该比较研究表明，质粒指纹图谱分析与噬菌体分型相对应，以耐药谱作分型的依据特异性差。与无关对照菌株比，发现用质粒指纹图谱分析可将鼠伤寒沙门菌的流行菌株与非流行菌株相区别。Threlfall 等用该方法分析了 305 株噬菌体 49 型（TP49 型）的鼠伤寒沙门菌，根据 PP 图的不同可将这 305 株鼠伤寒沙门菌分为20 个质粒图谱型。说明应用该方法对菌株分型更为细致、精确，可克服噬菌体不能定型的限制。

2. 追踪传染源和传播途径

质粒指纹图谱分析应用于暴发流行调查中也具有显著的优越性。美国疾病控制中心对俄亥俄州、密歇根州、佐治亚州和阿拉巴马州暴发的一起流行性肠炎进行了研究。开始没有发现同源性食物，后在密歇根州作病例对照调查时发现，病例组中有 70% 患者接触过大麻，而对照组只有 21% 接触过大麻（P<0.001），从患者家中的大麻中检出 107 cfu/g 慕尼黑沙门菌，且大多数对常用抗生素敏感，故与对照组菌株无法区别。但在质粒指纹图谱分析时，却发现从大麻和病例分离的菌株都含有3.1 MD 和7.4 MD 的两个小质粒，而对照组菌株都没有，由此证实了这次肠炎流行与大麻有关。1983 年，荷兰由初生儿脑膜炎分离的菌株，证明三个来自同一地区的患者所带质粒大小、数目相同（70 MD、37 MD），不同地区的患者所带质粒不同，从而确定两地脑膜炎的流行无关。Notle 在 1984 年分析军团病的院内感染，从热水缸和空调冷却塔中分离的细菌，应用质粒图谱及酶切图谱分析，结果显示，从病人和热水缸中分离的细菌具有相同的酶切图谱，说明热水缸是传染源。

（二）医院内感染的调查

质粒指纹图谱分析，在对医院内感染的流行病学调查中也有重要的作用。McGown 等对从不同时间、不同医院暴发感染的 22 例危重新生儿、20 例成人和 12 例烧伤病人中分离出的金黄色葡萄球菌进行研究，发现它们对庆大霉素都有抗性，分属于两种不同的噬菌体型，但不同型的代表株具有明显相同的质粒图谱和酶切图谱,因此,确定该起庆大霉素耐药性的传播是由于介导庆大霉素抗性的 R 质粒在不同菌株间传递所致。

造成医院内感染在医院内传播扩散的往往不是流行菌株,而是流行的质粒。这在抗生素的选择压力下更为明显,流行质粒可在多个菌属、菌属种内或多个血清型间检出。对于如此复杂的情况,传统的细菌鉴定分型方法是无能为力的。而质粒指纹图谱分析方法使此问题迎刃而解,如 1975—1976 年,美国波士顿某医院发生一起由抗庆大霉素的 R 质粒引起的暴发流行,先后在克雷伯菌、灵杆菌、肠杆菌、大肠埃希菌、柠檬酸杆菌和摩根菌等 6 个菌属 8 个血清型中检出 R 质粒,各菌属来源的质粒酶切图谱极为相似,说明流行质粒有共同起源,同时出现少数不同酶切片段,说明在流行期间质粒发生了一些演变,推测是由转座子(可在质粒间移动的一段 DNA 序列)或同源序列重组引起。医院范围内自然储存有大量 R 质粒,这些"最适"质粒在该医院找到"最适"细菌,继而传递扩散,就像细菌在人群中传递一样。对不同地点、不同时间分离到的菌株,从其共有质粒 DNA 序列的微小变化上可观察到菌株传播的精确路线,并可找到看来似乎无关菌株的内在联系。

(三) 质粒指纹图谱分析存在的问题

(1) 某些菌株(如空肠弯曲菌)常不携带质粒,不能使用该技术。

(2) 质粒分析本身并非分子流行病学调查,它只要证明不同时间、地点的分离菌株是否源于同一传染源,如果没有合适的对照菌株和数据而随机分析所获得的菌株,在流行病学中没有意义。

(3) 多次传代或长期保存细菌致使质粒丢失,限制了该分析技术的应用。

(4) 待分析的资料须限于一定时间和空间,因时间过长和空间过大会使细菌接受新的质粒而使 P 图谱型发出改变。

第二节 细菌 mol%(G＋C)测定

细菌 mol%(G＋C)是指在细菌染色体 DNA 中鸟嘌呤和胞嘧啶占完整 DNA 的物质的量的百分比,这一指标可以用于细菌鉴定。

一、原理

细菌脱氧核糖核酸(DNA)由四个碱基组成,其中,嘌呤碱基包括腺嘌呤(A)和鸟嘌呤(G),嘧啶碱基包括胸腺嘧啶(T)和胞嘧啶(C)。原核和真核生物及多数病毒DNA 是由特异碱基配对(A＋T 与 G＋C)构成的互补双链。已有实验表明,A＋T与 G＋C 碱基对的比率在生物间是不同的,并且,在某一特定生物体内,这种比率mol%(G＋C)可以用作生物间的一种比较特征。

如果把 DNA 四种碱基总的相对分子质量看做 100,那么细菌 DNA 的碱基成分可用G+C占全部四种碱基的摩尔百分比(mol%)来表示,一般表示为 mol%(G+C),国内文献也有表示为(G+C)mol%,但是,以前一种表示法为妥。

根据DNA的化学和物理特点,可通过多种方法测定碱基成分,尽管各种方法依据的原理不尽相同,但最终结果都是以 mol%(G+C)表示,下面以热变性温度法为例简述其测定原理。

当天然 DNA 在一定离子强度和 pH 缓冲溶液中不断加热时,碱基对间的氢键就会断裂使 DNA 双链分开,变成单链,这一过程称为热变性。这种变性现象很易用紫外线光谱法测定。DNA 从双链变成单链后,在 260 nm 的吸光度会增加 40% 左右,这种现象称为增色效应,当 DNA 完全变为单链后,紫外吸收停止增加。在热变性过程中,紫外吸收增加的中点值所对应的温度为热变性温度,又称解链温度(melting temperature,Tm)。解链温度随 DNA mol%(G+C)的增加而增加,mol%(G+C)在 25% ~ 75% 间时,其变化呈线性相关。由于 G-C 碱基对之间有三个氢键,而 A-T 碱基对间只有两个氢键,所以,G-C 碱基对比 A-T 碱基对结合得牢,在热变性过程中打开 G-C 碱基对之间三个氢键所需要的温度也较高,测定的 Tm 值也就较高。因此,测定的 Tm 值能直接反映被测 DNA 的 G-C 碱基对的绝对含量,即 G-C 碱基对含量越高的DNA,Tm 值也就越高,反之亦然。

二、试剂与设备

(一) 试剂

(1) 细菌培养基:根据待研究细菌而定。

(2) SE 缓冲溶液:0.15 mol/L 氯化钠,0.1 mol/L 乙二胺四乙酸钠(EDTA),pH 值为8.0。

(3) 十二烷基磺酸钠(SDS)。

(4) 水饱和酚-氯仿-异戊醇混合液(体积比为 25：24：1)。水饱和酚可以从市场上购买或按照下法配制:将装有结晶苯酚的瓶子放在水浴中溶解,一分为二,每瓶加少量蒸馏水,用2.5 mol/L 的 Tris 液调 pH 值至8.0以上,加入 Tris 液 50 mL,充分混匀,静置后可分层,若不能分层,可以适量补加蒸馏水。放于 4 ℃冰箱内保存,使用时吸取下层水饱和酚。

(5) 氯仿-异戊醇混合液(体积比为 24：1)。

(6) 核糖核酸酶(RNase):用 0.15% mol/L,pH 值为5.0的 NaCl 溶液将其溶解成 2 mg/mL 的溶液,沸水浴处理 10 min,灭活可能污染的脱氧核糖核酸酶(DNase)。

(7) 95%乙醇:置于−20 ℃保存。

(8) 1×SSC 缓冲溶液:0.15 mol/L NaCl,0.015 mol/L 柠檬酸三钠,pH 值为7.0±0.2。

（二）设备

（1）低温冷冻高速离心机。

（2）带加热装置的紫外分光光度计。

三、方法

（一）细菌染色体 DNA 的提取

提取 DNA 的基本步骤是：①培养细菌；②收集洗涤并裂解细菌；③用酚-氯仿-异戊醇抽提，使 DNA 与蛋白质分离；④RNase 消化除去 RNA；⑤乙醇沉淀纯化 DNA。不同细菌、不同测定方法纯化过程与要求略不同。下面介绍常用的氯仿-苯酚混合提取法。

（1）将收集的待检湿菌体(约 2～3 g)悬浮于 40～50 mL SE 缓冲溶液中，混匀。

（2）每克湿菌体加入 0.25 g SDS，混匀后，60 ℃水浴 10 min，并不断摇动。此步可以裂解细菌，使悬液变成清亮黏稠液体。如果是革兰阳性细菌（如芽孢杆菌）须超声破壁。

（3）加入等体积酚-氯仿-异戊醇混合液，充分摇匀脱蛋白 5 min。苯酚和氯仿可以使蛋白变性，异戊醇可减少泡沫，有利于离心分层。

（4）9 000 r/min 离心 10 min。离心后，分成三层，上层水相含有 DNA，中间为白色的变性蛋白层，下层为酚-氯仿-异戊醇有机相。

（5）吸出上层水相，加等体积氯仿-异戊醇混合液重复脱蛋白 1～2 次，直至中间蛋白层很少或消失。

（6）吸出上层水相，加 RNase 终浓度为 50～100 μg/mL，37 ℃作用 30～60 min，降解 RNA。

（7）加等体积氯仿-异戊醇混合液，充分振摇混匀，脱蛋白 1～2 次，直至中间蛋白层很少或消失。

（8）吸出上层水相，加 2 倍体积的 95％乙醇，用玻璃棒绞出丝状沉淀的 DNA。若为超声破壁，则须离心沉淀，收集 DNA。

（9）将 DNA 晾干后，溶于适量 0.1×SSC 或 1×SSC 缓冲溶液中。

（二）Tm 值的测定方法

在一紫外分光光度计的比色杯内逐渐加热 DNA 样本，并连续测量标本的紫外线吸收情况和比色杯及比色架的温度，温度则利用一外接水浴箱逐步增加，而目前新一代分光光度计设有电加热小杯固定架，其内装有热敏电阻，并用微处理板或微机来控制。当测 Tm 曲线时，有两个因素是必须考虑的：缓冲溶液离子强度和温控精度。前者对 DNA Tm 值影响较大，离子强度可通过将 DNA 样本与同批次缓冲溶液透析来达到标准化。温度可通过在每次实验中加 DNA 对照(大肠杆菌 B 和 K12 株 DNA)来标准化。

(三) Tm 值的计算

增色转移的中点可用不同方法来测定,如制图法和使用正常概率纸法等。以制图法获得的 Tm 值最适于常规应用,将温度和对应的相对吸光度绘制成 DNA 热变性曲线,该曲线的中点对应温度即为 Tm 值。

(四) mol%(G+C)的计算

由 Tm 值计算 mol%(G+C)的经验公式都是以直接化学方法测碱基成分为基础的。为避免不同实验室使用化学试剂、缓冲溶液、仪器等的不同引起的误差,各实验室应建立自己的 Tm 值测定标准参比 DNA。最常使用的参比 DNA 是 51.2%(G+C)的大肠杆菌 K12 株和 50.9%(G+C)的大肠杆菌 B 株。如果用大肠杆菌 K12 株作为参比 DNA,测定的 Tm 值为 90.5 ℃时,使用式(1)和式(2)计算,其他使用式(3)和式(4)计算。

$$1×SSC\%(G+C)=(Tm-69.3)×2.44 \tag{1}$$
$$0.1×SSC\%(G+C)=(Tm-53.9)×2.44 \tag{2}$$
$$1×SSC\%(G+C)=51.2+2.44×(未知菌\ Tm-大肠杆菌\ K12\ 株\ Tm) \tag{3}$$
$$0.1×SSC\%(G+C)=51.2+2.08×(未知菌\ Tm-大肠杆菌\ K12\ 株\ Tm) \tag{4}$$

虽然由 Tm 值计算 mol%(G+C)的公式表示方法各有不同,但最后的计算结果基本一致。

四、注意事项

(1) 提取 DNA 时,细菌浓度应合适,如果浓度太低,在提取过程中损失较大;如果浓度太高,则在第一次脱蛋白的混悬液中出现凝块,离心时进入中间层而丢失。

(2) 乙醇沉淀出的 DNA 被溶解时,浓度要合适,如果浓度太低,可引起 DNA 降解,生物活性降低;而浓度太高,处理和分散都困难。

(3) 有些细菌含有大量多糖,溶菌后黏度特别高,可以在 DNA 提取的最后步骤除去,也可在脱蛋白前先用丙醇做选择性沉淀除去。

(4) 测定 DNA mol%(G+C)时,溶液的离子强度对热变性温度影响较大,因此,测定 Tm 值时,必须精确配制缓冲溶液。测定高 Tm 值(92 ℃以上)时,可以通过改变缓冲溶液的浓度来克服测定的困难,如将 1×SSC 改用 0.1×SSC 缓冲溶液时,Tm 值约降低 16 ℃。

(5) mol%(G+C)测定适合于 30～75 mol%(G+C)的范围,过高或过低都会出现偏差。

五、细菌 mol%（G＋C）的意义

DNA 代表着遗传信息，并储存于生物细菌内。这种信息是通过 DNA 双链的脱氧核糖核苷的线性排列编码的。DNA 作为模板，将信息转录给 RNA，然后，再由 RNA 将信息翻译成蛋白质而表现出相应的生物学功能。通过 DNA 的复制，这种信息可传递给下一代，在同一生物不同代间 DNA mol%（G＋C）含量变异甚微，所以，mol%（G＋C）含量是生物种的特征。

1. G＋C 含量测定是细菌鉴定的一个重要指征

每个生物都有特定的 mol%（G＋C），而且每一种细菌的 G＋C 含量是比较稳定的，它不受菌龄的影响，也不受除去突变因素之外的生长条件等各种外界因素的影响。动、植物 DNA 的 mol%（G＋C）变动幅度较窄，主要集中在 35%～40%，原核生物的 mol%（G＋C）变动幅度较宽，可达 25%～75%。因此，mol%（G＋C）含量测定更适用于细菌的分类鉴定。

2. 有助于鉴别表型特征相似的细菌（尤其是鉴定新种）

遗传特征可用于鉴别单凭表型特征难以鉴定的细菌。如滑行、单细胞非光合的噬纤维菌属和产子实体粘球菌属营养细胞的表型结构非常相似，难以识别，但二者的 G＋C 含量完全不同（噬纤维菌属 G＋C 含量为 38%，产子实体粘球菌属为 68%），说明它们之间的关系是非常远的。

3. 可作为判定细菌种属间亲缘关系的参考标准

通过鉴定细菌 DNA 中 mol%（G＋C）对细菌进行分类鉴定，但目前还没有一个大家公认的统一标准。一般遵循下述原则。

（1）G＋C 含量不同的细菌（一般差异＞5%）可以肯定不是同种细菌；而 G＋C 含量相同的细菌可能是相同或相近的种属，但也可能是不同种属的细菌。因此，G＋C 含量在细菌分类学中的重要性在于它可以作为一种排除性特征。若需判定 G＋C 含量相同的细菌间的关系，尚需了解两种细菌 DNA 脱氧核糖核苷酸线性排列的顺序，即核酸的同源性。

（2）两组细菌的 G＋C 含量差别在 2% 以内是无意义的，若差别在 4%～5% 可认为是同种内的不同菌株。

（3）两组细菌的 G＋C 含量差别在 10%～15%，可认为是同属内不同种细菌，若差别在 20%～30%，可认为不同属。

第三节　核酸杂交技术

核酸杂交技术是一种间接测定核酸排列顺序的方法，它广泛用于基础研究和应用领域。

一、杂交原理

Watson 和 Crick 发现 DNA 为双链核酸的特性已近 40 年,核酸杂交技术的基础就是核酸互补双链能够形成稳定的杂交体,核酸杂交体的形成率和稳定性取决于特异性核苷酸序列、核酸链的长度,以及杂交缓冲溶液的组成等因素。通过改变这些因素可以控制杂交的特异性(严谨性)。DNA 双链之间结合是靠氢键将互补核苷连接起来的,当 DNA 受热或在强碱作用下时,双链间的氢键就会自动打开成为单链,这一过程称为变性(denaturation)。在适当条件下,互补 DNA 双链又重新通过氢键缔结为双链。同源 DNA 单链形成双链的过程称为复性(reannealing),异源单链 DNA 形成的双链则称为杂交(hybridization)。我们可以利用这种特性,制备一 DNA 片段,只与特定微生物核酸杂交,而不与任何其他 DNA 杂交,这一段 DNA 经适当标记后就成为通常所谓的 DNA 探针。这种带有标记的 DNA 探针与标本中核酸单链通过互补碱基对形成杂交体的过程就是核酸杂交的基础(见图 14-1)。

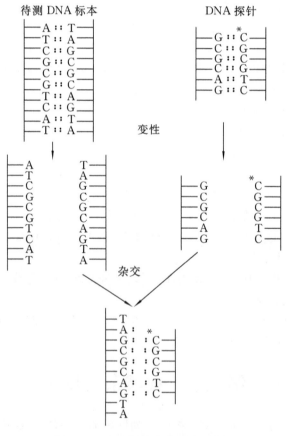

图 14-1　DNA 探针杂交原理示意图

＊：DNA 探针标记物(如 ^{32}P 或生物素等)

二、核酸杂交技术的类型

核酸探针杂交的分类尚无统一标准，一般分为以下几类。

（1）按靶序列与探针序列的杂交反应介质分为固相杂交和液相杂交。

固相杂交，按靶序列或探针序列固定介质的不同分为膜固相杂交、磁珠固相杂交、微孔板固相杂交、基因芯片（gene chip）杂交和探棒（dipstick）固相杂交等。按靶序列存在的方式分为原位杂交（in situ hybridization）、菌落原位杂交（in situ colony hybridization）、斑点杂交（dot blot hybridization）和狭缝杂交（slot blot hybridization）。

（2）直接杂交法即用一个标记探针直接与靶序列的杂交。而夹心杂交则需两个探针，一个未标记探针与靶序列杂交来吸附或固定靶序列，称为捕获探针（capture probe）；另一标记探针则与靶序列的另一特异区域杂交，称为检测探针（detection probe）。

（3）按探针-靶分子杂交类型分为 DNA-DNA 杂交、DNA-RNA 杂交、RNA-RNA 杂交和 PNA-DNA 杂交。PNA 为肽核酸（peptide nucleic acid）。

（4）Southern 杂交和 Northern 杂交。

Southern 杂交是将 DNA 分子从琼脂糖凝胶中转印至硝酸纤维素或尼龙膜上，然后，用标记探针杂交。而 Northern 杂交是将 RNA 从琼脂糖凝胶中转印至滤膜上后，再与探针杂交。

三、核酸杂交方法

（一）染色体 DNA-DNA 杂交

细菌染色体 DNA-DNA 同源性可以通过液相或固相分子杂交测定，前者包括羟基磷灰石法、S1 核酸酶分析法和复性速率法等；后者根据支持物不同分为琼脂糖凝胶法和滤膜法。但是，以复性速率液相杂交法较为方便，下面以该法为例介绍。

1. 试剂

所用试剂和设备同"细菌 mol%（G＋C）测定"一节。

2. 方法

（1）细菌 DNA 的提取与纯化，同"细菌 mol%（G＋C）测定"一节。

（2）DNA 的超声处理：将 DNA 溶液置冰浴中 50 W 超声 4 次，每次 15 s，间隔 1～2 min，使 DNA 片段的大小为 3～1 200bp，用超声破壁提取的 DNA 溶液，不再做超声处理。

（3）DNA 变性：将待检 DNA 样品（a、b）分别用 0.1×SSC 配制成每毫升 OD260 值为1.5或2.0的溶液，分别取 a 样品、b 样品各1.5 mL 装在小试管内，同时准备一支小试管混合 a、b 各1.5 mL 作为 m 管。分别将 a、b、m 三支试管和另外三支各装0.75

mL 10×SSC 的小试管在水浴中变性 10 min,变性后将0.75 mL 10×SSC 分别倒入a、b、m 三支试管中,使最终盐浓度为 2×SSC。

（4）测定 DNA 的复性速率:DNA 变性可以用紫外分光光度计以复性起始浓度或以一半 DNA 复性的时间和 DNA 浓度(cot 1/2)来测定。

该法是将 a 管和 b 管 DNA 样品的复性速率(v_a 和 v_b)与 a、b 两管 DNA 的等量混合物的复性速率(v_m)相比较,同源性百分率可由下式计算。

$$同源性 = \frac{4v_m - v_b}{(v_a \cdot v_b)/2} \times 100\%$$

在该式中,假定两菌的复性速率是一样的(即基因组大小相同),这种假设对于细菌和大部分双链 DNA 病毒是通用的,但是,当比较病毒和质粒 DNA 样品时应慎用。这一公式通过平均两种菌株的速率补偿了 a 管样品和 b 管样品 DNA 浓度间的差异,因此,用单位时间内变性 DNA 的复性速率(260 nm 吸光度的变化值)来测定DNA 的同源性。

3. 注意事项

影响选择合适复性条件的主要影响因素是待比较菌的 mol%(G＋C)含量。DNA 样品应具有相似的浓度,并溶于 0.1×SSC 缓冲溶液中,复性混合物应含有约75 μg/mL DNA、6×SSC 缓冲溶液、25%～50%甲酰胺溶液。

4. 应用

如上所述,DNA 的 G＋C 含量分析只能确定含有不同 G＋C 的细菌属于不同的种,但无法确定含有相同 G＋C 的细菌是否为同种,因为测定的 mol%(G＋C)含量无法确定 DNA 的碱基序列。因此,利用核酸杂交技术对细菌同源性进行分析,是细菌分类鉴定的又一重要手段。它可以对新菌种,或对表型差别小,难以识别的菌株做出较可靠的鉴定。

判定细菌同源性尚未有统一标准,必须用实验室已知菌株作对照。一般认为:若两株细菌 DNA 的杂交百分率大于 70%(≥69%),为高度同源,表示两菌株基因组的差异很小;若在 25%以下,则认为两株菌基因组的差异很大。《伯杰细菌鉴定手册》(1984)指出:①同源性在 60%以上通常认为属于同一个菌种,其中,60%～70%的同源性为同一种内不同亚种间的菌种,70%以上(80%～90%)的同源性为同一种不同亚种内的菌种;②同源性在 20%～60%之间应认为是同一属中的不同菌种;③同源性在 20%以下,应考虑是不同属的菌种。

（二）点杂交

点杂交法是最简单而有效的膜杂交,是将核酸提取物直接点到膜上或通过负压抽滤到硝酸纤维素膜上,根据多孔吸印器(manifolds)孔的不同,可分为斑点杂交(圆点)或狭缝杂交(细长狭缝)。在 DNA 固定后,就可以进行杂交了。杂交后,去除多余的探针,经放射自显影、闪烁计数或酶底物显色反应即可出结果。

最近发展的一种反向打点杂交法(reverse dot blot hybridization)与之相反,该法是将不同探针固定在膜上,然后将靶序列标记后进行杂交,这样就可以同时确定靶序列的突变类型或病原体。下面以 DNA 狭缝杂交为例说明操作方法。

1. 试剂与设备

(1) TE 缓冲溶液:10 mmol/L Tris-HCl,pH 值为7.6、1 mmol/L 的 EDTA。

(2) 6×SSC。

(3) 10×SSC。

(4) 多孔吸印器。

(5) 硝酸纤维素膜。

2. 方法

(1) 先将硝酸纤维素膜放入水中浸湿,再放到 10×SSC 中(戴手套操作)。

(2) 打开狭缝多孔吸印器,在下层表面放上两层干燥的普通滤纸,再将硝酸纤维素膜放在滤纸表面,滤纸间及硝酸纤维素膜与滤纸间不能有气泡。

(3) 将多孔吸印器上层放在膜表面,注意中间不要产生气泡。用螺丝钉固定紧。

(4) 将 DNA 水或 TE 液,煮沸 5 min,使之迅速冷却,加入 6×SSC 使其定容至 200 μL。

(5) 将 DNA 液加入多孔吸印器的孔内,在干燥滤纸吸引下,样品会流到膜上。

(6) 接上真空抽滤器,用 100 μL 6×SSC 洗孔两次。

(7) 取出膜,80 ℃ 干烤 2 h。杂交方法见下述。

(三) 菌落原位杂交

菌落原位杂交是将细菌直接点印到硝酸纤维素膜上或将平板上的菌落直接印到硝酸纤维素膜上,经适当处理,使细菌裂解,变性 DNA(或 RNA),固定后就可用于杂交,该法可用于筛选重组子、鉴定细菌、检测细菌的某一毒力或其他基因的存在与否。

1. 试剂与设备

(1) 裂解/变性缓冲溶液:0.5 mol/L NaOH 加 1.5 mol/L NaCl。

(2) 中和缓冲溶液:0.5 mol/L Tris-HCl(pH 值为 7.4)加 1.5 mol/L NaCl。

(3) 漂洗缓冲溶液:2×SSC。

(4) Pyrex 平盘。

2. 步骤

(1) 在放到 1 号盘中之前,将硝酸纤维素膜放在用0.5 mol/L NaOH 和1.5 mol/L NaCl饱和的 3 mm 滤纸上,滤纸放在敞开的 Pyrex 平盘里,将平盘放到有开水的蒸锅中焖3 min,以后处理如下。

(2) 准备 3 个 Pyrex 平盘。

1 号盘:盛有经裂解/变性缓冲溶液充分饱和的 2 张滤纸,硝酸纤维素膜放在滤纸上要全部浸湿,但不能有多余的液体流动。

2 号盘:里面的滤纸饱和有中性缓冲溶液。

3 号盘:盛有 2×SSC 漂洗缓冲溶液。

(3) 将硝酸纤维素膜菌落面朝上放到 1 号盘中的滤纸上,中间不能有气泡,室温下孵育 15～30 min,使细胞溶解、DNA 变性。

(4) 将膜换到 2 号盘中以中和 NaOH,室温孵育 15～30 min。

(5) 将膜转到 3 号盘里,带上干净手套,将膜上的细胞碎片轻轻擦去。注意:硝酸纤维素膜很脆,小心不要撕破;膜上不能有细胞碎片,以免影响结果;在同时漂洗多张膜时,要勤换 2×SSC 冲洗缓冲溶液,确保将膜洗干净,因为在使用放射性同位素探针时,细胞碎片等杂质会影响杂交,产生高本底和假阳性。

(6) 自然干燥,在 80 ℃真空炉中烤 30 min 以固定 DNA。

(7) 这时的膜就可用于杂交或干燥密闭保存。

(四) Southern 杂交

DNA 印迹(Southern blotting)是研究基因构成与表达的基本技术,在遗传病、DNA 图谱分析和 PCR 产物分析上有重要作用。它是将 DNA 限制性内切酶片段在琼脂糖凝胶电泳中分离,经 NaOH 变性、Tris 缓冲溶液中和和在高盐下通过毛细管作用将 DNA 转印到硝酸纤维素膜上,干烤固定即可用于杂交。其主要缺点是小于 200 bp 的片段转印效果不好,解决的方法是换用尼龙膜。

1. 琼脂糖凝胶电泳

琼脂糖凝胶电泳可以很容易地将 DNA 限制内切片段(0.3～25 kb)分离。分离大分子片段(800～12 000 bp)用低浓度琼脂糖(0.7%),分离小分子片段(500～10 000 bp)用高浓度琼脂糖(1.0%),300～5 000 bp 的片段则用 1.3% 的琼脂糖。根据分离样品量、分离速度和分辨率要求不同,可选用不同规格的电泳槽。下面介绍中型胶(11 cm×14 cm×1 cm)的电泳方法。

1) 试剂与仪器

(1) Tris-醋酸-EDTA(TAE)缓冲溶液:40 mmol/L Tris,pH 值为 8.1,2 mmol/L 的醋酸,0.2 mmol/L EDTA。

(2) 10×载样缓冲溶液:20% Ficol 1 400,0.1 mol/L EDTA,pH 值为 8.0,1% SDS,0.25% 溴酚蓝。

(3) 10 mg/mL 溴化乙啶(EB)。

(4) DNA 分子量参照。

(5) 电泳槽和一个 11 cm×14 cm 盛胶槽。

(6) 恒压电源。

(7) 琼脂糖。

2) 步骤

(1) 用胶布将盛胶槽两端开口封住。

（2）根据分离 DNA 片段大小，在 100 mL TAE 缓冲溶液中加入一定百分比（w/v）的琼脂糖。

（3）用热板或微波炉将琼脂煮沸，冷却至 60 ℃ 以下。

（4）将胶倒入盛胶槽中，放上梳子，30 min 后凝固。

（5）去掉梳子和胶布，将盛胶槽放入电泳槽中，槽中加入 TAE 缓冲溶液，没过胶面约0.5 cm。

（6）在 DNA 样品中加入 1/10 体积的 10×载样缓冲溶液，加到胶孔中。根据梳子厚度的不同，最多可加到 15～30 μL，同时将标记物加到旁边孔中，以便于确定样品 DNA 的分子质量。20 V 恒压过夜。

（7）将胶浸到含 5 μg/mL EB 的 TAE 缓冲溶液中上色 30 min，也可将 EB 直接加到电泳缓冲溶液中或在铺胶前加入胶中。注意：EB 可致癌，操作要小心，用过的物品不能乱扔。

（8）254 nm 短波透射灯下拍照，相机镜头上加橙黄色滤色镜，使用高速一次成像胶片，光圈14.5，曝光 20～40 s。

2. 硝酸纤维滤膜 Southern 转印

1）试剂与设备

（1）变性缓冲溶液：1.5 mol/L NaCl，0.5 mol/L NaOH。

（2）中性缓冲溶液：1 mol/L Tris-HCl，pH 值为8.0、1.5 mol/L 的 NaCl。

（3）2×SSC。

（4）6×SSC。

（5）10×SSC。

（6）3 mm 滤纸。

（7）吸印纸。

（8）Pyrex 盘。

（9）硝酸纤维素膜。

2）步骤

（1）将胶切成合适大小，切去左上角作为标记。

（2）将胶放进盛有变性缓冲溶液的盘中轻晃 15 min。

（3）将胶换到中性缓冲溶液中轻晃 30 min。

（4）裁一张硝酸纤维素膜、2～4 张 3 mm 滤纸和一些吸印纸，都与胶大小不同（硝酸纤维素膜和吸印纸不能比胶大，否则易形成旁路）。先将硝酸纤维素膜浸到水中，再放入 10×SSC 中。接触胶和硝酸纤维素膜时要带乳胶手套操作。

（5）Pyrex 平盘上放一块比胶大的平板（盛胶槽翻过来即可），上面铺一张滤纸，起灯芯作用，盘中加少量10×SSC 缓冲溶液（2.5 cm 厚），不能没过平板，使滤纸充分饱和。

（6）将胶倒扣在滤纸上。

（7）将浸湿的硝酸纤维素膜铺在胶上，对齐，铺胶时从一边逐渐放下，防止产生气泡，有气泡时，可用吸管赶出，不能让膜与胶下的滤纸直接接触。

（8）膜上放一张滤纸，滤纸不能与胶接触。

（9）上面加吸印纸及重物。

（10）通过滤纸的灯芯作用，平盘中的缓冲溶液就会通过胶，而将 DNA 转印到膜上，盘中要有足够的缓冲溶液，随时更换浸湿的吸印纸。一般在室温下转印过夜。

（11）去除上面的物品，用镊子将膜取出，在 6×SSC 中冲洗一下（也可不洗）。

（12）自然干燥，80 ℃烤 2 h。

（13）这时的膜就可进行杂交，或室温密闭保存。

3. 尼龙膜 Southern 转印

如前所述，尼龙膜在许多方面优于硝酸纤维素膜：耐用，结合稳定，可结合小分子 DNA 及反复杂交。使用尼龙膜转印 DNA 时不需要高盐，在 0.5 mol/L NaOH 中即可，也不需要烘烤，因为在碱性条件下可与 DNA 紧密结合，在转印小片段时，可加紫外光照射，促进 DNA 与膜共价结合。由于是共价结合，加上尼龙膜坚实耐用，在不损失被检标本的情况下，可以反复漂洗去除多余探针及多次杂交。在碱性条件下转印的另一好处是可以最大限度地减少条带扩散，使转印完全、条带清晰。下面介绍一种简易尼龙膜转印法，为加强大分子 DNA 的转移，其中包括了酸处理步骤。

1）试剂与设备

（1）变性缓冲溶液：1.5 mol/L NaCl，0.5 mol/L NaOH。

（2）0.25 mol/L HCl。

（3）0.50 mol/L NaOH。

（4）3 mm 滤纸。

（5）吸印纸。

（6）Pyrex 平盘。

（7）尼龙膜。

2）步骤

（1）按常规制备凝胶、进样、电泳，必要时紫外光下照相。

（2）带乳胶手套操作，将胶放到盛有 0.25 mol/L HCl 的盘中 15 min，室温下轻晃，使胶能在盘中浮动。

（3）将胶换到盛有 0.5 mol/L NaOH 和 1.5 mol/L NaCl 的盘中轻晃 30 min。

（4）用 0.5 mol/L NaOH 作为转移缓冲溶液。

（5）将胶倒扣在 3 mm 滤纸上，裁好的尼龙膜用 0.5 mol/L NaOH 浸湿后铺在胶上，有些尼龙膜如 gene screen plus，应将凹面对着胶。

（6）尼龙膜上放几张干燥 3 mm 滤纸，再压上吸印纸和重物。

（7）转印过夜。

（8）用镊子取出尼龙膜。虽然可以不烤，但烤后 DNA 结合会更好一些，也可用紫外透射仪照射 5 min,使二者呈共价结合。

（9）杂交步骤见下述。

（五）Northern 杂交

从琼脂糖凝胶中将 RNA 转印到硝酸纤维素膜上的方法（Northern blot），与转印 DNA 的 southern blot 方法类似。只是在进样前用甲基氢氧化银、乙二醛或甲醛使 RNA 变性,而不用 NaOH,因为它会水解 RNA 的 2'-羟基基团。RNA 变性后有利于在转印过程中与硝酸纤维素膜结合,它同样可在高盐中进行转印,但在烘烤前与膜结合得并不牢固,所以在转印后不能用低盐缓冲溶液洗膜,否则 RNA 会被洗脱。在胶中不能加 EB,因为它会影响 RNA 与硝酸纤维素的结合。为测定片段大小,可在同一块胶上加标记物一同电泳,之后将标记物胶切下,染色,照相,样品胶则进行 Northern 转印。标记物胶染色的方法是在暗室中将其浸在含 5 μg/mL EB 的 0.1 mol/L 醋酸铵中 10 min,泡在水中就可脱色。在紫外光下用一次成像相机拍照时,上色的 RNA 胶要尽可能少接触紫外光,若接触太多或在白炽灯下暴露过久,会使 RNA 信号降低。以上所有操作都不能有 RNAse 的污染。

从琼脂糖凝胶中分离功能完整的 mRNA 时,甲基氢氧化银是一种强力、可逆变性剂,但是有毒,因而许多人喜欢用甲醛作为变性剂。

1. RNA 甲基氢氧化银凝胶电泳及转印条件

注意:甲基氢氧化银具有神经毒性,要避免吸入和直接接触,所有操作要戴手套并在通风柜中进行,废弃前要用醋酸铵或其他化合物处理。

1）试剂与设备

（1）BSE 缓冲溶液:50 mmol/L 硼酸,5 mmol/L 硼酸钠,10 mmol/L 硫酸钠,1 mmol/L EDTA,pH 值为8.2。

（2）载样缓冲溶液:BSE 缓冲溶液,10％甘油,0.01％溴酚蓝。

（3）甲基氢氧化银（有毒）。

（4）3 mm 滤纸。

（5）吸印纸。

（6）Pyrex 平盘。

（7）硝酸纤维素膜或尼龙膜。

（8）20×SSC。

（9）20 mmol/L 醋酸铵。

2）步骤

（1）用 BSE 缓冲溶液配制 1％琼脂糖凝胶。

（2）用载样缓冲溶液稀释 RNA 样品,加 10 mmol/L 甲基氢氧化银（终浓度）。

（3）进样,60 V 电泳过夜,或在溴酚蓝走到胶的中部时停止。电泳时不能加 EB,标记物可在电泳后上色。立即转印,要带乳胶手套操作。

（4）取 2 张 3 mm 滤纸，用 20×SSC 饱和，铺到转印平板上起灯芯作用。

（5）将胶倒扣在滤纸上。

（6）先用水将硝酸纤维素膜或尼龙膜浸湿，再用 20×SSC 饱和，平铺胶上，不能有气泡，也不能与下面的滤纸接触。

（7）在膜上加 2 张干燥的 3 mm 滤纸，再压上吸印纸和重物，转印过夜。

（8）取出膜。使用硝酸纤维素膜时在烘烤前不能漂洗，否则 RNA 会脱落。

（9）硝酸纤维素膜放在 80 ℃真空炉中烤 2 h，使用尼龙膜时可烤或紫外照射。

（10）杂交前将膜浸到 20 mmol/L 醋酸铵中 2 次，每次 20 min，以除去残余的甲基氢氧化银。这时的膜即可用于杂交，或密闭干燥保存。

2. RNA 甲醛凝胶电泳和转印条件

1）试剂与设备

（1）10×MSE 缓冲溶液：0.2 mol/L 吗啉代丙烷磺酸（MOPS），pH 值为 7.0、50 mmol/L 的醋酸钠，1 mmol/L EDTA，pH 值为 8.0。

（2）5×载样缓冲溶液：50% 甘油，1 mmol/L EDTA，0.4% 溴酚蓝。

（3）甲醛：用水配成 37% 浓度（12.3 mol/L）。应在通风柜中操作，pH 值高于 4.0。

（4）3 mm 滤纸，Pyrex 平盘。

（5）硝酸纤维素膜。

（6）20×SSC。

（7）去离子甲酰胺。

（8）50 mmol/L NaOH（含 10 mmol/L NaCl）。

（9）0.1 mol/L Tris，pH 值为 7.5。

2）步骤

（1）在 40 mL 水中加入 7g 琼脂糖，煮沸溶解，冷却至 60 ℃，加入 7 mL 10×MSE 缓冲溶液，11.5 mL 甲醛，加水定容至 70 mL，混匀后倒入盛胶槽中。

（2）等胶凝固后，去掉梳子和胶布，将盛胶槽放入盛有 1×MSE 缓冲溶液的电泳槽中。

（3）使 RNA 变性（最多 20 μg）：RNA 4.5 μL，10×MSE 缓冲溶液 2.0 μL，甲醛 3.5 μL，去离子甲酰胺 10.0 μL。

（4）55 ℃加热 15 min，冰中冷却，加入 2 μL 消毒 5×载样缓冲溶液。

（5）进样，同时加入 RNA 标记物（BRL）。

（6）60 V 电泳过夜。取出胶，浸到水中 2 次，每次 5 min。

（7）（任选）在室温下将胶浸到 50 mmol/L NaOH 和 10 mmol/L NaOH 中 45 min，水解高分子 RNA，以增强转印。

（8）室温下将胶浸到 0.1 mol/L Tris-HCl（pH 值为 7.5）中 45 min。

（9）20×SSC 洗胶 1 h，胶在 20×SSC 中过夜转印到硝酸纤维素膜上。

（10）取出硝酸纤维素膜，在 80 ℃真空炉中烤 2 h。

（六）放射性标记探针与膜进行杂交

1. 试剂

（1）杂交缓冲溶液：50％去离子甲酰胺，5×SSC，1×Denhardt's 液，31 mmol/L KH$_2$PO$_4$，0.25％ SDS，30 μg/mL 切断变性的鲑鱼精 DNA，5％ 硫酸葡萄聚糖。于 4 ℃可保存 2 个月，于－20 ℃可保存半年。

（2）鲑鱼精 DNA。

（3）20×SSC。

（4）10％SDS。

2. 步骤

（1）将带有被检核酸的干燥膜放入热封袋中，用少量 2×SSC 浸润，倒出多余液体。

（2）将杂交缓冲溶液加热至 42 ℃，重新溶解 SDS，分成两份，分别用于预杂交和杂交。取一微型离心管加入足量载体 DNA，成终浓度 100 μg/mL，煮沸 5 min，冰中冷却 10 min，使其变性。

（3）将变性载体 DNA 加到用于预杂交的杂交液中，混合后倒入杂交袋中（一张大小为 11 cm×14 cm 的膜约需 15 mL），排气封口，42 ℃摇晃孵育 2 h。

（4）变性放射性标记 DNA 探针：煮沸 5 min，冰中冷却 10 min，每毫升杂交液中要用的 ^{32}P 标记探针，探针活性不能低于 1×108 cpm/μg。

（5）将变性探针与用于杂交的杂交液混合，在杂交袋上剪一小口，倒出预杂交液，加入带有探针的杂交液，排尽气体，封住袋口，42 ℃摇晃孵育过夜。

（6）剪开袋的一角，将杂交液倒入盛有放射性液体的容器内。

（7）剪开袋，取出膜，放入有 200 mL 2×SSC/0.1％SDS 的盘中，室温摇晃漂洗 15 min，也可增加一次漂洗。可将盘放在恒温水浴摇床上进行。

（8）漂洗。

高严谨性漂洗：

① 2×SSC/0.1％ SDS 室温洗 2 次，每次 15 min；

② 0.1×SSC/0.1％ SDS 室温洗 2 次，每次 15 min；

③ 0.1×SSC/0.1％ SDS 55 ℃洗 2 次，每次 30 min。

低严谨性漂洗：

① 6×SSC/0.1％ SDS 室温洗 2 次，每次 15 min；

② 2×SSC/0.1％ SDS 室温洗 2 次，每次 15 min；

③ 1×SSC/0.1％ SDS 55 ℃洗 2 次，每次 15 min。

（9）漂洗后，通过放射自显影显示结果。

(七) 非放射性探针与膜杂交

1. 试剂

(1) 50×fpg:1% Ficoll400,1% PVP,1% 甘氨酸。过滤,消毒,分装,存放于 −20 ℃。

(2) 1 mol/L 磷酸钾:KH_2PO_4 136 g/L,调 pH 值到7.0,高压消毒,室温保存。

(3) 去离子甲酰胺:200 mL 甲酰胺中加入 20 g AG501-X8 氢离子树脂,搅拌 1 h,1 号 Whatman 滤纸过滤,分装存于 −20 ℃。

(4) 2×SSC/0.1% SDS:50 mL 20×SSC,5 mL 10%SDS,稀释到 500 mL,高压消毒,室温保存。

(5) 0.1×SSC/0.1% SDS:2.5 mL 20×SSC,5 mL 10%SDS,稀释到 500 mL,高压消毒,室温保存。

(6) 50%硫酸葡聚糖:在 50 mL 有帽试管中加入 15 mL 水,再缓慢加入 25 g 硫酸葡聚糖,加热到 50 ℃摇晃溶解,定容至 50 mL,分装存于 −20 ℃。

(7) 杂交缓冲溶液:去离子甲酰胺2.5 mL(50%),20×SSC 1.25 mL(5×),50×FPG 100 μL(1×),1 mol/L 磷酸钾 125 μL(25 mmol/L),10% SDS 100 μL(0.2%),载体 DNA(10 mg/mL)12.5 μL,50%硫酸葡聚糖 500 μL(5%),水 313 μL,总体积 4.9 mL,此用量适用于微型转印膜(5 cm×7 cm)或同样大小的斑点印记膜进行杂交。

2. 步骤

(1) 用不带探针的杂交液进行预杂交,42 ℃孵育 2 h。

(2) 320 μL 无菌水中加入 20 μL 探针(50 μg/mL),煮沸 5 min,冰中冷却 10 min 变性,加到预杂交液中,终浓度 200 ng/mL,42 ℃摇床温育 18 h。

(3) 室温轻摇下,用 20 mL 2×SSC/0.1% SDS 洗两次膜,每次 5 min。

(4) 将膜放入密封袋中,在 55～65 ℃(决定于所需冲洗的严谨性)下用 20 mL 0.1×SSC/0.1% SDS 洗膜两次,每次 15 min。

(5) 室温下在盘里用 20 mL 2×SSC 洗膜 5 min,即可用于检测。

(6) 杂交后,用显色或化学发光测定记录结果。

(八) 微孔板杂交

1. 试剂

(1) 包被液:PBS,0.1 mmol/L $MgCl_2$。

(2) 预杂交液:5×Denhart's,5×SSC,50 μg/mL 鲑鱼精 DNA,3%BSA。

(3) 杂交液:5×Denhart's,5×SSC,50 μg/mL 鲑鱼精 DNA,10%硫酸葡聚糖,50%甲酰胺,10 μL 生物素标记的 25～30 循环的 PCR 产物。

(4) 漂洗液:PBS,0.1% 吐温-20。

（5）HRP-链霉亲和素。

（6）OPD 底物液。

（7）微孔板：Nunc 板条。

（8）酶联仪。

2. 方法

（1）包被：将线型质粒或扩增产物用包被液分别以 100～300 ng/孔包被，4 ℃过夜或 45 ℃包被 3 h。

（2）杂交：于预杂交液中在 55 ℃预杂交 1 h，加入杂交液，每孔 100 μL，于 42 ℃杂交 30 min 后，用漂洗缓冲溶液洗 7～8 次。

（3）显色：采用 HRP-链霉亲和素以适当稀释度于 37 ℃作用 15 min，用漂洗缓冲溶液洗 5～6 次，加入 200 μL 的 OPD 底物液，于 37 ℃显色 10 min。用酶联仪读取 OD 值，OD 值$\geqslant$2.1 为阳性。

3. 注意事项

（1）有效的 DNA 包被是实验成功的前提。我们试验了不同包被板、包被液（不同离子强度）、包被 DNA 的类型、包被量和包被条件，证明这些均是影响 DNA 包被的重要因素，其中，以镁离子强度最重要。钠离子对包被的影响不像文献报道的那么重要，其他离子如 NH_4^+ 和 EDC（1-二甲基-3-3-乙基二苯胺丙烯炭化二亚胺）也不如镁离子重要。

（2）文献报道的 DNA 包被多为 4 ℃或 30 ℃包被过夜，我们的实验结果表明，提高包被温度更有利于 DNA 包被，这可能是因为高温下更有利于 DNA 单链状态的维持及促进 DNA 运动，从而提高单链 DNA 的包被效率。

（3）不同类型的 DNA 包被亦影响杂交结果，实验的三种 DNA 中，以线型质粒包被最佳。这可能是因为产物和环型质粒在包被过程中易复性成双链而影响杂交效率。

（4）根据不同扩增产物选择合适的预杂交和杂交温度是保证杂交特异性的重要因素。杂交温度太低可能会导致引物二聚体杂交而出现假阳性。因此，选择杂交条件应确保消除引物二聚体的影响。

（九）基因芯片杂交

基因芯片技术主要包括三个环节，点样、杂交和结果分析，每一环节的操作都有相应的仪器支持。下面以 cDNA 芯片为例，对该技术的各环节加以简要介绍。

1. DNA 样品的制备

DNA 样品一般于 96 孔板中制备，样品经无水乙醇沉淀后再用 70%乙醇洗一次，然后溶于 2×SSC 缓冲溶液中，溶解的浓度取决于准备点样的大小和标本的黏稠度。如果准备点样很小，就需要配制较高浓度。此外，点样针头不能点黏度太大的样品，如果样品浓度大于 2 μg/μL，则样品对于点样针头而言就太黏稠了，最好使每个点的点样量为 15 ng DNA 左右。点样稀释溶液可以用(1～5)×SSC,标本如果溶于大于 5×SSC 的离子强度溶液中,会降低 DNA 样品对玻片的吸附性。

2. 点样

点样时每点 DNA 含量可以用下式估算。

$$每点体积=\frac{1}{2}\cdot\frac{4}{3}\cdot\pi r^3$$

每点 DNA 量=标本浓度×每点体积

由此可见,在固定的标本浓度下,每点体积越小,所能固定的 cDNA 探针也就越少。除标本浓度外,还要考虑诸如探针 DNA 与靶序列互补部分的比例、靶序列的长度、探针比活性和所用方法的敏感性等因素对检测结果的影响。

3. 固定

将 DNA 点在玻片上后,晾干,通过紫外照射使 DNA 通过胸腺嘧啶与硅烷化处理玻片表面的氨阳离子形成共价值键。为达到最大限度的杂交,在 UV 照射前要将玻片轻微浸湿,然后在 254 nm UV 灯下照射(一般能量为0.27 J/cm²)。研究发现,照射量的优化与杂交信号的强弱有重要的关系,照射不足或照射过度会使 DNA 因固定不牢而丢失或造成过多缺口而影响杂交。照射后,于室温下在 0.1% SDS 中漂洗,去除过剩的 DNA 分子。在杂交前,需将已固定有 DNA 的点阵在 95 ℃处理3 min,使标本 DNA 变性。

4. 杂交

1) 探针的制备

在 mRNA 反转录过程中掺入荧光物质标记的核苷酸是目前最常用的观察杂交结果的方法。当然,掺入生物素化的核苷酸,用荧光物质-亲和素结合物间接检测杂交结果也不失为方法之一。不管用什么方法检测,一般都需要 1～2 μg 纯正poly(A)+mRNA 作为反转录模板,通常很难从单个细胞或活检组织中获得如此大量的 mR-NA。因此,Diclsa 等用体外转录法线形扩增标本,可以使模板增加 20～50 倍,而不会导致分析结果的偏差。也可以通过反转录成 cDNA 后,用随机引物进行 PCR 扩增,这样会使检测敏感性大大增加。

目前,常用的荧光标记物 Cy3、Cy5、FITC 和 TRITC(罗丹明)的最大激发光/发射光波长分别为:550 nm/570 nm、649 nm/670 nm、494 nm/520 nm 和 544 nm/572 nm。

2) 杂交

杂交条件以能够检测到低丰度基因为佳,另外,还要保证每条探针都能与互补模板杂交,这是满足杂交检测敏感性和特异性要求的必需条件。按一般杂交条件,在(4～5)×SSC 缓冲溶液中于 60～65 ℃杂交或在含 50%甲酰胺溶液中于 42 ℃杂交就能保证杂交的特异性。须指出的是,荧光素标记的探针会使探针复性温度降低,在条件优化时应予以考虑。杂交液中还常常加入鲑鱼精 DNA、Denhardt's 液、poly (dA)、tRNA、SDS 和 Cot-1 DNA 以去除因重复序列所致的非特异杂交,当用 cDNA 探针杂交时亦可以用 poly(dA)＋RNA 或 poly(dA) 与 t-丰富区结合而降低非特异性本底。典型的交联和杂交程序如下。

(1) 在 UV 照射前浸湿玻片。

(2) 于 0.25~0.35 J/cm² 条件进行交联优化。

(3) 浸湿玻片,迅速加热 3 min。

(4) 用 0.1％ SDS 洗 30 s。

(5) 于水中浸湿玻片 1 min。

(6) 于 95 ℃ 水浴中加热 3 min。

(7) 立即转至冰冷的乙醇中,冷却后晾干。

(8) 用含封闭剂的预杂交液预杂交 30 min,制备靶序列并配制 15 μL 杂交液,之后加入杂交液杂交 8~24 h。

(9) 用 0.1％ SDS,0.2×SSC 缓冲溶液于室温条件下洗 5 min,再用 0.2×SSC 缓冲溶液于室温条件洗 5 min,之后,于 2 000 r/min 离心 2 min 干燥。

实验发现,下列三种溶液对荧光素标记探针用于微阵列杂交效果较好。

溶液 A(42 ℃用):50％甲酰胺

　　　　　　　　6×SSC 缓冲溶液

　　　　　　　　0.5％ SDS

　　　　　　　　5×Denhardt's 液

溶液 B(65 ℃用):6×SSC 缓冲溶液

　　　　　　　　0.5％ SDS

　　　　　　　　5×Denhardt's 液

溶液 C(65 ℃用):10％ SDS

　　　　　　　　7％PEG8 000

探针在 42 ℃、含甲酰胺的溶液中杂交要优于在 65 ℃的水溶液中杂交,因为甲酰胺溶液中的信噪比高,但是,探针在甲酰胺溶液中杂交动力学较慢,因此,当用低拷贝靶序列杂交时,用水相溶液加硫酸葡聚糖或 PEG 为好。

杂交信号的强弱依赖于固定的靶序列和标记探针结合的强度,因此,可以通过杂交强度来估计 mRNA 的丰度。由于探针向固相包被靶序列扩散杂交效率要比在液相扩散效率低得多,液相中的探针有些会因扩散不均而不能与固相上固定的靶序列杂交,因此,杂交反应最好在封闭循环条件下进行以确保消除因扩散不均所致的杂交偏差。

5. 结果的判读

最常用的检测方法是利用共聚焦光学原理检测激光诱导的荧光。一种扫描仪在单色扫描条件下检测 1 cm² 的芯片需要 15 min,分辨率为 11.25 μm。普通扫描仪有两种激发激光(543 nm 的 GheNe 和 633 nm 的 RheNe 激光)可以用于扫描基因组错配的检测结果。Molecular Dynamics(Sunnyvale, CA)制造了一种双色(633 nm 的 RheNe 和 532 nm 的 Nd:YAG 激发光),并带有微点阵进样器和条形码识别器,可以自动扫描 12 张玻片。

四、核酸杂交技术的应用

核酸杂交技术广泛应用于基础研究和应用领域。在基础研究中,该技术可以用于鉴定克隆子、分析基因表达差异、研究微生物耐药机理、测定 DNA 同源性、鉴定毒力基因等。在应用领域广泛用于人类遗传病、传染病和其他重要疾病(如肿瘤等)的诊断,疾病治疗的预后判断,微生物的鉴定和疾病基因表达谱的分析等。

第四节　PCR 技术

PCR 是英文 polymerase chain reaction 字首字母的缩写,意为"聚合酶链反应",顾名思义,PCR 是由聚合酶引发的链式反应,是一种由特定寡核苷酸(引物)介导的特异基因或克隆序列的体外酶促扩增技术。目前公认,PCR 技术是美国 Perkin-Elmer公司人类遗传研究室的 Kary·B·Mullis 博士于 1984 年发明的,1985 年,Saiki 等人在《Science》杂志上完整地描述了这一反应过程,由于 PCR 技术本身十分简单,却可以将数量很少的原始模板 DNA 分子进行几何级数的倍增,能最大限度地满足科学家操作 DNA 的要求,因此在其问世后的十多年里,PCR 技术得到了迅速发展,并以不可思议的速度渗透到现代生物学和医学研究的各个领域,目前,它已经成为科学家手中不可或缺的研究工具。

1993 年,Mullis 因其天才的技术发明,荣获诺贝尔化学奖,这距离 PCR 真正问世仅有 8 年时间。诺贝尔化学奖一般是奖励在基础理论研究方面有突出贡献的科学家,而且获奖者的成果通常需要十几年甚至几十年的验证。Mullis 以技术发明获奖,而且获奖与发明之间的时间很短,说明诺贝尔奖的评委们已经充分感觉到其发明的生命力及可能带来的巨大影响,随后的发展的确证明了评委们的慧眼。

一、PCR 的原理和操作

PCR 技术最基本的原理是碱基互补,组成 DNA 的核苷酸中腺嘌呤(A)与胸腺嘧啶(T)、鸟嘌呤(G)与胞嘧啶(C)的选择性配对是 DNA 各种特性,如变性、复性等现象的结构学基础。应该说 1953 年 DNA 双螺旋结构的阐明为 PCR 的问世开辟了道路。

PCR 技术一般用于体外扩增位于两段已知序列之间的 DNA 片段。在 PCR 反应中,特异性是由两条人工合成的引物来决定的,引物的本质是单链寡聚脱氧核苷酸(ssDNA),通常情况下,这两段寡核苷酸引物的序列是互不相同,并且分别与待扩增模板 DNA 两条链上的各一段序列互补,而这两段模板序列又位于待扩增序列的两侧。

    PCR 实际上是一个热循环过程:高温变性,低温复性,中温延伸 3 个循环反复进行(见图 14-2)。具体地说,就是首先将待扩增的模板 DNA 在高温下完全变性,使其成为单链 DNA;然后在一定的温度下使两条引物分别与两条单链 DNA 模板的两端特异性复性,此时,两条引物的 3' 端相对,而 5' 端相背;随后,在合适的条件下,由 DNA 聚合酶催化物介导的 DNA 合成,即引物的延伸。延伸的产物经第二轮循环变性以后,再以引物互补,合成新的 DNA 片段。这一过程在合适的温度下,重复进行,因此,PCR 可以说是一个温度控制反应。从图中可以看到,每一次循环后,获得的产物比前一循环增加一倍,从理论上讲,扩增 DNA 的产量是呈指数式上升的,即 N 个循环以后,产量为原始模板的 2^N 倍,这正是这一反应被称为"链反应"的原因。当然 PCR 产物指数式增长并不是无止境的,一般在进行到 25 ~ 30 个循环后,反应进入平台期,通常的 PCR 反应可以将原始模板扩增 106 倍以上。

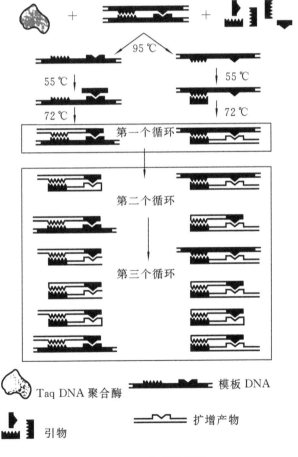

图 14-2 PCR 反应示意

值得注意的是,在 PCR 反应过程中,除了产生两引物限定长度的片段外,还将产生一些比限定区长的延伸产物,这种产物只能由引物引导,以原始模板 DNA 为模板延伸得到,这样假设原始模板为一条 DNA 双链,则在每一次循环中,长片段的单链扩增产物仅增加 2 条,N 个循环后,单链的长片段产物为 2^N 条,这种算术级数增长的产物与以几何级数增长的限定长度产物相比,完全可以忽略不计,现有的电泳检测手段也难以检测到如此痕量的 DNA 产物。PCR 过程是科学家在体外对生物体内的 DNA 复制进行模拟,因此需要一些必要的条件如模板 DNA,寡核苷酸引物,三磷酸脱氧核苷酸单体(dNTP),DNA 聚合酶,合适的缓冲体系,DNA 变性、复性及延伸的温度与时间,等等,下面简要介绍一下典型 PCR 反应体系的组成及其基本操作。

(一) 反应体系的组成

(1) 引物:根据所需扩增模板 DNA 的不同,引物的序列和长度都有所不同。

(2) DNA 聚合酶:目前最为常用的是从耐热细菌中分离出来的 Taq DNA 聚合酶,这是一种可以耐受较高温度的酶,在经过多次热循环后,仍可以保持较好的活性。Taq DNA 聚合酶已经完全实现了商品化。

(3) PCR 缓冲体系:适当缓冲体系的存在是 DNA 聚合酶发挥作用的保证,一般对于 Taq DNA 聚合酶而言,可以准备 $10\times$ 缓冲溶液:500 mmol/L KCl,100 mmol/L Tris-HCl(pH 值为 8.4),15 mmol/L $MgCl_2$,1 mg/L 明胶。

(4) 三磷酸脱氧核苷酸单体(dNTP)储备液:根据需要,可以准确称量 dATP、dGTP、dCTP 和 dTTP 的钠盐单体,用灭菌去离子水配制成 5 mmol/L 或 10 mmol/L 的 dNTP 储备液,即溶液中每种单体的浓度均为 5 mmol/L 或 10 mmol/L,使用时再稀释到工作浓度,注意 dNTP 储备液应用 NaOH 滴定至中性。

标本处理试剂:标本处理的目的在于最大限度地从标本提取到模板 DNA,用于后续的 PCR 反应,下一节中将介绍一些标本处理方法。

(二) 基本操作

不同 PCR 扩增反应的操作程序大同小异,都是将反应必需的成分加入微量反应管中,在一定的循环参数条件下进行温度循环过程。不同的反应只是根据引物和扩增模板的不同,优化反应体系的组成和循环参数,这里推荐一个最易取得成功的 PCR 反应操作。

(1) 向微量离心管中加入以下试剂。

① $10\times$PCR 缓冲溶液,占反应总体积的 1/10(V/V);

② dNTP,终浓度各为 200 μmol/L;

③ 模板,DNA 102~105 拷贝;

④ 灭菌水,补足反应总体积(50~100 μL)。

上述反应组分混匀后,离心 15 s 使其集于管底。

（2）加 1～2 滴石蜡油至反应管，以防止反应液蒸发（具备热盖功能的 PCR 仪，如 PE2 400 等可免此步骤）。

（3）置反应管于 97 ℃预变性 5～7 min，冷却至延伸温度时，视需要加入 1～5 单位的 Taq DNA 酶，在延伸温度下保持 1 min。

（4）在变性温度下使模板 DNA 变性适当时间。

（5）在复性温度下使引物和模板杂交适当时间。

（6）在延伸温度下使复性的引物延伸适当时间。

（7）重复 4～6 步 30～35 次，循环结束后在延伸温度下维持 3～5 min。

（8）反应结束后，反应液与 $\frac{1}{5}$ 体积的 6×电泳上样缓冲溶液混合，在含有 EB 的琼脂凝胶（1.5%）中电泳，利用紫外灯检测产物；产物的检测还可以使用聚丙烯酰胺凝胶（PAGE）电泳，杂交检测，酶切分析和序列测定等方法进行。

上面提到的变性、复性和延伸温度，以及各温度下维持的时间都需要在反应条件优化时进行调节，在常见的 PCR 反应中三个温度分别是 95 ℃、55 ℃和 72 ℃，每个温度下维持的时间一般是 1 min 左右。以上过程可以在自动 PCR 热循环仪上完成，目前国内外有许多厂商可以供应 PCR 仪。

二、PCR 反应条件的优化

前面已经提到，PCR 反应体系中必须具备一些基本条件，下面分别讨论这些因素在 PCR 反应中的作用及其对 PCR 反应的影响，进而讨论如何利用这些特点优化 PCR 反应条件。

（一）模板核酸

模板对于 PCR 反应如同图纸对于建筑业一样重要。PCR 可以以 DNA 或 RNA 为模板进行扩增，RNA 需反转录为 cDNA 后方可正常扩增。PCR 反应体系中的模板数量最适范围为 102～105 拷贝。以质粒 DNA 为模板和以染色体 DNA 为模板的扩增条件有所不同，前者所需的聚合酶量少，循环数少，反应条件也不如后者严谨。扩增靶序列的长度根据目的的不同而有所差异，用于克隆表达自然要扩增全长基因，而如果用于检测目的，扩增片段的长度应在 500 bp 以下，以保证扩增效应。

从纯培养的微生物或细胞中提取模板 DNA 是比较容易的，可以参照各种分子生物学教科书进行。临床上的标本种类繁多，如血、尿、粪便、体液和组织块等，这些标本中往往含有一些杂质，可以抑制 DNA 聚合酶的活性，因此必须进行标本处理以提纯模板。目前有一些商业化的试剂盒可以从特定的标本中高效提取模板 DNA，但一般都价格不菲，下面介绍一些常见样品的模板 DNA 的提取方法。

1. 蛋白酶 K 消化裂解法

蛋白酶 K 消化裂解法适用于所有临床标本的消化处理，如组织细胞（包括石蜡包埋组织)、绒毛、毛发、精斑、血液(血清、血浆、全血)、局部分泌物、尿、粪便等,比较复杂的标本须进行离心和脱蜡等预处理。临床标本或经预处理的标本加蛋白酶 K 裂解液 50~100 μL 混匀,55 ℃放置 1~3 h,或 37 ℃过夜,加等体积的饱和酚抽提 1~2 次,再加等体积的氯仿:异戊醇(49:1)抽提一次,在上清液中加入 1/10 体积的、pH 值为 5.2 的 3 mmol/L 醋酸钠缓冲溶液,加入 2.5 倍体积的冰冷无水乙醇(或加等体积的异丙醇),于-20 ℃放置至少 3 h,取出后 14 000 r/min 离心 15 min,小心弃上清液,沉淀加入 75%冰冷乙醇,15 000 r/min 离心 5 min 洗涤 1~2 次,弃上清液,真空或 37 ℃温箱或室温干燥,加 TE 缓冲溶液 20 μL 溶解后,取 3~8 μL 用于 PCR 扩增,或置于-20 ℃保存。蛋白酶 K 消化法除上述经典处理法外,亦可在蛋白酶 K 消化处理标本,经离心处理后,吸取上清液经 95~97 ℃或煮沸 10 min 灭活蛋白酶 K,直接作模板用于 PCR 扩增。如杂质较多,还可经酚:氯仿抽提后,用于 PCR 反应。

2. 直接裂解法

标本(组织细胞,分泌物)加 PBS 或生理盐水离心洗涤后,加消化裂解液 20~50 μL(0.5%NP-40 和 0.5%吐温-20),95~98 ℃放置 15~30 min 以裂解病原体,然后 12 000 r/min 离心 5~10 min,取上清液 20~30 μL 用于 PCR 扩增。血清标本可直接加等体积的消化液,经热处理离心后 PCR 扩增;亦可用 5%的 NP-40 和 1.5% 2-ME 混合制成裂解液,95 ℃消化 30 min,离心取上清液以用于 PCR 扩增。

3. 碱变性法

取血清 20 μL,加入 1 mol/L NaOH 20 μL,37 ℃放置 30 min,离心,加 1 mol/L HCl 20 μL,离心后,取上清液 5 μL,用于 PCR 扩增;亦可用 10 μL 血清加 NaOH 至 0.2 mol/L,37 ℃放置 1 h,再加 HCl 中和,离心后取上清液 10 μL 做 PCR,其特异性和敏感性均较理想。

此外还有煮沸法、碘化钠法和异硫氰酸胍法,但任何一种模板提取方法都不是十全十美的,使用者需根据具体情况灵活选用,并经过实验确认其效果。

(二) 引物

引物扩增产物的大小是由特异引物限定的,因此,引物的设计和合成对于 PCR 的成败具有决定性的作用。

1. 引物设计

引物设计的目的在于打到合适的寡核苷酸片段,使其能高效特异地扩增模板 DNA。目前,有许多引物设计的软件可以帮助研究人员设计引物,比较优秀的软件有 Primer Premier、DNAstar、PCgene 及 Oligo 等。掌握如下一些原则有助于选择恰当的引物:引物长度一般为 15~30 个核苷酸;引物的 G+C 含量在 40%~60%之间,按照 Tm=4(G+C)+2(A+T) 估算,有效引物的 Tm 值应在 55~80 ℃之间;引物中四种碱基应是随机分布的,不存在聚嘌呤或聚嘧啶,引物 3′端不应有超过 3 个连续

G 或 C,以免引物在 G+C 富集区域发生错误引发;引物自身和两条引物之间都不应有互补序列;引物的 3′端不能进行任何修饰,也不能有任何二级结构;引物的 5′端限制了扩增产物的长度,对扩增特异性的影响不大,可以对其进行修饰,如添加酶切位点,标记生物素、荧光等,或是引入突变;引物设计完毕后,应该对核酸库进行比较,引物与非目的基因的同源性应小于 70%。当然这种理论上的理想引物还需要经过实践的检验。

2. 引物配制

合成的引物是冻干状态,必须将其配制为储备液。合成引物的量一般是按其在 260 nm 处的光密度(OD)值计算,一个单位 OD260 大约相当于 33 μg 寡核苷酸(ssDNA);引物的分子质量可以用核苷酸数乘以 324.5 得到,例如 20 mer 的引物分子质量为 20×324.5=6 490,根据引物的 OD 值和分子质量可以计算引物的物质的量,从而指导引物配制。为方便使用,引物可以配制为 100 μmol/L 的储备液,下面的简单公式可以估算一定 OD 值的引物配为 100 μmol/L 的储备液需要添加的水的体积。

$$V(\mu L) = \frac{1\ 000 \times OD\ 值}{引物长度}$$

值得注意的是,配制引物应使用高压过的去离子水,引物储备液应在 −20 ℃ 下保存。

(三)缓冲溶液

目前,PCR 反应最常用的缓冲溶液体系为 10~50 mmol/L 的 Tris-HCl(pH 值为8.3~8.8),Tris-HCl 是非常有效的生物缓冲体系。提高缓冲溶液的缓冲能力,如将 Tris 的浓度加大到 50 mmol/L,pH 值提高到8.9,有时可以提高 PCR 反应的产量。pH 值过低或过高都会严重影响 PCR 反应的效率。

缓冲溶液中 50 mmol/L 以内的 KCl 有利于引物的退火,而较高浓度 Na^+ 及 50 mmol/L 以上的 KCl 则会抑制 Taq 酶的活性,在某些缓冲溶液中,以16.6 mmol/L 的 NH_4^+ 替代 K^+。在 PCR 缓冲溶液中加入小牛血清白蛋白(100 μg/mL)或明胶(0.01%)或吐温-20(0.05%~0.1%)等有助于聚合酶的稳定,加入 5 mmol/L 的二硫苏糖醇(DTT)也有类似的作用。在进行长片段 PCR 时,由于温度循环的时间比较长,加入这些保护剂可以有提高 PCR 反应的效率。

为了操作简便,缓冲溶液一般都配制成 10 倍浓度的储备液,用前按比例加入 PCR 反应体系。

(四)镁离子

Mg^{2+} 是包括 Taq 酶在内的许多 DNA 聚合酶活性必需离子,因此,在 PCR 反应中优化 Mg^{2+} 对于提高扩增效率,改善扩增结果是非常有益的。Mg^{2+} 浓度除了影响聚合酶的活性和忠实性以外,也影响着引物的退火、模板与 PCR 产物的解链温度、产物的特异性,以及引物二聚体的形成等。Mg^{2+} 浓度过低时,聚合酶活性显著下降,PCR 反应效率不高;而 Mg^{2+} 浓度过高,PCR 反应体系中模板 DNA、dNTP 和引物中的磷酸基团均可以结合 Mg^{2+}。因此,在对 PCR 反应要求比较严格时,最好对每种模板和引物都进行 Mg^{2+} 浓度的优化。此外,反应体系中如含有 EDTA 等螯合剂会严重影响游离 Mg^{2+} 的浓度。

优化 Mg^{2+} 浓度时,须固定模板 DNA 的量、引物和 dNTP 的浓度,以及 PCR 温度循环参数。一般而言,PCR 体系中 Mg^{2+} 浓度在 0.5～5 mmol/L 之间。优化时反应中的缓冲溶液不直接加 Mg^{2+},而是从 $MgCl_2$ 储备液中按终浓度由 0.5 mmol/L 至 5 mmol/L,以 0.5 mmol/L 梯度递增设置反应体系,以扩增结果确定 Mg^{2+} 理想浓度的大致范围;随后按 0.1 mmol/L 的梯度精确确定 Mg^{2+} 最适浓度。

(五) 三磷酸脱氧核苷酸(dNTP)

PCR 反应中的 dNTP 储备液应该用 NaOH 调节 pH 值至中性,其浓度用分光光度计精确测量,储备液的浓度在 5～20 mmol/L 之间,储备液配制完后分装为小份在 -20 ℃保存。而 PCR 反应体系中的 dNTP 则在 20～200 μmol/L,在此范围内,PCR 产物的产量、特异性和合成忠实性取得最佳平衡。dNTP 的浓度高于各个单体的 Km 值(约为 10～15 μmol/L)对于保证碱基掺入的忠实性是十分重要的,而且四种单体的浓度应该一致,否则会诱发 DNA 聚合酶的错误掺入作用,降低合成速度,过早地终止延伸反应。当 dNTP 的浓度过高时将会抑制 Taq DNA 聚合酶的活性。此外,dNTP 能与镁离子结合,从而影响在 PCR 反应体系中至关重要的游离镁离子浓度。

(六) DNA 聚合酶

在 Mullis 发明 PCR 时,他使用的是大肠杆菌 DNA 聚合酶 Klenow 片段,由于其不具备热稳定性,在每一个温度循环结束后,必须重新添加酶。以 Taq 酶和 Tth 酶为代表的耐热 DNA 聚合酶出现以后,大大地简化了 PCR 操作,推动了 PCR 技术的发展。一些生物技术公司对某些耐热 DNA 聚合酶进行了商品化改造,也方便了研究者。

以 Taq 酶为例,其在 75～80 ℃时延伸活性为每秒掺入 150 个核苷酸,70 ℃时每秒可掺入 60 个以上的核苷酸。Taq 酶没有自我校读功能,因此有时会出现一些错误掺入。Taq 酶在结束延伸时通常在 3′端添加一个"A",有研究者根据这一特点,设计了末端带"T"的质粒作为载体,可以不经过酶切直接对 PCR 产物进行克隆操作。但是 Taq DNA 聚合酶缺乏 3′→5′内切酶的活性,因此不可能像大肠杆菌 DNA 聚合酶 Klenow 片段一样具有校正错误掺入碱基的能力,可以说,应用 Taq DNA 聚合酶进行 PCR 实验,错误掺入是不可避免的。有统计数据表明,Taq 酶的错误率在千分之一左右。目前已有一些高保真的 DNA 聚合酶商品供应,如 Pfu 酶,这也是一种耐热 DNA 聚合酶,由于具备 $3'\rightarrow 5'$ 内切酶活性,其错误率仅为 Taq 酶的 1/10。如果 PCR 产物用于克隆、测序和表达,应该选用高保真的 DNA 聚合酶。

(七) 温度循环参数

1. 变性温度和时间

这一步在 PCR 中很关键,如果不能将模板 DNA 或 PCR 产物完全变性,将有可能导致 PCR 反应失败。典型的变性条件是 95 ℃变性 30～45 s 或 97 ℃变性 15～30 s,对于富含 G、C 的序列,变性的温度还可以提高。一般在进入 PCR 温度循环之前,可以设置一个预变性步骤,使温度在 97 ℃维持 5～10 min,以使模板 DNA 完全变性,随后再进入正常循环。变性时间设置不宜过长,否则可能会使 Taq 酶失活。

2. 复性温度和时间

在引物序列确定的情况下,反应中复性温度的设置决定着 PCR 反应的特异性能否得到实现。一般而言,引物复性所需的温度取决于引物的碱基组成、长度、浓度,以及扩增序列的 G+C 的含量,在 PCR 反应动力学中有相当复杂的公式可以确定这几个因素之间的关系,这里不加论述。有一个简单的公式可以大致确定最佳复性温度。

$$T_p = 22 + 1.46 [2(G+C)+(A+T)]$$

最适复性温度为 $(T_p \pm 5)$ ℃。更为简单的估算方法是:合适的复性温度应该比扩增引物在 PCR 条件下真实的 T_m 值低 5 ℃。应该注意,即使经过计算获得理论复性温度,在实验中也要以理论温度为中心 设置复性温度梯度,以便确定最适复性温度,保证反应的特异性。

在确定了复性温度后,复性的时间不是关键,但复性时间太长会影响扩增产物的特异性,复性时间可设置为 45～60 s。

3. 延伸温度和时间

不合适的延伸温度不仅会影响扩增产物的特异性,也会影响 PCR 产物的产量,引物延伸一般在 72 ℃下进行。在 72 ℃时,dNTP 的掺入率为 35～100 mer/s,具体取决于缓冲体系和模板 DNA 的性质以及酶的活性。72 ℃保持 1 min,对于大小为 2 kb 的 DNA 片段已经足够,延伸时间过长会导致非特异扩增产物的出现。对于低浓度、长序列的模板,可以在 PCR 反应中的前几个循环中用较长的时间进行延伸,以利于靶序列的完全扩增,在随后的循环中恢复正常延伸时间,以保证特异性。

4. 循环数

扩增的循环数决定着扩增产物的产量,最适循环数在其他参数都已优化时,主要取决于靶序列的初始浓度,过多的循环数会增加非特异扩增产物的数量,而循环数太少则可能会出现假阴性结果。一般的 PCR 反应随模板浓度的不同,其循环数在 25～45 之间,最常见的是 35 个循环。

（八）其他因素

1. 石蜡油

由于 PCR 反应中有反复的高温过程,如果不采取一定措施,反应液将会蒸发,在经过一定的循环后,各反应组分的浓度将会发生变化,从而阻碍 PCR 反应的进行。在初期的 PCR 反应中,使用石蜡油以防止反应体系中水的蒸发。反应中使用的石蜡油应该不含任何抑制 DNA 聚合酶反应活性的杂质,也不应含有外源 DNA,以杜绝污染。

现在许多商品化的 PCR 仪都有热盖设计,减少了反应液的蒸发,这样,没有必要在反应管添加石蜡油,简化了操作,也减少了污染发生的机会。

2. PCR 促进剂

（1）二甲基亚砜（DMSO）：由于 DMSO 具有变性 DNA 的作用,许多耐热 DNA 聚合酶的生产厂商推荐在 PCR 反应体系中加入 10% 的 DMSO,但由于 DMSO 对于 Taq 酶有抑制作用,所以在一般反应中应避免加入 DMSO,但在复合 PCR 体系中加入 DMSO 有利于反应效率的提高。

（2）甘油：有研究表明,在体系中加入 5%～20% 的甘油有助于 PCR 反应的复性过程,尤其有利于 G+C 含量高和二级结构复杂的序列的扩增,也有利于长片段模板（>1 500 bp）的扩增。但甘油和 DMSO 并非对所有的 PCR 反应都有促进作用,须要根据具体情况进行摸索。

（3）氯化四甲基铵（TMAC）：在 PCR 体系中加入 $10\sim100$ μmol/L 的 TMAC 可以促进反应的进行,去除非特异扩增而不影响 Taq 酶的活性。

（4）T4 噬菌体基因 32 蛋白质（gp32）：反应体系中加入 $1\times10^{-5}\sim1\times10^{-4}$ mol/L 的 gp32 可以使 Taq 酶对长片段模板的扩增能力增加 10 倍以上。

3. 热启动

Taq 酶在较低的温度下也具有延伸活性,在标准的 PCR 反应的第一个温度循环开始加热变性时,DNA 模板与引物可能发生非特异的复性,这些非特异复性产物在体系达到 72 ℃之前就由 Taq 酶在其 3′端合成上几个碱基,从而稳定了这些非特异性产物,在随后的反应中,这种非特异的产物可能得到大量富集,影响 PCR 结果。这种现象可以通过热启动（Hot start）加以克服,即使 Taq 酶在较高温度下（70 ℃以上）才发挥作用。具体来说,热启动可以通过在高温（70 ℃以上）下加热某些 PCR 反应的必需因子（Taq 酶,模板 DNA,Mg^{2+} 或引物等）来实现。热启动可以增加 PCR 反应的特异性,并减少引物二聚体的形成和引物的自身复性。

三、PCR 技术的注意事项

PCR 技术的优越性使得众多实验室趋之若鹜,但应该注意开展 PCR 应具有一定的条件,否则将对实验结果造成极大的影响。首先,实验者应具有一定的分子生物学理论知识及实验技能,能够及时发现和纠正实验中的问题,并能对反应体系进行优化;其次,需要一个正规的 PCR 实验室,采集标本、核酸提取、扩增及产物分析应在不同的房间或区域进行;此外,还须要有严密的防污染措施,及对假阳性和假阴性结果的质量控制等。

（一）假阴性

PCR 实验必须设立阳性对照,如果实验中设置的阳性对照未能扩增出阳性结果,则提示本次实验中可能存在假阴性结果。但这里应注意,许多 PCR 试剂盒,尤其是国产试剂盒阳性对照采用质粒 DNA,故如果模板提取过程出现问题,即使阳性对照均呈阳性,标本检测中还可能出现假阴性。设置内对照是判断假阴性结果是否存在的理想方法,在每一反应管中都加入内对照,若内对照未能扩增出来,则说明该反应管的结果有问题,须要重复实验。

造成假阴性的原因包括:模板 DNA 提取操作不当,DNA 样品中含有较高浓度的尿素、DMSO、SDS 等 Taq 酶抑制剂,模板 DNA 中残存的一些蛋白质和重金属离子可能影响 Taq 酶活性,反应体系中的某些成分失效等。研究者可以通过实验调整去除假阴性结果。

（二）PCR 产物的特异性

虽然 PCR 中使用的引物经过精心设计,力求保证扩增反应对于靶序列的特异性,但由于种种不可预知的因素,仍有可能出现一些非特异的扩增产物。PCR 产物可通过琼脂糖凝胶电泳或 PAGE 电泳判断其长度是否符合预期的长度,如有长度不同的片段出现则必为非特异的扩增,须要调整实验条件,甚至更换引物以去除非特异性扩增。在一些特殊情况下,如使用高保守引物扩增时,某些长度符合预期的片段也可能源于非特异性扩增,因此在严格意义上说,只有通过杂交实验或序列测定等才能真正判断 PCR 产物的特异性。现在发展起来的用微孔板杂交检测 PCR 产物的方法很好地解决了这一问题。

（三）PCR 技术中的污染和假阳性

PCR 技术最令人头痛的问题是易污染,极其微量的污染即可造成假阳性的产生。一个简单的事实可以说明 PCR 反应中污染问题的严重性:在一标准的 50 m× 25 m×5 m 的奥林匹克游泳池内装满水,加入 100 μL 体积的 PCR 扩增产物,混匀后,取 1 μL 进行扩增即可获得阳性结果。在下面将用较大的篇幅介绍污染的原因和对策。

1. 污染原因

（1）标本间交叉污染:标本污染主要有收集标本的容器被污染;标本核酸模板在提取过程中,由于移液器污染导致标本污染;有些标本尤其是病毒可随气溶胶或形成气溶胶而扩散,导致标本彼此间的污染。

(2) PCR 试剂的污染:主要是由于在 PCR 试剂配制过程中,由于移液器、容器、反应管、双蒸水及其他溶液被模板 DNA 污染引起。

(3) PCR 扩增产物污染:这是 PCR 反应中最主要、最常见的污染问题,通常是产物直接沾染反应管或反应试剂所致。

(4) PCR 产物气溶胶污染:PCR 产物在空气与液体面摩擦时就可形成气溶胶,在操作时比较剧烈地摇动反应管及移液操作也可能形成气溶胶而污染反应体系,据计算一个气溶胶颗粒可含 48 000 拷贝的 DNA,因而由其造成的污染也是一个值得重视的问题。

(5) 实验室中克隆质粒的污染:在分子生物学实验室及某些用克隆质粒做阳性对照的检验室中这个问题比较常见,因为克隆质粒在单位容积内含量相当高,另外,在质粒制备过程中需要较多的用具及试剂,污染发生的可能性很大。

2. 污染监测

一个好的实验室,要时刻注意污染的监测,考虑有无污染及是什么原因造成的污染,以便采取措施,防止和消除污染。

(1) 阴性对照:每次 PCR 实验务必做阴性对照。它包括标本对照和试剂对照,前者使用不含靶序列的标本,后者则在反应管中加入阳性模板,以确保无假阳性结果。

(2) 重复性实验:在条件允许时,必须有不同的操作者得出相同的结果方予以确认。

(3) 选择不同区域的引物进行 PCR 扩增:这是从 PCR 体系设计方面避免出现假阳性和假阴性结果的有效方法。

3. 防止污染的方法

(1) 合理分隔实验室。将样品的处理、配制 PCR 反应液、PCR 循环扩增及 PCR 产物的鉴定等步骤分室或分区进行,特别注意样本处理及 PCR 产物的鉴定应与其他步骤严格分开。最好能划分标本处理区,PCR 反应液制备区,PCR 循环扩增区和 PCR 产物鉴定区,其实验用品及移液器应专用。实验前应将实验室用紫外线消毒以破坏残留的 DNA 或 RNA。

(2) 移液器。液液器污染是一个值得注意的问题,由于操作时不慎将样品或模板核酸吸入移液器是一个严重的污染源,因而在加样或吸取模板核酸时要十分小心,移液要慢并尽量一次性完成,不要多次抽吸,以免交叉污染或产生气溶胶污染。

(3) 分装 PCR 试剂。所有的 PCR 试剂都应小量分装,如有可能,PCR 反应液应预先配制好,然后小量分装,−20 ℃保存,以减少重复加样次数,避免污染机会。一旦发现污染,应果断弃用。另外,PCR 试剂、PCR 反应液应与样品及 PCR 产物分开保存,不应放在同一冰盒或同一冰箱内。

(4) 防止人源性污染。强化操作者防污染意识,移液器吸头及用于扩增的微量离心管应一次性使用,如有条件,应使用一次性手套和口罩。

（5）设立对照。阳性对照以能出现扩增条带的最低量模板核酸为宜,并注意交叉污染的可能性,每次反应都应有一管不加模板的试剂对照及相应不含有被扩增核酸的样品作阴性对照。

（6）控制 PCR 循环次数。只要 PCR 产物达到检测水平就适可而止,不应过分追求灵敏度而盲目增加反应的循环数。

（7）在 DNA 模板和 DNA 聚合酶加入前,利用紫外线照射反应管内容物以破坏污染的 PCR 产物。一般选用波长 254 nm 照射 30 min。

（8）PCR 实验中使用 dUTP,而不用 dTTP,在扩增前使用尿嘧啶糖基化酶（Uracil N-glycosylase,UNG 酶）处理,UNG 酶可以降解交叉污染的 PCR 产物,而不降解 DNA 模板,处理完毕后热灭活此酶,再进行扩增反应。

四、PCR 技术的一般应用

正如前面提到的,由于其巨大的优越性,PCR 技术一经问世就显示出强大的生命力,短短十几年时间就已经渗透到生物和医学研究的各个领域,如细菌和病毒感染的早期诊断、遗传性疾病的诊断、肿瘤基因分析、法医学诊断等。下面简单介绍一些 PCR 技术在医学领域的应用。

（一）病原体的检测

PCR 技术具有高度的特异性和敏感性,是临床微生物检验工作中理想的工具。可以毫不夸张地说,目前已知的各类病原体,包括真菌、细菌、病毒、立克次体、支原体、衣原体和寄生虫等都有 PCR 检测方法的报道。以 PCR 为基础的各类核酸检测技术已成为常规临床微生物检验手段的重要补充。对于任何病原体,只要已知其特定序列,就可以设计出特异引物序列,开发相应的 PCR 检测方法。

（二）非病原性疾病的检测

非病原性疾病主要是一些遗传病,如白血病、地中海贫血等。通过 PCR 技术扩增疾病相关的基因序列,可以对这类疾病进行早期诊断、早期治疗。对扩增产物进行分析,如多态性研究、突变分析和序列测定等,可以对疾病的发生和流行病学研究提供有益的资料。

（三）肿瘤相关基因的检测

肿瘤研究已成为医学研究领域中最为活跃的分支,PCR 是其重要的技术支持。通过 PCR 可以检测原癌基因、抗癌基因等,并利用扩增产物分析肿瘤相关基因的多样性和功能。

（四）基础医学研究应用

PCR 可以大量扩增目的基因,用于克隆、序列测定和蛋白表达。同时,利用 PCR 技术,可以达到特定的研究目的,如引入突变、构建 cDNA 文库、染色体步移分析等。可以说,当代基础医学研究已经离不开 PCR 技术。

以上介绍的几点并不能囊括 PCR 技术的所有用途,随着技术的进步,研究人员将利用 PCR 这一有力的武器实现更多的梦想。

参 考 文 献

[1] 任恕. 环境监测学[M]. 武汉:同济医科大学,1987.

[2] 许向春,邹学贤. 现代卫生化学[M]. 北京:人民卫生出版社,2000.

[3] 朱明华. 仪器分析[M]. 第三版. 北京:高等教育出版社,2000.

[4] 张克荣. 水质理化检验[M]. 北京:人民教育出版社,2000.

[5] 黎源倩,杨正文. 空气理化检验[M]. 北京:人民教育出版社,2000.

[6] 曲建翘,薛丰松,蒙滨. 室内空气质量检验方法指南[M]. 北京:中国标准出版社,2002.

[7] 鲁长毫. 食品理化检验学[M]. 北京:人民教育出版社,2003.

[8] 王秀茹. 卫生微生物学[M]. 北京:北京医科大学、中国协和医科大学联合出版社,1988.

[9] 王秀茹. 预防医学微生物学及检验技术[M]. 北京:人民卫生出版社,2002.

[10] 张朝武. 卫生微生物学[M]. 第 3 版. 北京:人民卫生出版社,2003.